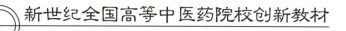
新世纪全国高等中医药院校创新教材

中医学基础现代实验教程

（供中医药类专业本科使用）

主　编　朱大诚　周志刚
主　审　左铮云

中国中医药出版社
·北　京·

图书在版编目（CIP）数据

中医学基础现代实验教程/朱大诚，周志刚主编. —北京：中国中医药出版社，2011.8（2018.9重印）
新世纪全国高等中医药院校创新教材
ISBN 978-7-5132-0523-8

Ⅰ. ①中… Ⅱ. ①朱…②周… Ⅲ. ①中医学-中医学院-教材 Ⅳ. ①R2

中国版本图书馆 CIP 数据核字（2011）第 131252 号

中国中医药出版社出版
北京市朝阳区北三环东路 28 号易亨大厦 16 层
邮政编码 100013
传真 010 64405750
廊坊市三友印务装订有限公司印刷
各地新华书店经销

*

开本 850×1168 1/16 印张 15.75 字数 352 千字
2011 年 8 月第 1 版 2018 年 9 月第 4 次印刷
书 号 ISBN 978-7-5132-0523-8
定价 49.00 元
网址 www.cptcm.com

如有印装质量问题请与本社出版部调换（010-64405510）
版权专有 侵权必究
社长热线 010 64405720
读者服务部电话 010 64065415 010 84042153
书店网址 csln.net/qksd/

新世纪全国高等中医药院校创新教材

《中医学基础现代实验教程》编委会

主　编　朱大诚　周志刚
副主编　（以姓氏笔画为序）
　　　　丁成华　叶耀辉　张敬文
　　　　姚凤云　谢　斌
编　委　（以姓氏笔画为序）
　　　　丁成华　叶耀辉　朱大诚
　　　　李晶晶　周志刚　周步高
　　　　施翠芬　姚凤云　郭业频
　　　　喻松仁　谢　斌
主　审　左铮云

编写说明

中医学基础研究发展极为迅速，近年来特别是在"973计划"及国家自然科学基金的资助下，中医基础理论研究引入了许多学科的新技术、新方法，取得了令人瞩目的新成就。

面对日新月异的新技术、新方法、新成就的出现，根据中医药院校中医学基础教学的现状，为了加强中医药专业学生素质和能力，以及培养学生综合创新能力，使之初步掌握中医学基础实验研究的思路与方法，开展中医药科学研究，我们特编写了《中医学基础现代实验教程》。

本书作用有三，一曰释疑，二曰质疑，三曰探玄。

一曰释疑。中医学发展几千年，先贤著书立说，用精气学说、阴阳学说、五行学说等理论以探自然之规律，析生命之玄机。然与西医之还原论、局部微观论不同，中医学长期以来重视对宏观机能的观察，缺少对微观结构和代谢方面的研究，"详于气化，略于形迹"。中医学要发展，要同现代科学的发展方向接轨，就必须引进现代实验手段。利用既定性又定量的现代化方法，以弥补临床观察及直觉领悟的不足，增强中医之说服力。本书第一、二篇内容是让中医药院校学生掌握现代医学技术和方法，重复和验证中医学理法方药研究，培养学生的实验基本技能和提高学生实验综合素质，并以此让学生明确中医科学本质，消除学生对中医学的疑惑。

二曰质疑。朱子曰："学贵知疑，大疑则大进，小疑则小进。"解得一惑，复生一疑，乃学之常理。本书第三篇综合性实验要求学生在掌握一定的基础理论知识和基本操作技能的基础上，运用某一课程或多门课程知识，来解决学习中医学基础中遇到的疑问。引导学生自主性思考，培养学生发散性思维，启发学生创新性科研能力。

三曰探玄。毛泽东主席曾说过："中医药是一个伟大的宝库，应当努力发掘，加以提高。"中医世界还有很多未能用现代技术探知的未知领域。本教材的第四篇设计性实验要求学生综合多学科知识和多种实验原理来自主设计实验方案，要求学生能运用已有知识去发现、分析和解决中医未知领域问题。充分调动学生学习的主动性、积极性和创造性，提高学生发现问题、分析问题、解决问题的能力，树立严谨的工作、科研作风，培养创新精神。

本教材内容丰富，主要涵盖中医学基础课程中的中医基础理论、中医诊断和方剂学等的实验教学内容，做到图文并茂，实用性强。在内容编排上做了重大突破，注重了知识拓展性和学科交叉性，并将作者多年的教学改革和科学研究成果充实到教材中。在格式编排上，每个实验做到统一，每项内容并用方框列出，目的是使学生在实验操作过程中能够一目了然，便于把握实验的要点，节省实验时间。本书适用于高等中医药院校本科各专业学生中医学基础实验教学用书，也可供研究生以及青年老师参考使用，还可供中医临床及相关科研人员参考使用。各校在使用过程中，可依据本校的实际情况，进行取舍。

在编写和出版过程中，得到了中国中医药出版社领导的大力支持和帮助，同时也得到编者所在单位领导的支持，在此一并致以衷心的感谢。

在本教材编写期间，每位编者都尽职尽责，但由于水平有限，时间仓促，且目前本教程尚处于探索阶段，因此，一定存在不少欠缺之处，恳请读者不吝赐教，以便再版时修正和补充。

《中医学基础现代实验教程》编委会
2011 年 5 月

目 录

第一篇 中医学基础现代实验基本知识

第一章 中医学基础现代实验概述 (1)
第一节 中医学基础现代实验研究概况 (1)
一、中医学基础现代研究前沿 (1)
二、中医药院校开设中医学基础实验课的必要性 (5)
第二节 中医学基础现代研究实验的目的和要求 (6)
一、目的 (6)
二、要求 (6)
第三节 实验结果的处理与实验报告的撰写 (7)
一、实验结果处理的基本方法 (7)
二、实验报告的撰写 (9)
第四节 实验室守则 (10)
一、实验须知 (10)
二、实验室规则 (10)

第二章 常用实验动物 (12)
第一节 常用实验动物的主要生物学特性 (12)
一、小鼠 (12)
二、大鼠 (12)
三、豚鼠 (13)
四、家兔 (13)
五、犬 (14)
六、猫 (14)
七、蟾蜍和青蛙 (14)
八、猪 (15)
第二节 常用实验动物的选择 (15)
一、实验动物的选择原则 (16)
二、实验动物的选择方法 (16)
三、实验动物的健康状况判断标准 (17)
第三节 常用实验动物的生理、生化指标 (17)
一、常用实验动物的生殖和生理常数 (17)
二、常用实验动物的生化指标 (17)

第三章 动物实验基本操作技术 …… (21)

第一节 实验动物的编号、捉持和固定 …… (21)
- 一、常用动物编号 …… (21)
- 二、实验动物的捉持与固定方法 …… (22)
- 三、动物捉持注意事项 …… (26)

第二节 实验动物的麻醉 …… (26)
- 一、麻醉药品的分类 …… (26)
- 二、麻醉方法 …… (27)
- 三、麻醉效果的观察 …… (30)
- 四、常用麻醉药物的剂量及给药途径 …… (30)
- 五、麻醉原则 …… (31)
- 六、注意事项 …… (32)

第三节 实验动物的给药方法 …… (32)
- 一、小鼠给药方法 …… (32)
- 二、大鼠给药方法 …… (34)
- 三、豚鼠给药方法 …… (35)
- 四、家兔给药方法 …… (36)
- 五、猫、犬的给药方法 …… (37)
- 六、蛙类给药方法 …… (37)
- 七、其他给药方法 …… (37)

第四节 动物手术的基本方法 …… (38)
- 一、剪毛、切口和止血 …… (38)
- 二、神经和血管的分离方法 …… (39)
- 三、气管插管术 …… (39)
- 四、动脉插管术 …… (40)
- 五、静脉插管术 …… (43)
- 六、输尿管插管术 …… (44)
- 七、膀胱插管术 …… (45)
- 八、胆总管插管术 …… (45)
- 九、心导管插管术 …… (45)
- 十、开颅术 …… (46)

第五节 实验动物液体标本采集方法 …… (47)
- 一、血液的采集 …… (47)
- 二、尿液的采集 …… (49)
- 三、消化液的采集 …… (50)
- 四、胸水和腹水的采集 …… (50)
- 五、脑脊液的采集 …… (51)

六、骨髓的采集 …………………………………………………………… (51)
　　七、阴道分泌物的采集 …………………………………………………… (52)
　　八、精液的采集 …………………………………………………………… (52)
　第六节　实验后动物的处理 …………………………………………………… (53)
　　一、实验动物的处死 ……………………………………………………… (53)
　　二、实验动物尸体的处理 ………………………………………………… (54)
第四章　实验常用器械及仪器设备的使用 ……………………………………… (55)
　第一节　常用手术器械 ………………………………………………………… (55)
　　一、蛙类手术器械 ………………………………………………………… (55)
　　二、哺乳类动物手术器械 ………………………………………………… (57)
　第二节　心电图机的使用 ……………………………………………………… (59)
　　一、心电图机的基础知识 ………………………………………………… (59)
　　二、心电图机的操作步骤 ………………………………………………… (62)
　　三、心电图的观察 ………………………………………………………… (63)
　第三节　MSP-600 生物医学实验处理系统 …………………………………… (64)
　　一、常用换能器的使用介绍 ……………………………………………… (64)
　　二、MSP-600 生物医学实验处理系统硬件面板介绍 ………………… (66)
　　三、MSP-600 生物医学实验处理系统的使用 ………………………… (68)
　第四节　微循环显微仪的使用 ………………………………………………… (75)
　　一、微循环基础知识 ……………………………………………………… (75)
　　二、微循环显微仪在中医研究中的应用 ………………………………… (80)
　第五节　脉象仪的使用 ………………………………………………………… (83)
　　一、脉象仪基础知识 ……………………………………………………… (83)
　　二、脉象仪在中医研究中的应用 ………………………………………… (87)
　第六节　全自动血液流变分析仪的使用 ……………………………………… (89)
　　一、血液流变学基本知识 ………………………………………………… (90)
　　二、血液流变分析仪在中医研究中的应用 ……………………………… (93)
　第七节　热红外成像仪的使用 ………………………………………………… (96)
　　一、热红外成像基础知识 ………………………………………………… (96)
　　二、热红外成像仪在医学研究中的应用 ………………………………… (98)
　第八节　气相色谱仪的使用 …………………………………………………… (102)
　　一、气相色谱基础知识 …………………………………………………… (102)
　　二、气相色谱仪在中医研究中的应用 …………………………………… (106)
　第九节　YLS-1A 多功能小鼠自主活动记录仪的使用 ……………………… (108)
　　一、基本原理及特征 ……………………………………………………… (108)
　　二、主要技术参数 ………………………………………………………… (108)
　　三、面板介绍 ……………………………………………………………… (108)

四、主要功能和使用方法 ……………………………………………………………… (110)
　　五、方波输出图解 ……………………………………………………………………… (112)
　　六、使用注意事项 ……………………………………………………………………… (113)

第五章　常用生理溶液的配制和用药剂量的计算 …………………………………………… (114)
　第一节　常用生理溶液的配制 ………………………………………………………………… (114)
　　一、常用生理盐溶液成分及配制 ……………………………………………………… (114)
　　二、低渗 NaCl 溶液的配制 …………………………………………………………… (115)
　　三、常用抗凝剂的配制 ………………………………………………………………… (116)
　第二节　常用实验动物用药剂量的计算方法 ………………………………………………… (116)
　　一、给药剂量的确定 …………………………………………………………………… (116)
　　二、药物浓度与给药剂量的计算 ……………………………………………………… (118)

第六章　中医学基础研究中的实验动物模型与复制 ………………………………………… (119)
　第一节　复制实验动物模型的意义 …………………………………………………………… (119)
　　一、避免直接对人体进行实验所带来的危害 ………………………………………… (119)
　　二、简化实验操作、控制实验条件、增强可比性 …………………………………… (120)
　　三、更全面地认识疾病的本质 ………………………………………………………… (120)
　第二节　动物模型分类 ………………………………………………………………………… (120)
　　一、按产生原因分类 …………………………………………………………………… (120)
　　二、按系统范围分类 …………………………………………………………………… (121)
　　三、按模型种类分类 …………………………………………………………………… (122)
　　四、按中医药体系分类 ………………………………………………………………… (122)
　第三节　建立实验动物模型的原则 …………………………………………………………… (122)
　　一、相似性 ……………………………………………………………………………… (122)
　　二、重复性 ……………………………………………………………………………… (122)
　　三、适用性和可控性 …………………………………………………………………… (123)
　　四、客观性和直观性 …………………………………………………………………… (123)
　　五、易行性和经济性 …………………………………………………………………… (123)
　第四节　常用中医"证"动物模型的复制 …………………………………………………… (123)
　　一、阴虚、阳虚证动物模型 …………………………………………………………… (124)
　　二、肾虚证模型 ………………………………………………………………………… (125)
　　三、脾虚证模型 ………………………………………………………………………… (126)
　　四、血虚证模型 ………………………………………………………………………… (126)
　　五、血瘀证模型 ………………………………………………………………………… (127)
　　六、肝郁证模型 ………………………………………………………………………… (128)

第二篇　验证理论性实验

第七章　中医基础理论验证理论性实验 ……………………………………………………… (131)

实验1　阳盛则热、阴盛则寒的实验观察 …………………………………………（131）
　实验2　阳虚则寒、阴虚则热的实验观察 …………………………………………（132）
　实验3　肺在体合皮的实验观察 ……………………………………………………（133）
　实验4　肝与胆相表里的实验观察 …………………………………………………（134）
　实验5　肾主水的实验观察 …………………………………………………………（135）
　实验6　脾主运化的实验观察 ………………………………………………………（135）
　实验7　胃肠传化水谷的实验观察 …………………………………………………（136）
　实验8　气的温煦作用的实验观察 …………………………………………………（137）
　实验9　气的推动作用实验 …………………………………………………………（138）
　实验10　气的防御作用实验 ………………………………………………………（139）
　实验11　气能摄血实验 ……………………………………………………………（140）
　实验12　津伤耗气的实验观察 ……………………………………………………（141）
　实验13　寒邪致病的实验观察 ……………………………………………………（141）
　实验14　热邪致病的实验观察 ……………………………………………………（142）

第八章　中医诊断学验证理论性实验 …………………………………………………（144）
　实验1　犬洪脉模型的建立 …………………………………………………………（144）
　实验2　胃热证口臭者口气气相色谱检测 …………………………………………（146）
　实验3　舌诊与舌尖微循环检测 ……………………………………………………（147）
　实验4　正常人头面部红外热像图实验观察 ………………………………………（150）
　实验5　艾灸合谷穴红外热像检测 …………………………………………………（151）
　实验6　饮酒对脉象及脉图的影响 …………………………………………………（152）
　实验7　脉象模拟手的诊法练习实验 ………………………………………………（154）

第九章　方剂学验证理论性实验 ………………………………………………………（156）
　实验1　麻黄汤对正常大鼠足跖汗液分泌的影响 …………………………………（156）
　实验2　大承气汤对小鼠排便时间的影响 …………………………………………（157）
　实验3　十枣汤对大鼠排水量的影响 ………………………………………………（158）
　实验4　四逆汤对小鼠的耐寒作用 …………………………………………………（159）
　实验5　四君子汤对小鼠游泳时间的影响 …………………………………………（160）
　实验6　生脉散对小鼠常压缺氧的作用 ……………………………………………（161）
　实验7　四神丸对大黄致小鼠脾肾阳虚泄泻的影响 ………………………………（162）
　实验8　酸枣仁汤对戊巴比妥钠小鼠睡眠时间的影响 ……………………………（163）
　实验9　十灰散对小鼠出血时间的影响 ……………………………………………（164）
　实验10　五苓散对小鼠的利尿作用 ………………………………………………（165）
　实验11　金铃子散对小白鼠的镇痛作用实验 ……………………………………（166）

第三篇　综合性实验

第十章　中医基础理论综合性实验 ……………………………………………………（169）

实验1　肺与大肠相表里理论的离体实验研究 …………………………………… (169)
　　实验2　肺与大肠相表里理论的在体实验研究 …………………………………… (170)
　　实验3　脾在体合肉主四肢理论的实验研究 ……………………………………… (171)
　　实验4　针刺大鼠经穴镇痛理论的实验研究 ……………………………………… (172)
　　实验5　寒湿伤胃的实验观察 ……………………………………………………… (173)
　　实验6　"津血同源"理论的实验观察 …………………………………………… (174)
　　实验7　心在体合脉的实验观察 …………………………………………………… (175)
　　实验8　六味地黄丸对氯化钙致小鼠心律失常的保护作用 ……………………… (176)
　　实验9　恐则气下理论的实验观察 ………………………………………………… (177)
　　实验10　饮食不节损伤脾胃的实验观察 ………………………………………… (178)
　　实验11　元气对小白鼠耐缺氧的影响 …………………………………………… (179)
　　实验12　参附汤固脱救逆作用的观察 …………………………………………… (180)
第十一章　中医诊断学综合性实验 …………………………………………………… (182)
　　实验1　淡白爪甲甲襞微循环观察 ………………………………………………… (182)
　　实验2　滑脉的脉图研究 …………………………………………………………… (184)
　　实验3　寒证、热证体质检测实验 ………………………………………………… (188)
　　实验4　血虚证家兔血液流变学检测 ……………………………………………… (189)
　　实验5　血瘀证家兔球结膜微循环检测 …………………………………………… (190)
　　实验6　舌苔脱落细胞制片与染色 ………………………………………………… (191)
　　实验7　舌苔脱落细胞的检测分析 ………………………………………………… (193)
第十二章　方剂学综合性实验 ………………………………………………………… (195)
　　实验1　银翘散对啤酒酵母致大鼠发热的影响 …………………………………… (195)
　　实验2　逍遥散对肝郁证大鼠血液流变学的影响 ………………………………… (196)
　　实验3　龙胆泻肝汤对大鼠胆汁分泌的影响 ……………………………………… (197)
　　实验4　清营汤对小鼠内毒素性休克死亡率的影响 ……………………………… (198)
　　实验5　炙甘草汤对大鼠急性心肌缺血的影响 …………………………………… (199)
　　实验6　朱砂安神丸对小鼠自发活动的影响 ……………………………………… (201)
　　实验7　苏子降气汤的降气平喘作用 ……………………………………………… (202)
　　实验8　血府逐瘀汤对大鼠凝血时间的影响 ……………………………………… (203)
　　实验9　二陈汤对正常大鼠排痰量的影响 ………………………………………… (204)
　　实验10　白虎汤对外源性致热源致家兔发热的影响 …………………………… (205)
　　实验11　四逆汤对家兔低血压状态的升压作用 ………………………………… (207)
　　实验12　四逆汤抗实验性心率减慢的作用 ……………………………………… (208)

第四篇　设计性实验

第十三章　设计性实验概述 …………………………………………………………… (211)
　　一、定义及界定 ……………………………………………………………………… (211)

二、目的及意义 ……………………………………………………………… (211)
　　三、特征 …………………………………………………………………… (212)
　　四、类型 …………………………………………………………………… (212)
　　五、应遵循的原则 ………………………………………………………… (212)
第十四章　设计性实验的程序与实施要求 ……………………………………… (214)
　　一、设计性实验基本原则 ………………………………………………… (214)
　　二、设计性实验的一般程序 ……………………………………………… (214)
　　三、指导教师职责 ………………………………………………………… (215)
　　四、方剂药理研究设计的基本要求和方法 ……………………………… (216)
第十五章　设计性实验举例 ……………………………………………………… (221)
　举例1　阴阳消长节律的实验研究 ………………………………………… (221)
　举例2　探讨寒热的变化对血液运行的影响 ……………………………… (223)
　举例3　丹参饮对血瘀型大鼠血液流变学的影响 ………………………… (225)
　举例4　麻黄汤中君臣佐使药配伍规律的实验研究 ……………………… (227)
第十六章　设计性实验选题指导 ………………………………………………… (230)
　实验1　"肾藏精、主生殖"理论的实验研究 …………………………… (230)
　实验2　燥易伤肺理论的实验研究 ………………………………………… (230)
　实验3　肺通调水道理论的论证实验 ……………………………………… (231)
　实验4　证实中医疏肝解郁法对肝损伤的保护作用 ……………………… (231)
　实验5　证实情志与胃溃疡的关系及疏肝健脾对胃溃疡愈合的影响 …… (231)
　实验6　肾主骨生髓理论的实验研究 ……………………………………… (232)
　实验7　肝体阴用阳理论的实验研究 ……………………………………… (232)
　实验8　脾在液为涎的实验研究 …………………………………………… (232)
　实验9　心血瘀阻证犬舌尖微循环研究 …………………………………… (233)
　实验10　肺气虚证大鼠血液流变学的研究 ……………………………… (233)
　实验11　月经期脉图特征变化 …………………………………………… (233)
　实验12　正常人甲襞微循环观察 ………………………………………… (233)
　实验13　胃热口臭者口气特征性成分分析 ……………………………… (233)
　实验14　补泻手法针刺足三里红外研究 ………………………………… (234)
　实验15　肝气郁结型抑郁症脉象分析 …………………………………… (234)
　实验16　血虚者球结膜微循环的改变 …………………………………… (234)
　实验17　大承气汤、小承气汤、调胃承气汤泻下作用的比较研究 …… (234)
　实验18　四逆汤回阳救逆的机理研究 …………………………………… (235)
　实验19　四君子汤中君臣佐使药配伍规律的实验研究 ………………… (235)
　实验20　补阳还五汤治疗中风的药效学研究 …………………………… (235)
　实验21　十枣汤的量-效-毒研究 ………………………………………… (235)
　实验22　桂枝汤服法中"温服-啜粥-温覆"的科学内涵 ……………… (236)

实验 23　白虎汤治疗气分热盛证的主要药效学研究 ………………………………（236）
实验 24　六味地黄丸治疗肾阴亏虚证的机理研究 ………………………………（236）
自选题目并自行设计完成实验 ………………………………………………………（237）
主要参考书目 ………………………………………………………………………（238）

第一篇 中医学基础现代实验基本知识

第一章 中医学基础现代实验概述

第一节 中医学基础现代实验研究概况

一、中医学基础现代研究前沿

中医学是我国优秀的文化遗产,是经历了漫长的医疗实践才逐渐形成的具有系统理论和临床实践的一门传统医学。2000年来,中医学对中华民族的繁衍昌盛作出了重大的贡献,但是,中医学的实验研究没有得到相应的发展,严重束缚了中医学走向世界的步伐。新中国成立以来,在党和政府的倡导及支持下,中医学焕发出了极大的生机,掀起了中医学实验研究的热潮,加速了中医学现代化研究的步伐。在短短的几十年里,实验研究从验证性实验发展到中医药作用机理的研究,并在此基础上开展了探究生命现象的医学前沿课题的研究,实现了与现代医学的接轨。特别是在2005年,《国家重点基础研究发展计划》首次设立"中医理论"专项,希望提升我国中医药在国际上的核心竞争力。到目前为止,总共有21项中医课题入选"973计划",同时,我国中医药工作者在国际上发表了非常有影响力的科研论文,引起了世界科研工作者的关注。

中医学基础的发展多利用现代医学科学技术来阐释中医理论,从另一角度来阐释中医学基础的科学内涵,丰富中医学理论内容,提高中医药的竞争力,让世界人民更加容易理解中医和接受中医。中医学基础的发展非常迅速,成果也层出不穷,数不胜数。我们选择国内能代表国家级较高科研水平的"973计划"项目,来分门别类阐述中医学基础现代研究的发展前沿。

(一)中医基础理论

中医基础理论是研究和阐释中医学的基础理论和基本知识的一门学科。它的内容包括阴阳五行、藏象、经络、气血津液、病因和病机等方面的基础理论和基本知识，是学习中医药其他各门学科的基础，是学习和研究中医药学的一门必修的基础理论课程。目前，中医基础理论的实验研究方兴未艾。国家在此方面投入大量的资金来推动现代中医药的发展。

2005~2006年由广州中医药大学主持的"973计划"——中医基础理论整理与创新研究，围绕"中医基础理论整理与创新研究"的学术目标，就中医学理论体系框架结构与内涵研究、温病学理论体系研究、五脏相关理论、中医体质学说等关键理论问题进行了系统而深入的探索，为丰富和完善中医学理论体系以及重大疑难疾病的诊疗奠定了坚实的理论基础，提供了新的科学依据。

2006~2007年由上海中医药大学主持的"973计划"——中医病因病机的理论继承与创新研究，在长期临床实践和研究的基础上，遵循审证求因、审因论治、以效证因的中医病因学研究思维方式，选择乙肝后肝硬化、艾滋病、冠心病、冠心病不稳定性心绞痛、冠心病介入术后再狭窄、胃溃疡（活动期）等复杂性、难治性疾病，提出"瘀、虚、毒、热、痰浊、伏寒、怒、气血失衡"等病因之假说，通过系统的文献资料分析及前瞻性较大样本的现代流行病学调查对新病因进行再论证；根据病因病机确立新的治法与方药，在严格随机对照分组治疗等方法和建立中医多元表征信息采集规范的前提下，系统采集患者中医相应方药治疗过程中的多源动态信息（包括中医表征信息、疾病特征信息以及生物学信息）；基于临床疗效这一关键前提，应用现代信息分析处理技术，提取与致病要素消长相关的规律性中医表征信息和生物学信息；结合部分基础实验研究，揭示上述致病因素在某些复杂疾病发生发展中的意义及其病理反应机制，论证病因学假说，从而提出新的治则、治法，为开辟中医治疗优势病种及现代复杂难治性疾病治疗的新途径提供了理论依据。

2008年由北京中医药大学主持的"973计划"——"肺与大肠相表里"脏腑相关理论的应用基础研究，主要进行"肺与大肠相表里"理论的文献整理与综合分析研究、通腑泻肺治疗急性呼吸窘迫综合征（ARDS）的大肠证候演变机制研究、基于大肠腑实肠黏膜屏障破坏与急性肺损伤/急性呼吸窘迫综合征（ALI/ARDS）发生相关性的肺与大肠相表里相关研究、基于慢性阻塞性肺病（COPD）"从肠论治"的肺-肠联络机制研究、基于炎症性肠病肺及支气管病损出发的肺与大肠表里关系研究、肺与大肠表里关系的生物学机制研究、基于代谢动力学和代谢组学的肺与大肠相表里的归经药物研究、基于表里经穴互治的肺与大肠络属关系研究等。

2009年由上海中医药大学主持的"973计划"——基于"肾藏精"的藏象理论基础研究，主要研究"肾藏精"与神经-内分泌-免疫（NEI）网络功能相关性现代生物学机制，在补肾填精法指导下，观察相关方药对"肾精亏虚"、"命门火衰"及"自然衰老"模型动物的作用机制以及对诱导性多能干细胞（iPS）诱导的四种成体干细胞（生殖干细胞、骨髓间充质干细胞、神经干细胞、造血干细胞）增殖、分化功能的影响，探索肾精命火的生理状态和病理转化规律，建立了"肾藏精"藏象理论与干细胞和NEI网络关系的新学说，揭示了"肾藏精"的科学实质，创新和发展了中医藏象理论。

2010年由北京中医药大学主持的"973计划"——基于"肝藏血、主疏泄"的藏象理论研究，主要研究肝藏血主疏泄功能异常的主要宏观表现及微观指标，建立了肝藏血主疏泄功能异常状态的判别模式；阐释了肝藏血主疏泄在神经-内分泌-免疫网络中特异的功能区域、传导通路以及特异的反应状态，揭示了肝藏血主疏泄的基本科学内涵。

（二）中医诊断学

中医诊断学的实验研究也是蓬勃发展，证候学是一个研究热点。

2003年由北京中医药大学主持的"973计划"——证候规范与疾病、方剂相关的基础研究，其中就包括证候的生物学基础研究：以血瘀证为研究对象，从临床与基础两个领域，利用包括基因组学与蛋白质组学在内的现代研究方法，部分揭示血瘀证的现代生物学基础，进一步深化证候实质的研究。还包括证候的信息处理方法与复杂系统模型研究：以证候的多因素处理及其方法为主要研究内容，从信息学角度求证证候与疾病、方剂的相关性；通过证候的复杂系统建模，揭示证候发生、转化机制以及证候与疾病、方剂相关的整体特征演化规律。

2005年由广州中医药大学主持的"973计划"——中医基础理论整理与创新研究，其子课题收集糖尿病肾病病例455例，进行中医辨证分型，得到各期中医证候特征，并对其演变规律进行了分析、总结与归纳，提出采用中医临床疗效量化表征与系统生物学指标相结合的中医临床疗效评价标准。

2006年由中国中医科学院主持的"973计划"——中医辨证论治疗效评价方法基础理论研究，围绕辨证论治临床评价个体化、复杂干预和以"状态调整为导向"的特点，在遵循辨证论治临床实践模式基本不变的前提下，从方法学的探索入手，揭示了中医辨证论治临床评价的基本规律，构建了中医临床评价的理论框架和基本原理，建立了方法学体系并进行了示范性验证。

（三）中药学

中药学是研究中药的基本理论和临床应用的学科。研究热点为中药药性理论和相关基础问题及中药的药理毒理作用。

2006年由中国中医科学院主持的"973计划"——中药药性理论继承与创新研究，项目旨在中医药理论的指导下，探讨中药药性形成的影响因素、物质基础及对机体能量-物质-信息网络的调控，发现了相关物质基础的共同属性间存在的客观规律，构建了全新的中药药性分析评价体系，揭示了中药药性的成因、本质及规律。

2007年由山东中医药大学主持"973计划"——中药药性理论相关基础问题研究，项目提出中药药性理论认识新假说，认为中药药性理论是以功效为核心，以物质为基础，性、味、归经等要素相互关联的复杂理论，构成中药药性理论的三个核心元素是药性、物质、功效。在系统研究古今中药药性理论文献数据的基础上，以30味寒性中药、30味热性中药和10味平性药为主要研究对象，系统开展了药性-物质、物质-药效、药效-药性的相关性研究，创新了中药药性理论研究方法，探讨了中药药性（性、味、归经等）的物质基础与性效发生机制，形成中药药性理论表征体系，揭示了中药药性理论的科学内涵，建立了基于现代科学构建模式的中药药性理论。

2008 年由北京中研同仁堂医药研发有限公司主持的"973 计划"——确有疗效的有毒中药科学应用关键问题的基础研究，其中包括有毒中药毒性特点与毒性规律研究，有毒中药毒性与功效、证候的关联性研究，解决了有毒中药的毒性表现特点、规律、物质基础、体内过程、作用机理，有毒中药的"毒性－功效－证候"的关联特性，有毒中药的科学控毒方法学研究，基于中医特点的中药肝、肾毒性评价的新技术新方法研究和中药毒性预警体系建设等四个关键科学问题。

（四）方剂学

方剂学是研究治法与方剂配伍规律及临床运用的一门学科。目前方剂学研究重点是配伍规律，药物量－效关系，有效成分的药效靶标。

2005 年由天津中医药大学主持的"973 计划"——方剂配伍规律研究，项目将中药领域科学前沿问题与核心技术创建相结合，在中医药理论的指导下，运用复杂性科学研究方法，研究中药体内过程及作用模式，改变了传统的以经验为主的中药研发模式，创新研究中药有效组分配伍优化设计方法学，构建创制现代中药的理论基础和技术支撑。主要研究内容：①饮片配伍和组分配伍相关性研究。②中药组分配伍优化设计方法基础研究。③中药组分配伍体内过程研究。④中药组分配伍作用模式的基础研究。⑤冠心Ⅱ号基因水平配伍规律研究。⑥基于体内直接作用物质的类方配伍研究。预期目标：①在理论创新及方法学研究方面：提出中药组分配伍优化设计理念，发展形成以组分配伍创制现代中药的新模式，建立中药物质基础与药效相关性辨识方法学、中药作用模式和中药体内过程研究方法学。②在核心技术研发方面：创建计算机辅助中药组分配伍优化设计技术、中药有效组分制备技术、中药组分体内过程分析技术等系列化新技术。③运用基因组学、蛋白质组学技术，揭示冠心Ⅱ号主要药效分子靶标，构建基于基因和蛋白质水平的方剂配伍调节模式理论，建立方剂复杂组效关系与配伍规律的研究技术。④阐明茵陈蒿汤及相关类方的药效物质基础，揭示茵陈蒿汤及相关类方配伍的微观物质基础和机制。

2008 年由复旦大学主持的"973 计划"——若干中药成方的现代临床与实验研究，该项目已筛选出三个经典中药成方，试图从研究这些成方的疗效和物质基础着手，进而形成中药组方、组分等理论。这三个经典中药成方分别是：治疗哮喘及慢性支气管炎的补肾益气方（补肾防喘片等）、治疗肠功能紊乱的四磨汤、治疗糖尿病的金芪降糖片。希望对若干中成药进行疗效再评价，进而建立符合中医药自身特点和现代医学要求的若干疾病疗效评价体系，确认若干中药成方的疗效，明确其药效基础及作用机制，阐明方剂君臣佐使的配伍规律；结合神经－内分泌－免疫网络和炎症等现代医学理论阐释中医气化理论和异病同治理论的部分内涵。

2009 年由中国中医科学院主持的"973 计划"——以量－效关系为主的经典名方相关基础研究，其总体目标是以代表性的经方为切入点，以临床疗效评价为中心，结合药理、毒理以及药效物质多成分变化规律的研究，构建经方多成分量变及效应的多多维量－效关系，探索中药量－效关系的特点和规律，揭示"以药为主体"中药剂量、药剂量配比对临床疗效影响的规律，阐明中医方药量－效关系的科学内涵，中医方药"剂量阈"、"治疗窗"参数，并通过对我国历史中医药文献的系统整理和挖掘，在古今医家临床用药规律和用药策略的基础上，总结出"以人为主体"的方药量-效规律，结合实验研究和理论研究，构建方药剂量理论体系。

美国耶鲁大学医学院一位华裔研究员 2010 年 8 月报告称，动物实验以及初步临床试验显示，中药复方黄芩汤可减轻化疗对结肠癌和直肠癌患者造成的肠道损伤。黄芩汤的主要成分为黄芩、白芍、甘草等，属清热类药物。研究人员首先利用化疗药物伊立替康治疗患癌实验鼠。伊立替康在缩小实验鼠肿瘤的同时，也造成实验鼠肠道内膜大面积损伤。随后，研究人员让小鼠服用黄芩汤的实验室剂型 PHY906。几天后，实验鼠受损的肠道内膜恢复正常。研究发现，PHY906 不但能使肠道细胞增殖逆转受损的肠道细胞，而且可以阻断炎症细胞向肠道迁徙，减轻炎症反应。对 17 名结肠癌和直肠癌患者的初步临床测试表明，黄芩汤"很有前景"。这项成果发表在美国《科学·转化医学》杂志上。

二、中医药院校开设中医学基础实验课的必要性

中医药学自成体系，在 16 世纪以前，一直处于世界医疗领先水平。中医药学对亚洲甚至世界医学都有过巨大影响。但 16 世纪后西医学取得了重大的突破，突飞猛进地向前发展，其决定因素就是西医学借助了其他自然科学的先进科学技术。从经验医学阶段发展到实验医学阶段进而形成现代医学。这样看来，中医药学也必须实现现代化，不用现代科学知识去整理发展中医，那就不会有任何重大变革的希望，也只能停留在经验医学水平上。中医药学要真正地发展，必须走用现代科学技术（包括现代医学）加以整理、提高、发展的道路。

上世纪六七十年代以前，由于传统的阻力和历史的局限，中医药院校中医学基础课程只限于理论授课，而缺乏实验教学。关于中医对人体系统本质的认识没有从各个细节上加以揭示，仍保留着经验的总结、现象的描述、猜测性的思辨等特点，对人体的认识还是朴素的、模糊的。对于物质、能量、信息的本质，相互关系及其作用，对于结构和功能的基本问题，还没有建立起确切的概念和范畴。在中医学术的研究上主要是沿用实践经验积累、笼统的直观推断、单纯的文献整理和定性描述的方法。解释病理多限于唯象方面，对所谓疾病本质的认识，只是人们主观对疾病的认识和某种规定，受着时代和经验的制约，难以深入和超越，以致在飞速发展的近代和现代科技面前驻足徘徊。这些问题使中医学的知识范围日趋缩小，限制了中医为现代社会服务能力的提高，逐渐落后于其他学科的发展水平。

自上世纪 70 年代以后，由于在中医药研究中逐渐引入现代科学技术，广泛进行实验研究，因而使其取得了突飞猛进的发展，这从以上"中医学基础现代研究前沿"中所取得的丰硕成果可以得到证明。这就对培养未来中医药研究人才的中医药院校提出了新的要求，必须从中医学基础课程开始，加强实验教学，以适应中医药研究单位对人才培养的需求。

第二节　中医学基础现代研究实验的目的和要求

一、目的

我国传统中医药内涵非常丰富，有几千年丰富的临床医疗经验，古典的医书有1万册左右，有效的医方很多，所谓号称"十万锦方"，常用的中药就有1万多种。古代中医学对疾病的认识，是通过无数次对病变时人体系统这个黑箱的反复观察，推导出人体黑箱内变化的规律和特性。这种研究方法所得信息比较笼统，不易被现代人们所接受。为了更确切地认识人体，就需在整体观念的指导下，结合现代研究发现了解其特殊性，在分析的基础上再进行综合，从而不断加深对人体病证性质的认识。因此，真正要把这些非常丰富的传统中医药继承发扬好，必须注重自然科学交叉的观点，应用现代科学知识和方法，包括现代医学知识和方法于中医药研究，使中医药的发展获得生机，并使之逐步走向现代化。这也要求我们对中医基础学科传统教学模式和方法进行改革，在教学中引入实验教学。

实验教学是现代教育的重要形式，尤其是在医学教育中，它有着理论教学不可替代的作用，是一种必不可缺的教学方式，它能激发起学生的学习兴趣，活跃教学气氛，改善单纯课堂讲授时枯燥乏味的不足，增强教学效果，提高教学质量。实验教学能使抽象、深奥的理论得到直观的体现，中医方药的神奇效果得到验证，从而加深学生对中医学基础理论的理解。

开展中医学基础现代实验教学的目的是：

1. 学习动物实验的基本操作技能、实验结果分析及书写实验报告的基本方法。

2. 熟悉科学实验的一些基本原则和方法，学习中医基础学科理论相关动物模型的复制方法。

3. 通过验证理论性实验学习对中医基础学科有关理论进行验证和阐释，帮助学生正确理解和掌握中医理论的科学内涵。

4. 通过独立完成综合性和设计性实验的具体操作，培养学生严谨的科学态度、工作作风，提高学生分析问题、解决问题和理论联系实际的能力。开发和培养医学生的创造性思维，为今后进行中医药科学研究工作打下良好基础。

二、要求

（一）实验前

1. 应仔细预习实验指导，了解实验内容，包括目的和原理、方法和步骤、观察项目以及注意事项。

2. 结合实验内容，复习有关理论知识（包括本学科和相关学科），事先有所理解，力求提高实验课的学习效果，对实验可能出现的结果进行预测。并应用已知的有关理论知识予以解释。

3. 注意并预估在实验过程中可能发生的故障、误差，并拟定防止对策。

（二）实验中

1. 认真听实验指导教师的讲解和看示教操作的演示。要特别注意教师所指出的实验过程中的注意事项。

2. 实验所用的器材务必摆放整齐、布置稳当、合理使用。

3. 按照实验指导中所列出的实验步骤，严肃认真地循序操作，不可随意更动。不得擅自进行与实验内容无关的活动。在以人体为对象的实验项目中，应格外注意人身安全。对实验动物要十分爱护，以保证动物能为实验工作作出应有的贡献；严禁虐待动物。

4. 实验小组成员在不同实验项目中，应轮流完成各项实验操作，力求每个人的学习机会均等。在做哺乳类动物大实验时，组内成员要分工明确，相互配合，各尽其职，统一指挥。

5. 实验过程中，应自始至终地认真操作，仔细观察，如实记录，分析思考。经常给自己提出种种问题，如：发生了什么实验现象？为什么会出现这些现象？这些现象有何意义？对没有获得预期结果的项目，要及时分析原因。

6. 不可遗漏实验项目，如因操作过失导致实验失败，除吸取教训外，应按教师指定的时间补做实验。

7. 在实验过程中若是遇到疑难之处，先要自己想方设法予以排除。如果一时解决不了，应立即向指导教师汇报情况，要求给予协助解决。对于贵重仪器，在尚未熟悉其性能之前不可轻易动用。

8. 在实验过程中，要注意节省动物和实验消耗品，爱护实验器材，充分发挥各种器材的作用，保证实验过程顺利进行，并取得预期效果。

（三）实验后

1. 实验结束后，按指导老师指定的地点集中存放动物尸体。

2. 将实验用具整理清洁后，回归原位。如果发现器材和设备损坏或缺少，应立即向指导教师报告真实情况，并予以登记备案。临时向实验室借用的器材和物品，实验完毕后应立即归还，并予以注销。

3. 值日生应做好实验室的清洁卫生工作，关好水、电、门和窗。

4. 仔细认真整理收集实验所得的记录和资料，对实验结果进行讨论，并得出结论。认真撰写实验报告，按时送交指导教师评阅。

第三节　实验结果的处理与实验报告的撰写

一、实验结果处理的基本方法

在做完实验后，我们需要对实验中观察的现象、测量的数据进行计算、分析和整理，进行去粗取精、去伪存真的工作，从中得到最终的结论和找出实验的规律，这一过程称为数据处理。实验数据处理是实验工作中一个不可缺少的部分，下面介绍实验数据处理常用的几种方法。

（一）叙述法

在实验中观察到与实验目的有关的现象，用文字客观地加以描述。描述需要有时间概念和顺序上的先后层次。

（二）列表法

列表法就是将实验中测量的数据、计算过程数据和最终结果等以一定的形式和顺序列成表格。列表法的优点是结构紧凑、条目清晰，可以简明地表示出有关量之间的对应关系，便于分析比较、随时检查错误，易于寻找有关量之间的相互关系和变化规律。

列表的要求：

1. 表格应简单明了（一般采用三线式），便于看出有关量之间的关系，便于处理数据。
2. 必须注明表中各符号所代表的量、单位。
3. 表中记录的数据必须忠实于原始测量结果、符合有关的标准和规则。应正确地反映测量值的有效位数，尤其不允许忘记末位为"0"的有效数字。
4. 制表时应将观察项目列于表格左侧，由上而下逐项填写；将实验中出现的变化或结果，按照时间顺序由左至右逐一填写；各项结果变化数值，可附简要说明。
5. 在表的上方应当写出表的内容（即表名）。

（三）图示法

有些实验结果可用图示方式来表示。图示法就是在专用的坐标纸（可利用有关软件制作）上将实验数据之间的对应关系描绘成图线。通过图线可直观、形象地将有关量之间的对应关系清楚地表示出来，它最能反映这些有关量之间的变化规律。而且图线具有完整连续性，通过内插、外延等方法可以找出它们之间对应的函数关系，求得经验公式，探求量之间的变化规律。通过作图还可以帮助我们发现测量中的失误、不足与"坏值"，指导进一步的实验。

应该指出的是，在绘图时，应在纵坐标和横坐标上标注数字，表明单位。例如，通常以横轴表示各刺激条件或时间，纵轴表示出现的反应与结果；应对坐标轴做计量单位等相应说明，选择适当大小的标度以便于作图，并根据图的大小确定坐标轴长短，经过各点的曲线或折线力求光滑，若非连续性变化，亦可用柱形表示，并在图的下方注明实验条件。

在处理实验结果时，还应特别注意：对实验中所出现的结果须进行认真整理和科学的分析，由于试剂、动物种类及仪器设备规格的不同，或操作中的误差，出现与预期不同的结果也属难免，应仔细寻找原因，防止做出错误结论。在实验结果中，凡属测量结果，例如轻重、长短、快慢、多少、高低、幅度、频率等，均应定量写明具体的单位数值。

二、实验报告的撰写

（一）要求

1. 每个人均需要独立完成实验报告。用统一格式的实验报告纸书写，每次实验报告按实验班装订成册，学期终了将全部实验报告交指导老师进行考核。

2. 实验报告应在规定的时间内由班长或学习委员收齐后，统一交给指导教师批阅。无特殊原因，不得拖延。

3. 实验报告的内容可按每个实验的具体要求来写，文字力求简洁、通顺，字迹要清楚、整洁，要正确使用标点符号。每次实验报告的内容如下：

（1）班级、组别、姓名、日期。

（2）实验题目、目的、原理和实验对象。

（3）实验器材、药品和实验方法。

（4）实验结果：结果部分是实验中最重要的部分，应将实验过程中所观察到的现象，忠实、正确地记述，根据实验记录写出实验报告，不可单凭记忆，否则容易发生错误或遗漏。整理实验结果，应注意以下几点：

①凡属于测量性质的结果，例如高低、长短、快慢、轻重、多少等，均应以正确的单位及数值定量地写出。不能简单笼统地加以描述，如心跳的变化不能只写心跳频率加快或减慢，而要写出心跳加快或减慢的具体数值。

②有曲线记录的实验，应尽量用原始曲线记录实验结果。在曲线上应有刺激记号、时间记号并加以必要的标注或文字说明。

③有些实验的结果，为了便于比较分析，可用表格或绘图来表示。

（5）分析讨论：实验结果的讨论是根据理论知识对结果进行客观、深入的解释和分析，可以提出并论证自己的观点。实验时要判断是否是预期的实验结果。如果出现非预期的结果，应考虑和分析其可能的原因。讨论是实验报告的重要部分，体现了学生运用所学知识分析问题的能力、想象能力、文字表达能力，必须独立完成。对有些实验结果进行分析讨论，往往需要查阅一些教科书之外的参考资料。报告不应盲目抄袭书本，要用自己的语言进行表述。鼓励学生根据实验结果提出自己的见解，以及需深入探索的问题，也可提出一些改进实验的合理建议。

（6）结论：实验结论是从实验结果中归纳出的一般性的、概念性的判断，也就是这一实验所能验证的概念、原则或理论的简明总结。结论中不应罗列具体的结果，在实验中没有得到充分证明的理论分析不应写入结论当中。

实验讨论和结论的书写是富有创造性的工作，应开动脑筋，积极思考，严肃认真地对待。可适当开展同学间的讨论，加深对实验的理解。

（二）基本格式

中医学基础实验报告

姓名　　　　班级　　　　学号　　　　实验室（小组）　　　　日期　　　　室温　　　　指导教师
实验名称（题目）
实验目的
实验原理
实验器材
实验药品
实验对象
实验方法
实验结果
分析讨论
结　　论

第四节　实验室守则

一、实验须知

　　中医药院校医药学各专业的中医学基础，涉及中医基础理论、中医诊断学、方剂学等医药教育中的中医基础课程。在教学中强调学生掌握这些学科的基本理论、基本知识和基本技能，培养学生分析问题、解决问题的能力，为学生学习后期课程和毕业后从事医疗实践及医药科研和新药开发打下必要的基础。

　　中医学基础的实验，包括实验基本知识、验证理论性实验、综合性实验和设计性实验四部分内容。通过实验，巩固和丰富中医学基础课程的教学内容。

二、实验室规则

　　1. 遵守学习纪律，准时到达实验室。实验时因故外出或早退应向教师请假。
　　2. 进入实验室必须身穿工作服，着装要整齐，不得穿拖鞋，否则不能进入实验室进行实验。
　　3. 一切非实验用品（如书包、衣物等）不许带入实验室，桌面上不要乱放与本次实验无关的书籍、仪器、药品，以免影响实验的操作和实验室的整洁。
　　4. 实验前必须认真听取老师讲解，经老师同意后才做实验。实验期间不得进行与实验无关的任何活动，不得阅读与本次实验无关的书籍，禁止吸烟及吃食物。
　　5. 保持实验室安静。实验时不允许大声喧哗、高声谈笑。
　　6. 实验用动物按组发给，如需补充，须经带教老师同意才能补领。

7. 实验用的试剂、药品、公用器具使用后应立即放回原处，注意不要调错试剂瓶塞或滴管，以免污染药品和影响结果。

8. 实验室内各组的仪器和器材由各组自己使用，不得与别组更换，以免混乱。凡属精密或高档仪器，不得任意搬弄。如遇仪器发生故障应及时报告老师，以便修理或调换。仪器用毕应恢复原状。

9. 注意节约水电和试剂，爱惜公共财物和实验器材。如有损坏或丢失，应立即报损，并照章赔偿。

10. 严格遵守实验操作规程，注意实验安全，防止触电、感染和动物咬伤等事故发生。

11. 保持实验室的整洁。实验完毕后，应及时清点实验器材和药品，整理实验台面。动物尸体、实验废液及纸片等应放到指定地点，不得随地乱抛，不得将含酸、含碱等有害溶液倒入下水道。

12. 听取指导教师对本次实验进行归纳小结后，值日生打扫整个实验室卫生，离开实验室前，应关好门窗、水、电，离开时，应检查一遍，经教师检查后才能离开实验室。确保安全，以免发生事故。

（朱大诚　周志刚）

第二章 常用实验动物

第一节 常用实验动物的主要生物学特性

中医学基础实验以动物实验为主，了解动物的生物学特性对实验的成败具有极重要的作用。目前用于生物医学研究的实验动物达30余种。其中最常用和用量最大的是：小鼠、大鼠、家兔、豚鼠及蟾蜍（青蛙）等。以下就中医学基础实验常用动物及其主要生物学特性和应用逐一进行介绍。

一、小鼠

小鼠属于脊椎动物门，哺乳纲，啮齿目，鼠科。小鼠是啮齿目中体形较小的动物。新生小鼠体重1.5g左右，周身无毛，皮肤赤红，21日断乳时体重12~15g，1.5~2个月龄时重达20g以上，可供实验使用。小鼠发育成熟时体长小于15.5cm，雌性小鼠成年体重18~35g，雄鼠成年体重20~40g。成熟早，繁殖力强。小鼠6~7周龄时性成熟，雌性35~50日龄，雄性45~60日龄；体成熟雌性为65~75日龄，雄性为70~80日龄；性周期为4~5日，妊娠期为19~21日，哺乳期为20~22日；有产后发情便于繁殖的特点，一次排卵10~23个（视品种而定），每胎产仔数为8~15只，一年产仔胎数6~10胎，属全年多发情性动物，繁殖率很高，生育期为1年，寿命1~3年。

小鼠是医学实验中用途最广泛和最常用的动物，也是用于实验动物中培育品系最多的一类动物。由于具有繁殖周期短、产仔多、生长快、温顺易捉、易于饲养等优点，被广泛应用于各种药物的毒理实验、药物筛选实验、生物药效学实验、半数致死量或半数有效量的测定等，也常用于抗感染、抗肿瘤药、抗衰老、缺氧、避孕药实验等方面的研究。

二、大鼠

大鼠属于脊椎动物门，哺乳纲，啮齿目，鼠科。大鼠体形较小鼠大，遗传学和寿龄较为一致，对实验条件反应也较为近似，被誉为精密的生物工具。新生大鼠重5~6g，成年雄鼠体重300~400g，雌鼠250~300g。大鼠行动迟缓，易捕捉，不似小鼠好斗，但受惊吓或捕捉方法粗暴时，也很凶暴，常咬人。大鼠成熟快，繁殖力强，大鼠2月龄时性成熟，性周期4日左右，妊娠期20（19~22）日，哺乳期21日，为全年多发情性动物，寿命因品系不同而异，平均为2.5~3年。

大鼠具有抗病能力强、繁殖快、易于饲养等优点，但性情凶猛、牙齿尖锐，实验者应特别注意实验过程中的自我保护。在医学实验教学中，常用于水肿、休克、炎症、心功能不全、应激反应以及亚急性、慢性毒性等实验。观察药物抗炎作用时，常利用大鼠的踝关节进行实验。大白鼠的血压和人相近，且较稳定，常选用大白鼠进行心血管功能的研究，在抗高血压药物的研究开发中，自发性高血压大白鼠（SHR）品系是最常采用的动物。大白鼠（包括小白鼠）心电图中没有 ST 段，甚至有的导联也测不到 T 波。因为大鼠的呕吐反射不灵敏，所以不适宜用于任何有关呕吐的实验研究。

三、豚鼠

豚鼠属哺乳纲，啮齿目，豚鼠科。豚鼠又名荷兰猪、天竺鼠、土拨鼠等。属草食动物，习性温驯，胆小，耳蜗管发达，听觉灵敏，对外界刺激极为敏感。喜群居，饲养容易，但自动调节体温的能力较差，对环境温度的变化较为敏感，饲养豚鼠的最适温度为 18℃~20℃。豚鼠属于晚成性动物，即母鼠怀孕期较长，为 63（59~72）日。胚胎在母体发育完全，出生后即已完全长成，全身被毛，眼张开，耳竖立，并已具有恒齿，产后 1 小时即能站立行走，数小时能吃软饲料，2~3 日后即可在母鼠护理下一边吸吮母乳，一边吃青饲料或混合饲料，迅速发育生长。

豚鼠容易暴露中耳及内耳，耳蜗及血管突出到中耳腔内，便于观察内耳微循环。豚鼠在听到尖音时，耳廓竖起（Preyer 反射），如果此反射减弱或消失则表明有听觉障碍。因此，豚鼠适用于做耳科及听力学研究。豚鼠可复制典型急性肺水肿的动物模型。豚鼠对某些病毒反应敏锐，易引起超敏反应，适用于各类传染病、药理学、营养学、细菌和病毒超敏反应疾病等实验研究。豚鼠对组胺很敏感，易致敏，常用于平喘药和抗组胺药的实验。对结核杆菌敏感，是用于抗结核病药物实验的首选动物。也常用于离体心房、心脏实验和钾代谢障碍、酸碱平衡紊乱的研究。豚鼠对缺氧的耐受力强，不适宜用于各类缺氧性实验的研究。

四、家兔

家兔属于哺乳纲，啮齿目，兔科，草食性哺乳动物。性情温顺，胆小易惊，喜居安静、清洁、干燥、凉爽、空气新鲜的环境，耐冷不耐热，耐干不耐湿，不能忍受污秽的条件。家兔属于刺激性排卵类型动物。兔耳大，表面分布有清晰的血管。嘴小，喉部狭窄，气管插管困难，在进行吸入麻醉时易导致喉痉挛。心脏传导组织中几乎没有结缔组织，主动脉窦无化学感受器，仅有压力感受器，因而减压神经（主动脉神经）与迷走神经、交感神经干完全分开。单胃，盲肠发达，约占腹腔 1/3，在回肠末端有一个淋巴组织样结构，开口于盲肠，是一个中空、壁厚的圆形球囊，灰白色，有发达的肌肉组织，囊壁内富含淋巴滤泡，该结构除具有消化吸收功能外，还有类似鸟类腔上囊的功能。单乳头肾，易于插导管。

家兔便于静脉注射、灌胃和取血，是医学实验教学常选动物。可用于血压、呼吸、尿生成等多种实验，还可用于钾代谢障碍、酸碱平衡紊乱、水肿、炎症、缺氧、发热、DIC、休克、心功能不全等研究。由于家兔体温变化较灵敏，是体温实验和热原检测实验的首选动物。

五、犬

犬属哺乳纲、食肉目、犬科。犬的嗅觉、听觉灵敏，善近人。对环境适应能力强，能耐热、耐冷、喜活动，为肉食性动物。雄犬爱斗，有合群欺弱的特性。犬的嗅觉灵敏，对外界环境适应力强，血液、循环、消化和神经系统均很发达，内脏构造及其比例与人类相似。犬一般在8~12月龄达到性成熟。犬是单一发情动物，不会反复发情。一般每年发情2次，多在春季（3~5月）和秋季（9~11月）各发情一次，发情持续期一般为4~12日，排卵常在发情开始后的48~60小时，排卵期内均可进行交配。妊娠期58~63日，平均60日。哺乳期45~60日，生育期约10年。胎产仔4~8只，仔犬产后9~12日开眼，21日龄长齿，至4月龄乳齿长齐。

犬是医学实验中最常用的大动物，由于价格较贵，主要用于科研实验和一些大的教学实验中，一般教学实验并不常用。犬经调教后还能配合实验，如条件反射、心率失常、脊髓传导实验、各种消化道和腺瘘手术等。犬心脏内浦肯野纤维粗大易得，是研究心肌生理的重要标本。犬常用于实验外科手术学的教学及临床科研工作，在基础领域是复制休克、DIC、动脉粥样硬化等动物模型首选的动物之一。

六、猫

猫属哺乳纲、食肉目、猫科、猫属，与狮、虎、豹同科。分为长毛猫和短毛猫两种，由于某些等位基因或突变基因的差别而分黑色、斑条色和伴性橙色等毛色型品系。聪明，胆小，警戒心强；昼伏夜出，感情丰富；讲卫生，喜欢在明亮、干净的地方休息；雌猫5~7月龄、雄猫8~10月龄性成熟；发情时，表现为身上有异味，四处排尿，发出连续不断、大而粗的叫声。猫除了"三伏天"外，常年都可发情，属季节性多次发情动物。性周期为3~21日，平均11日；发情持续期3~7日，平均4日；求偶期2~3日。雌猫为刺激排卵，在交配刺激后约24小时排卵。猫妊娠期60~68日；胎产仔3~6只，平均4只，新生仔猫不睁眼，生后第9日才有视力。仔猫哺乳期为35~40日。离乳后4~6个月，雌猫开始发情，此时交配则受孕率最高。

实验用猫绝大部分为市售的短毛杂种猫。猫的循环系统发达，血管壁较坚韧，血压比家兔稳定，做血压研究实验常用。猫的呕吐反射和咳嗽反射比较灵敏，可用于镇吐和镇咳方面的实验。

七、蟾蜍和青蛙

蟾蜍和青蛙属两栖纲、无尾目，蟾蜍属蟾蜍科，青蛙属蛙科。蟾蜍和青蛙生活在田间、池边等潮湿环境中，以昆虫等幼小动物为食料。冬季潜伏在土壤中冬眠，春天出土，生殖季节在水中产卵，体外受精。幼体形似小鱼，用鳃呼吸，有侧线，叫做蝌蚪，以水中植物为主要食料。经过变态发育为成体，尾巴消失，就到陆地上生活，用肺呼吸，同时其皮肤分泌黏液，帮助呼吸。蟾蜍和青蛙的身体背腹扁平，左右对称，头为三角状，眼大并突出于头部两侧，有上、下眼睑和瞬膜以及鼻耳等感受器官。内部器官系统也逐渐完善化，反映出由水生向陆生过渡的特征。雄蛙头部两侧各有一个鸣囊，是发声的共鸣器（蟾蜍无鸣囊），雄蛙的叫声特别响亮。蟾蜍背部皮肤上有许多疣状突起的毒腺，可分泌蟾蜍素，尤以眼后的椭圆状耳腺分泌毒液最多。蟾蜍和青蛙在我国分布广泛，夏秋季各地均容易捕捉，也易养活。蟾蜍比青蛙在捕捉和饲养等方面更为简便，故在实验中用途较广。

蟾蜍发情时间为4日至4周，每年2月下旬至3月上旬发情一次，发情后于4~7月间排卵，产仔1000~4000个，染色体二倍体为26（精子内），单倍体为13（初级和次级精母细胞内），寿命10年。

蟾蜍和青蛙是医学实验中常用的一种动物，特别是在生理、药理学实验中更为常用。蛙类的心脏在离体情况下仍可有节奏地搏动很久，所以常用来研究心脏的生理功能、药物对心脏的作用等。蛙类的腓肠肌和坐骨神经可以用来观察外周神经的生理功能，药物对周围神经、横纹肌或神经肌肉接头的作用。蛙的腹直肌可以用于鉴定胆碱能药物。蛙还常被用来做脊髓休克、脊髓反射和反射弧的分析实验，蛙的肠系膜是观察炎症和微循环的良好标本。在水肿、肾功能不全的模型中常采用该类动物。另外，还常利用蟾蜍下肢血管灌注方法观察肾上腺素和乙酰胆碱等药物对血管的作用等。在临床检验工作中，还可用雄蛙做妊娠诊断实验。

八、猪

猪属哺乳纲、偶蹄目、猪科。猪和人的皮肤组织结构很相似，上皮修复再生性相似，皮下脂肪层和烧伤后内分泌与代谢的改变也相似。通过实验证明2、3月龄小猪的皮肤解剖生理特点最接近于人。猪的血液学、血液化学各种常数也和人近似。猪的胎盘类型属上皮绒毛膜型，没有母源抗体（不能通过胎盘屏障）。猪的心血管系统、消化系统、皮肤、营养需要、骨骼发育以及矿物质代谢等都与人的情况极其相似。猪的体形大小和驯服习性允许进行反复采样和进行各种外科手术。另外，猪的基因多样，繁殖周期短，一窝产仔多，便于根据特殊需要进行选育。

猪和人在解剖学、生理学上有极大的相似性，所以在心脏功能、动脉硬化、牙科、消化道（胃溃疡）、营养、血液学、内分泌学、中医舌苔、放射生物学及免疫学研究中，常用猪做实验动物。

第二节 常用实验动物的选择

临床研究和实验室研究是医学科学研究的两个基本途径，它们均离不开实验动物。尤其是实验室研究，实验动物是主要研究对象。因此，选择何种实验动物做实验是医学科学研究工作中一个重要环节，不能随便选用一种实验动物来做科学研究，因为在不适当的动物身上进行实验，常导致实验结果的不可靠，甚至使整个实验徒劳无功，直接关系到科学研究的成败和质量。事实上，每一项科学实验都有其最适宜的实验动物。

一、实验动物的选择原则

在中医学基础实验教学中，动物的选择既是一门学问，也是一个关键问题，应根据实验的目标、方案及动物的种属、生理特征、获取的难易程度、费用等原则进行选择。同一类实验可选择不同的动物，如离体肠管可选用家兔、豚鼠、小白鼠、大白鼠等，离体血管实验可选择蛙的下肢血管、家兔的耳血管、大白鼠后肢血管、家兔的主动脉等，离体心脏实验可选用蛙、家兔、豚鼠等，在体心脏实验可选用蛙、家兔、豚鼠、猫、犬等。同一种动物也可用于多种实验。

二、实验动物的选择方法

在实验动物选择上必须注意几点，即实验动物的种类、品种或品系、质量和实验动物的健康状态。

（一）种类的选择

虽然不同种类动物的生理特征与人类的某些生理特征较为相似，但不同种属的动物对同一疾病刺激的敏感程度不同。如高血压的实验研究常首选大鼠、家兔、犬等，超敏实验常首选豚鼠，各种肿瘤实验常选择小鼠。猫的神经系统较发达，具有耐长时间麻醉的能力，常用于进行神经系统急性实验的研究，如用于神经冲动的传导、感受、姿势反射、去大脑僵直以及机体在受到刺激时各系统产生反应的机理等方面的研究。大鼠的垂体-肾上腺系统发达，常用作应激反应和垂体-肾上腺内分泌实验的研究；另外，由于大鼠无胆囊，可用来做胆管插管，收集胆汁，进行消化功能的研究等。

（二）实验动物的个体选择

1. 年龄 年幼动物一般较成年动物敏感，应根据实验目的选用适龄动物。急性实验宜选用成年动物，慢性实验宜选用年轻一些的动物。大体上动物年龄可根据体重大小来估计，成年的小白鼠为 20~30g，大白鼠 180~250g，豚鼠 450~700g，家兔 2.2~2.5kg，猫为 1.5~2.5kg，狗为 9~15kg，同一批实验所用动物的年龄应基本一致。

2. 性别 实验证明，不同性别对同一致病因素的反应不同，即使对性别无特殊要求的实验，选择动物时也应雌雄各半。性别的鉴别要点有：①雄性动物阴囊内睾丸下垂，热天尤为明显，用拇指和食指按压生殖器部位，可露出阴茎；②雄性动物的尿道与肛门较远，雌性则较近；③成熟雌性动物腹部可见乳头，妊娠期尤为明显。

3. 生理状态 饥饿、睡眠不足、发情、怀孕、哺乳等特殊生理状态导致机体的反应差别很大，在个体选择时应充分考虑。

4. 健康情况 实验证明，动物处于衰弱、饥饿、疾病、寒冷、发热等情况下，实验结果很不稳定，因此掌握判断实验动物的健康状态是实验得以成功的基本保障之一。

三、实验动物的健康状况判断标准

1. 一般情况 发育良好,眼睛有神,反应灵活,运动自如,食欲良好。
2. 头部 眼球结膜无充血,瞳孔等圆清晰,鼻黏膜处无分泌物,无鼻翼扇动、打喷嚏、躁动不安等现象。
3. 皮毛颜色 皮毛清洁、柔软,有光泽,无脱毛、蓬乱和真菌感染。
4. 腹部 呼吸均匀,腹部无膨大隆起。
5. 外生殖器 无损伤,无脓痂,无异味黏性分泌物。
6. 爪趾特征 动物无咬伤,无溃疡,无结痂等。

第三节 常用实验动物的生理、生化指标

动物实验是医学实验的重要组成部分,了解动物的生理、生化指标对实验的成败具有极其重要的作用。实验工作者只有对实验动物生理、生化指标有基本的了解,才能正确地选择和使用动物,并获得可靠的实验结果。

一、常用实验动物的生殖和生理常数

表2-1介绍了常用实验动物的生殖和生理常数。

二、常用实验动物的生化指标

表2-2为常用实验动物的生化指标的参考值。

表2-1　　　　　　　　　常用实验动物的生殖和生理常数

指标	小白鼠	大白鼠	豚鼠	家兔	猫	犬
适用体重(kg)	0.018~0.025	0.12~0.20	0.2~0.5	1.5~2.5	2~3	5~10
寿命(年)	1.5~2.0	2.0~3.5	6~8	4~9	6~10	10~15
性成熟年龄(月)	1.2~1.7	2~8	4~6	5~6	6~8	8~10
性周期(天)	4~5	4~5	15~18	刺激排卵	春、秋各1次	1~2个月和6~8个月
妊娠期(天)	18~21(19)	22~24(23)	62~68(66)	28~33(30)	52~60(56)	58~65
产仔数(只)	4~15(10)	8~15(10)	1~6(4)	4~10(7)	3~6	4~10
哺乳期(周)	3	3	3	4~6	4~6	4~6
平均体温(℃)	37.4	38.0	39.0	39.0	38.5	38.5
呼吸(次/分钟)	136~216	100~150	100~150	50~90	30~50	20~30
心率(次/分钟)	400~600	250~400	100~250	150~220	120~180	100~200
血压(mmHg)	95~125	100~120	75~90	75~105	75~130	70~125

续表

指标		小白鼠	大白鼠	豚鼠	家兔	猫	犬
血量（ml/100g 体重）		7.8	6.0	5.8	7.2	7.2	7.8
红细胞/L [百万/mm^3]		$(7.7\sim12.5)\times10^{12}$ [7.7~12.5]	$(7.2\sim9.6)\times10^{12}$ [7.2~9.6]	$(4.5\sim7.0)\times10^{12}$ [4.5~7.0]	$(4.5\sim7.0)\times10^{12}$ [4.5~7.0]	$(6.5\sim9.5)\times10^{12}$ [6.5~9.5]	$(4.5\sim7.0)\times10^{12}$ [4.5~7.0]
血红蛋白 g/L [g%]		100~190 [10.0~19.0]	120~175 [12.0~17.5]	110~165 [11.0~16.5]	80~150 [8.0~15.0]	70~155 [7.0~15.5]	110~180 [11.0~18.0]
血小板/L [万/mm^3]		$(60\sim110)\times10^9$ [60~110]	$(50\sim100)\times10^9$ [50~100]	$(68\sim87)\times10^9$ [68~87]	$(38\sim52)\times10^9$ [38~52]	$(10\sim50)\times10^9$ [10~50]	$(10\sim60)\times10^9$ [10~60]
白细胞总数/L [千/mm^3]		$(6.0\sim10.0)\times10^9$ [6.0~10.0]	$(6.0\sim15.0)\times10^9$ [6.0~15.0]	$(8.0\sim12.0)\times10^9$ [8.0~12.0]	$(7.0\sim11.3)\times10^9$ [7.0~11.3]	$(14.0\sim18.0)\times10^9$ [14.0~18.0]	$(9.0\sim13.0)\times10^9$ [9.0~13.0]
白细胞分类 [%]	中性	0.12~0.44 [12~44]	0.09~0.34 [9~34]	0.22~0.50 [22~50]	0.26~0.52 [26~52]	0.44~0.82 [44~82]	0.62~0.80 [62~80]
	嗜酸	0~0.05 [0~5]	0.01~0.06 [1~6]	0.05~0.12 [5~12]	0.01~0.04 [1~4]	0.02~0.11 [2~11]	0.02~0.24 [2~24]
	嗜碱	0~0.01 [0~1]	0~0.015 [0~1.5]	0~0.02 [0~2]	0.01~0.03 [1~3]	0~0.005 [0~0.5]	0~0.02 [0~2]
	淋巴	0.54~0.85 [54~85]	0.65~0.84 [65~84]	0.36~0.64 [36~64]	0.30~0.82 [30~82]	0.15~0.44 [15~44]	0.10~0.28 [10~28]
	大单核	0~0.15 [0~15]	0~0.05 [0~5]	0.03~0.13 [3~13]	0.01~0.04 [1~4]	0.005~0.007 [0.5~0.7]	0.03~0.09 [3~9]

注：红细胞、血红蛋白、血小板、白细胞总数和分类，它们的方括号内数字为旧制单位。

表 2-2　几种常用实验动物生化指标血清值变动范围参考表

生化指标	小白鼠	大白鼠	豚鼠	家兔	猫	犬	猴
胆红素（mg%）	0.10~0.90	0.00~0.55	0.00~0.90	0.00~0.74	0.10~1.89	0.00~0.50	0.05~1.32
胆固醇（mg%）	26.0~82.4	10.0~54.0	16.0~43.0	10.0~80.0	83.0~135	137~275	100~220
肌酸酐（mg%）	0.30~1.00	0.20~0.80	0.62~2.18	0.50~2.65	0.40~2.60	0.82~2.05	0.05~1.32
葡萄糖（mg%）	62.8~170	50.0~135	82.0~107	78.0~155	60.0~145	80.0~165	43.0~148
尿素氮（mg%）	13.9~28.3	5.0~29.0	9.00~31.5	13.1~29.5	14.0~32.5	5.00~23.9	7.00~23.0
尿酸（mg%）	1.20~5.00	1.20~7.50	1.30~5.6	1.00~4.30	0.00~1.85	0.20~0.90	1.10~1.50
钠（mmol/L）	128~145	143~156	120~146	138~155	147~156	139~153	143~164
钾（mmol/L）	4.85~5.85	5.40~7.00	3.80~7.95	3.70~6.80	4.00~6.00	3.60~5.20	3.79~6.67
氯（mmol/L）	105~110	100~110	90.0~115	92.0~112	110~123	103~121	103~118
重碳酸盐（mmol/L）	20.0~31.5	12.6~32.0	12.8~30.0	16.2~31.8	14.5~27.4	14.6~29.4	21.5~38.6
无机磷（mmol/L）	0.74~2.97	1.00~3.55	0.97~2.46	0.74~2.23	1.45~2.62	0.87~1.84	0.90~2.16
钙（mmol/L）	0.80~2.13	1.80~3.48	2.08~3.00	1.40~3.03	2.03~3.33	2.33~2.93	2.35~3.00
镁（mmol/L）	0.33~1.60	0.66~1.81	0.74~1.23	0.82~2.22	0.82~1.23	0.62~1.16	0.41~1.11
酸碱度（pH）	7.31~7.43	7.30~7.44	7.35~7.45	7.31~7.42	7.24~7.40	7.31~7.42	
淀粉酶（SomogyiIU/L）	950~2040	1280~3130	2370~3570	900~1700	680~2220	1400~1800	1100~2500
碱性磷酸酶（IU/L）	10.5~27.6	56.8~128	54.8~108	4.10~16.2	3.40~21.3	7.90~26.3	3.00~29.0
酸性磷酸酶（IU/L）	4.5~21.7	28.9~47.6	22.3~38.6	0.30~2.70	0.10~5.20	0.80~6.00	24.5~41.0
谷丙转氨酶（IU/L）	2.10~23.8	17.5~30.2	24.8~58.6	48.5~78.9	8.50~29.6	24.5~60.0	3.50~45.0
谷草转氨酶（IU/L）	23.2~48.4	45.7~80.8	26.5~37.5	42.5~98.0	7.00~29.0	36.0~77.5	12.5~44.2
肌酸磷酸激酶（IU/L）	0.50~6.80	0.80~11.6	0.50~16.0	0.20~2.54	0.05~4.50	0.20~2.03	3.30~15.0
乳酸脱氢酶（IU/L）	75.0~185	61.0~121	24.9~74.5	33.5~129	34.5~110	30.0~112	30.0~320
总蛋白（g/L）	40.0~86.2	47.0~81.5	50.0~68.0	60.0~83.0	43.0~75.0	49.0~96.0	59.0~87.0
清蛋白（g/L）	25.2~48.4	27.0~51.0	21.0~39.0	24.2~40.5	22.0~32.0	21.2~40.0	18.0~46.0
清蛋白（%）	35.0~62.7	33.3~63.8	27.8~61.5	35.5~63.5	44.0~56.0	43.5~57.8	47.5~62.5
α_1-球蛋白（g/L）	2.2~7.8	3.9~16.0	0.5~2.0	1.0~9.0	4.0~10.0	1.6~3.5	2.0~5.5
α_1-球蛋白（%）	4.30~11.8	4.30~21.1	1.20~3.00	2.10~12.5	7.80~16.5	2.72~7.68	2.90~7.50
α_2-球蛋白（g/L）	6.5~13.0	2.0~21.0	1.6~4.0	1.5~7.5	3.0~13.0	4.5~8.5	4.0~8.0

续表

生化指标	小白鼠	大白鼠	豚鼠	家兔	猫	犬	猴
α_2-球蛋白（%）	8.20~23.0	3.20~14.7	2.00~8.70	1.50~11.8	6.30~18.0	4.64~15.6	5.70~11.5
β-球蛋白（g/L）	4.0~15.8	3.5~20.0	4.0~15.4	5.0~21.0	4.3~18.0	12.5~23.0	8.0~20.0
β-球蛋白（%）	6.50~26.6	5.70~26.8	8.90~28.6	12.0~27.4	8.40~28.5	14.1~36.2	12.0~25.0
γ-球蛋白（g/L）	3.8~9.0	6.2~16.0	6.7~21.0	10.0~20.5	4.6~10.0	3.5~9.5	10.0~18.0
γ-球蛋白（%）	5.80~15.5	10.0~19.8	1.21~35.0	14.4~32.7	7.50~15.1	3.75~12.9	13.8~24.2
清蛋白/球蛋白	0.56~1.30	0.72~1.21	0.72~1.34	0.68~1.15	0.60~1.20	0.5~1.60	0.16~1.55

注：旧制单位与法定单位换算系数：①胆红素：1mg/dl=17.1μmol/L；②胆固醇：1mg/dl=0.026mmol/L；③肌酸酐：1mg/dl=88.4μmol/L；④葡萄糖：1mg/dl=0.056mmol/L；⑤尿素氮：1mg/dl=0.357mmol/L；⑥尿酸：1mg/dl=59.48μmol/L；⑦碱性磷酸酶、酸性磷酸酶、谷丙转氨酶、谷草转氨酶、肌酸磷酸激酶、乳酸脱氢酶：1IU=0.0167μmol·s^{-1}/L=16.67nmol·s^{-1}/L。

（朱大诚　周步高）

第三章 动物实验基本操作技术

基本操作技能是进行科学研究的必要手段。因此，培养学生良好的操作技能极为重要。在课堂上对学生不易掌握的操作技能进行反复讲解与示教，在操作中给予学生正确指导，随时检查、纠正学生的不规范操作，以促进学生对基本操作技能的掌握，从而促进学生动手能力的形成与发展。

第一节 实验动物的编号、捉持和固定

实验动物的编号、正确捉持、固定与实验后处理，既可防止实验者被抓咬伤，又可保证动物正常的生理活动，是实验顺利进行的保证。

一、常用动物编号

实验时为了分组和个体间辨别的方便，常需要对实验动物进行编号。编号就是对动物进行标记，其基本原则是清晰、持久、简便、易辨认。动物编号用的方法是染色法，即用化学试剂在动物不同部位的被毛上进行涂染，以示区别。常用染色液有3%～5%苦味酸溶液（黄色）、0.5%中性红或碱性品红溶液（红色）、2%硝酸银溶液（咖啡色）和煤焦油的酒精溶液（黑色），其中最常用的是3%～5%苦味酸溶液。编号时用棉签或标记笔蘸上述染液，在动物体表不同部位涂

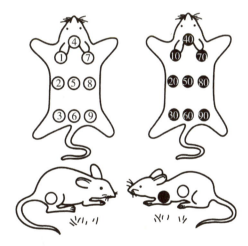

图3-1 实验动物编号示意图（一）

上斑点，表示不同号码。编号的原则先左后右，从前到后。如给小鼠进行1～10的编号，可将小鼠背部分为前肢、腰部、后肢，左、中、右共9个区域，从左到右为1～9号，第10号不作标记（图3-1）。若动物编号超过10时，可使用上述两种不同颜色的染色液在动物同一部位上进行编号，一种颜色用作个位数编号，一种用作十位数编号，这种交互使用可以编到99号。

染色法主要用于白色被毛的小白鼠、大白鼠、豚鼠、家兔等动物的编号。此法虽然简单，对动物无损伤，但由于动物之间的互相摩擦、舔毛、水浸渍被毛、脱毛或日久颜色自行

消退等，不宜用于长期动物实验。对于猫、犬等较大动物，可用特制的金属号码牌固定于动物颈部进行编号。

上述苦味酸溶液等颜料标记的持续时间为 1 个月左右。如果是急性实验，或饲养小鼠时间在 1 周之内，可用不同颜色的油性记号笔在尾部标记。标记要有记录，做到实验者心中有数，以免因时间长而忘记（图 3 - 2）。

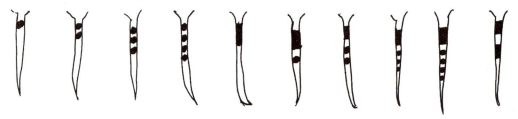

图 3 - 2　实验动物编号示意图（二）

二、实验动物的捉持与固定方法

（一）小白鼠

捉持小鼠时，先用右手抓住鼠尾并提起，放在鼠笼上，小白鼠即刻向前爬行，用左手拇指和食指抓住小鼠的两耳和头颈部皮肤，将其置于左手心中，用左手无名指和小指压紧鼠尾及一侧后肢（图 3 - 3），右手即可进行操作。也可只用左手捉拿小鼠，方法是先用左手的拇指和食指抓住小鼠的尾部中段，然后用左手的无名指和小指夹住尾的根部，并轻压向背部，用左手的拇指和食指抓住小鼠的两耳及头颈部皮肤，将其置于手心中。此种方法熟练后，比两手捉拿小鼠方便快捷，也便于右手的操作。取尾血及尾静脉注射时，可将小鼠放进特制的固定器中。注意抓捏小鼠头颈部皮肤时松紧度要适当，过紧或用力过度会使小鼠窒息死亡。当需要对小鼠进行心脏取血、解剖、手术、尾静脉注射等操作时，可用固定板或固定架对小鼠进行固定。

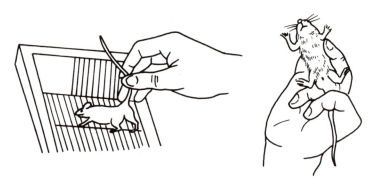

图 3 - 3　小鼠的捉持方法

（二）大白鼠

捉持时用右手抓住鼠尾，将大鼠放在鼠笼盖上，左手戴上防护手套或用厚布盖住大鼠，用拇指和食指抓住鼠耳及头颈部皮肤，固定其头部，其余三指抓住背部皮肤，将其置于掌心中（图3-4），用右手进行实验操作。对于个体较大的大白鼠，可用左手抓头部，右手抓尾部，由另一人进行实验操作。还有一种捉拿方法是先用左手将大白鼠压住，然后迅速将拇指和食指插入大鼠的颈部，虎口向前，将其头部固定，其余三指及掌心握住大鼠体部，然后调整左手拇指位置，紧抵在其下颌骨上即可（图3-5）。捉拿大鼠时勿用力过大、过猛，勿紧捏颈部，以免引起窒息。特别是要注意不能捉提其尾尖，因为尾尖皮肤易于拉脱，也不能将大鼠悬在空中时间过长，否则会激怒大鼠而翻转将操作者咬伤。大鼠的固定方法可根据实验操作需要，采用徒手固定、大鼠手术台固定等方法。固定时若需捆绑四肢，宜用柔软而不易滑脱的棉绳，捆绑的位置应在踝关节以上部位，捆绑四肢的绳带应打活结，便于实验后松解。需取尾血或尾静脉注射时，将其固定在特制的固定盒内，使鼠尾留在外面供操作使用。

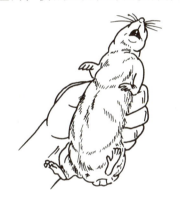 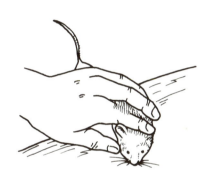

图3-4　大鼠的捉持方法（一）　　　图3-5　大鼠的捉持方法（二）

（三）豚鼠

豚鼠胆小易惊，抓取时要求快、稳、准。一般先用右手迅速、轻轻地扣住豚鼠背部抓住其肩胛上方，以拇指和食指环握颈部，另一只手抓托住臀部即可（图3-6）。豚鼠的固定方法基本同大白鼠。

（四）家兔

右手抓住颈背部皮肤，左手托住臀部，使其躯干的重量主要压在左手上，然后按实验要求固定（图3-7）。做兔耳血管注射或取血时，可用兔盒固定（图3-8A）。做各种手术时，可将兔麻醉后固定在手术台上。仰卧位固定时，用粗棉线绑缚四肢，头用兔头固定夹固定或用棉线钩住兔门齿后再固定在兔台头端铁柱上（图3-8B）。进行头颅部手术时，多采用俯卧位固定，配合马蹄形固定器进行固定，也可固定于特制的固定器中。

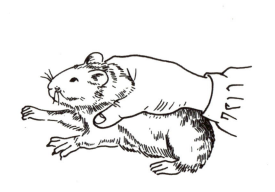
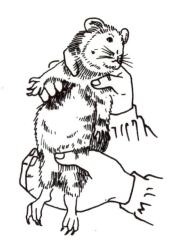

图 3-6　豚鼠的捉持方法

徒手固定可以用一只手抓住兔颈背部皮肤，另一只手抓住兔的两个后肢，然后固定在手术台上，另一人进行腹腔或肌内注射、灌胃给药等。在做家兔耳缘静脉注射时，可将兔放置在实验台上，轻轻抚摸背部，另一人进行注射。盒式固定是将兔固定在特制的兔盒内，只暴露出头部。这种固定方法常用于采血、耳缘静脉注射、兔颅脑实验操作。

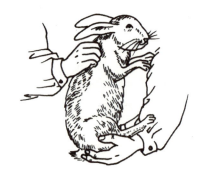
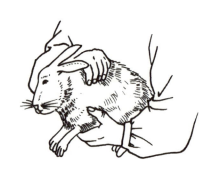

图 3-7　家兔的捉持方法

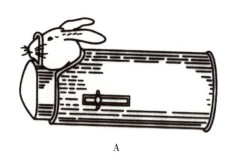
A
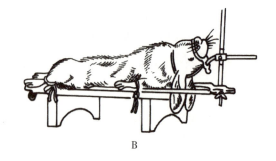
B

图 3-8　家兔的固定方法

（五）蟾蜍和蛙

直接用左手持蟾蜍或青蛙，中指夹住左右前肢，将两后肢拉直，用无名指和小指夹住后肢，用右手持探针进行操作。若需要捣毁脑和脊髓时，用左手拇指和食指夹持蟾蜍或青蛙的头部，右手将金属探针经枕骨大孔向前刺入颅腔后，使针尖朝向头端进入脑室（有落空感），左右摆动探针捣毁脑组织，观察无呼吸即可。然后退回探针向后刺入椎管内，再将针尖沿椎管向下刺入破坏脊髓，看到四肢松软，说明破坏脊髓成功（图3-9）。然后将蛙仰卧位放置，四肢用蛙钉固定在蛙板上。捉拿蟾蜍时注意不要挤压其两侧耳部突起的毒腺，以免毒液溅入操作者眼中。

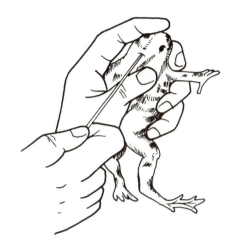

图3-9 蛙和蟾蜍的捉持方法

（六）犬

捉持犬，常用的方法是用特制的长柄铁钳的环固定犬的颈部，然后将其嘴缚住，或者用皮革、金属丝、棉麻等制成的口网套在犬口部，再进行麻醉、固定等操作（图3-10）。慢性实验中犬的固定通常是用固定架固定的方法，可进行体检、灌胃、取血、注射等操作。急性实验则是将犬麻醉后放在手术台上，固定头部和四肢，然后进行实验操作。

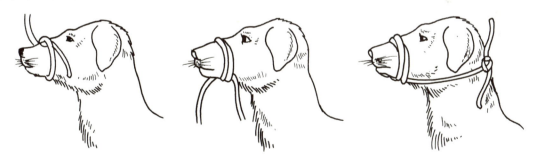

图3-10 犬嘴捆绑法

（七）猫

捉持猫时需要耐心和谨慎，可先轻声呼唤，慢慢将手伸入笼中，轻抚猫的头颈部，然后抓住其颈背部皮肤，从笼中拖出来，另一手抓住其腰背部皮肤。如遇性情凶暴的猫，不让接触或捉拿时，可用套网或布袋捕捉。操作时注意猫的利爪和牙齿，谨防被其抓伤或咬伤。猫的固定方法基本同家兔的固定。

三、动物捉持注意事项

1. 捉持固定某一动物之前,要对该动物的习性有一定了解。
2. 捉持动物时既要小心谨慎,又要大胆果断,但切忌粗暴。
3. 捉持大白鼠时动作要轻要快,不要使其受惊扰,一旦大鼠受到惊扰,一定等其安静下来再操作。
4. 抓取鼠类尾部提起鼠后应立即将其放到粗糙面上,后拉尾巴时勿用力以防止拉断鼠尾。
5. 在捉持动物过程中应防止被动物咬伤、抓伤,若不慎被咬伤或抓伤,不要惊慌,应及时用酒精、碘酒消毒,必要时到医疗机构就诊。

第二节 实验动物的麻醉

在急、慢性实验中,施行手术前必须对动物进行麻醉,使动物在手术或实验中减少疼痛,保持安静,以利实验顺利进行。麻醉药的种类较多,作用原理也各不相同,它们除能抑制中枢神经系统外还可引起其他生理功能的变化。理想的麻醉药应具备下列条件:①麻醉完全,实验过程中动物无挣扎、动弹或鸣叫现象,麻醉时间大致满足实验要求;②对动物的毒性最小;③对所观察的指标影响最小;④使用方便。所以,需要根据动物的种类和实验手术的要求加以选择。麻醉必须适度,过浅或过深都会影响手术或实验的过程和结果。

一、麻醉药品的分类

(一) 吸入性麻醉药

乙醚是最常用的吸入性麻醉药,可用于各种动物,尤其是时间短的手术或实验。乙醚为无色透明、极易挥发、有刺激性气味的液体,其作用机制为抑制中枢神经系统,使肌肉松弛。乙醚具有应用范围广、适用于各种动物、麻醉安全系数大、麻醉深度易于掌握等优点。缺点是需专人管理麻醉,在麻醉初期动物常出现强烈的兴奋现象,对上呼吸道黏膜有较强烈的刺激作用,易发生呼吸道阻塞。因此,使用中应注意观察动物的呼吸道是否通畅。

其他吸入性麻醉药主要包括氯仿、三氟乙烷等,在教学实验中应用较少。

(二) 非吸入性麻醉药

1. 巴比妥类药物 具有镇静及催眠效应,根据其作用时限可分为长、中、短、超短时作用四类。其主要作用机制为阻止神经冲动传到大脑皮层,从而达到对中枢神经系统产生抑制的作用。常用药物包括:

（1）苯巴比妥钠：此药作用持久，应用方便，在普通麻醉用量情况下对于动物呼吸、血压和其他功能无多大影响。通常在实验前半至 1 小时用药。使用剂量及方法为：犬腹腔注射 80~100mg/kg 体重，静脉注射 70~120mg/kg 体重（一般每千克体重给 70~80mg 即可麻醉，但有的动物要 100~120mg 才能麻醉，具体用量可根据各个动物的敏感性而定）。兔腹腔注射 150~200mg/kg 体重。

（2）戊巴比妥钠：最为常用。本品为白色粉末，用时配成 3%~5% 的溶液静脉或腹腔注射。作用发生快，持续时间 3~5 小时。静脉注射时，前 1/3 剂量可快速注射，以快速度过兴奋期；后 2/3 剂量则应缓慢注射，并密切观察动物的肌紧张状态、呼吸频率及深度和角膜反射。动物麻醉后，常因麻醉药的作用及肌肉松弛和皮肤血管扩张而使体温下降，所以实验过程中应注意保温。

（3）硫喷妥钠：淡黄色粉末，其水溶液不稳定，故需临时配置成 2.5%~5% 溶液静脉注射。一次给药可维持 0.5~1 小时。实验时间较长时可重复给药，维持量为原剂量的 1/10~1/5。

（4）阿米妥钠：又称异戊巴比妥钠，对迷走神经有很强的抑制作用，但对碳水化合物代谢无影响（静脉注射时）。用时需溶于稍偏碱性的温水中。

2. 氨基甲酸乙酯（乌拉坦） 是一种非挥发性麻醉药，常用于兔、犬、猫、蛙等动物。本药易溶于水，使用时可配成 20%~25% 的溶液。其优点为：廉价、使用简便，一次给药可维持 4~5 小时，且麻醉过程平稳，动物无明显挣扎现象。因此，手术或实验过程中无需专人管理麻醉。缺点：苏醒慢，麻醉深度和使用剂量较难掌握。兔、犬、猫的使用剂量为 0.7~1g/kg 体重，可采用静脉注射、腹腔注射或直肠灌注等方法。值得注意的是，此药在低温下易形成结晶析出，使实际浓度降低，此时应加温溶解后使用。其麻醉机制需进一步研究。

3. 氯氨酮 主要阻断大脑联络径路和丘脑反射到大脑皮质各部分的径路，选择性地阻断痛觉，是一种具有镇痛效应的麻醉剂。注射后，可使整个中枢神经系统出现短暂的、自浅入深的轻微抑制，称为浅麻醉。

4. 水合氯醛 对中枢神经系统的抑制作用类似于巴比妥类药物。

二、麻醉方法

（一）全身麻醉

麻醉药经呼吸道吸入或静脉、腹腔和肌内注射，产生中枢神经系统抑制，呈现神志消失、全身不感疼痛、肌肉松弛和反射抑制等现象，这种方法称全身麻醉。其特点为抑制深浅与药物在血液内的浓度有关，当麻醉药从体内排出或在体内被代谢破坏后，动物逐渐清醒，不留后遗症。

1. 吸入麻醉 麻醉药以蒸气或气体状态经呼吸道吸入而产生麻醉者，称吸入麻醉。常用乙醚作麻醉药。吸入法对多数动物有良好的麻醉效果，其优点是易于调节麻醉的深度和较快地终止麻醉，缺点是中、小型动物较适用，对大型动物如犬的吸入麻醉操作复杂，通常不用。

具体方法是：使用乙醚麻醉兔及大、小鼠时，可将动物放入玻璃麻醉箱内，把装有浸润 5%～10%乙醚棉球的小烧杯放入麻醉箱，然后观察动物。起初动物自主活动，不久动物出现异常兴奋，不停地挣扎，随后排出大小便。渐渐地动物由兴奋转为抑制，倒下不动，呼吸变慢。如动物四肢紧张度明显减低，角膜反射迟钝，皮肤痛觉消失，表示动物已进入麻醉状态，可行手术和操作。在实验过程中应随时观察动物的变化，必要时把乙醚烧杯放在动物鼻部，以维持麻醉的时间与深度。

2. 注射麻醉 注射麻醉应根据动物的种类来选择。大鼠和小鼠多选用尾静脉和腹腔注射，家兔多选用耳缘静脉，犬多选用后肢小隐静脉，豚鼠多选用耳缘静脉和后肢小隐静脉注射。

（1）耳缘静脉注射：适用于体形较大的动物，如犬、家兔。将动物固定于实验台上，剪去耳缘静脉部位的被毛，用乙醇轻轻擦拭，耳缘静脉即清晰可见。用左手食指和中指夹住静脉近心端，拇指和小指夹住耳缘部分，以左手无名指和小指放在耳下做垫，待静脉充盈后，右手持注射器使针头尽量由静脉远心端刺入，平行于血管方向，刺入约1cm。回抽注射器针栓，有血液回流，即可将药物缓慢注入（图3-11）。注射完毕抽出针头，用棉球按压注射部位数分钟，以免出血。

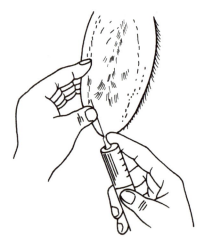

图3-11 耳缘静脉注射法

（2）尾静脉注射：适用于小鼠和大鼠。鼠尾静脉有3根，两侧和背侧各1根，左右两侧尾静脉较容易固定，可优先选择。注射时，先将鼠固定在鼠筒内或扣在烧杯中，露出尾部组织，用45℃～50℃温水浸泡1～2分钟或用75%乙醇溶液反复擦拭，以达到消毒、扩张血管和软化表皮角质的目的。选择尾静脉下1/3处，用细针头沿平行于血管方向，向心端进针（图3-12）。注射完毕后，用棉球在注射部位轻轻按压，使血液和药液不致回流而漏出。

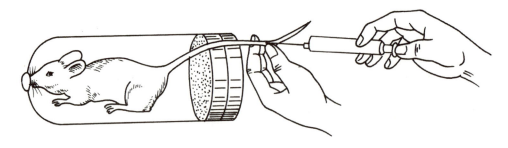

图3-12 鼠尾静脉注射法

（3）前肢内侧头静脉或后肢小隐静脉注射：应先剪去注射部位的被毛，用酒精消毒，在静脉近心端用橡皮胶带绑紧或用手捏紧，使血管充盈，针头自远心端向心刺入血管，回抽有血后，缓慢注入药液（图3-13，3-14）。

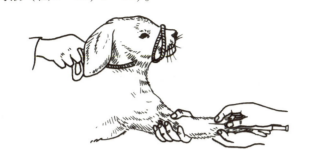

图3-13　犬前肢内侧头静脉注射法

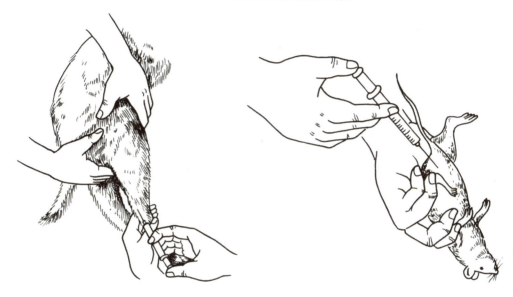

图3-14　犬后肢小隐静脉注射法　　图3-15　鼠腹腔注射法

（4）腹腔注射：啮齿类动物常用此方法给药。注射部位应在腹部的左、右下侧1/4的部位，因为此处无重要器官。其中家兔在腹部近腹白线1cm处，犬在腹白线外侧缘1~2cm处注射。给大鼠、小鼠注射时，左手捉拿动物，使腹部向上，头部略低于尾部，右手持注射器将针头平行刺入达皮下，再向前进针3~5mm，针头能自由活动，说明已注入皮下。然后注射器针头以45°斜刺入腹肌，进入腹腔，此时可有落空感，回抽注射器，若无回流血液或尿液时即表明未伤及肝脏和膀胱，可缓慢注入药物（图3-15）。

（二）局部麻醉

用局部麻醉药阻滞周围神经末梢或神经干、神经节、神经丛的冲动传导，产生局部性的麻醉区，称为局部麻醉。其特点是动物保持清醒，对重要器官功能干扰轻微，麻醉并发症少，是一种比较安全的麻醉方法，适用于大中型动物各种短时间内的实验。局部麻醉操作方法很多，可分为表面麻醉、局部浸润麻醉、区域阻滞麻醉以及神经干（丛）阻滞麻醉。

1. 表面麻醉 利用局部麻醉药的组织穿透作用，透过黏膜，阻滞表面的神经末梢，称表面麻醉。在口腔及鼻腔黏膜、眼结膜、尿道等部位手术时，常把麻醉药涂敷、滴入、喷于表面上，或尿道灌注给药，使之麻醉。

2. 区域阻滞麻醉 在手术区四周和底部注射麻醉药阻断疼痛的向心传导，称区域阻断麻醉。常用药为普鲁卡因。

3. 神经干（丛）阻滞麻醉 在神经干（丛）的周围注射麻醉药，阻滞其传导，使其所支配的区域无疼痛，称神经干（丛）阻滞麻醉。常用药为利多卡因。

4. 局部浸润麻醉 沿手术切口逐层注射麻醉药，靠药液的张力弥散，浸入组织，麻醉感觉神经末梢，称局部浸润麻醉。常用药为普鲁卡因。在施行局部浸润麻醉时，先固定好动物，用 0.5%～1% 盐酸普鲁卡因皮内注射，使局部皮肤表面呈现一橘皮样隆起，称皮丘，然后从皮丘进针，向皮下分层注射，在扩大浸润范围时，针尖应从已浸润过的部位刺入，直至要求麻醉区域的皮肤都浸润为止。每次注射时，必须先回抽注射器，以免将麻醉药注入血管内引起中毒反应。

三、麻醉效果的观察

动物的麻醉效果直接影响实验的进行和实验结果。如果麻醉过浅，动物会因疼痛而挣扎，甚至出现兴奋状态，呼吸心跳不规则，影响观察。麻醉过深，可使机体的反应性降低，甚至消失，更为严重的是抑制延髓的心血管活动中枢和呼吸中枢，使呼吸、心跳停止，导致动物死亡。因此，在麻醉过程中，必须善于判断麻醉程度，观察麻醉效果。判断麻醉程度的指标有：

1. 呼吸 动物呼吸加快或不规则，说明麻醉过浅，可再追加一些麻醉药。若呼吸由不规则转变为规则且平稳，说明已达到麻醉深度。若动物呼吸变慢，且以腹式呼吸为主，说明麻醉过深，动物有生命危险。

2. 反射活动 主要观察角膜反射和睫毛反射，若动物的角膜反射灵敏，说明麻醉过浅；若角膜反射迟钝，说明麻醉程度适宜；角膜反射消失伴瞳孔放大，则说明麻醉过深。

3. 肌张力 动物肌张力亢进，一般说明麻醉过浅。全身肌肉松弛，表示麻醉适宜。

4. 皮肤夹捏反应 麻醉过程中可随时用止血钳或有齿镊夹捏动物皮肤，若反应灵敏，表示麻醉过浅；若反应消失，则表示麻醉程度适宜。

总之，观察麻醉效果要仔细，上述四项指标要综合考虑，在静脉注射麻醉时还要边注入药物边观察。只有这样，才能获得理想的麻醉效果。

四、常用麻醉药物的剂量及给药途径

常用麻醉药物的剂量及给药途径见表 3-1。

表 3-1　常用麻醉药剂量和给药途径

麻醉药	动物	给药途径	浓度	剂量	持续时间	说明
乙醚（Ether）	各种动物	吸入		适量		可用阿托品抗分泌黏液
戊巴比妥钠（Sodium Pentobarbital）	兔	静脉	3%	30mg/kg	3~5 小时	麻醉较平稳
	犬、猫	腹腔	3%	35mg/kg		
	鼠	腹腔	3%	40mg/kg		
氨基甲酸乙酯（Urethane）	兔、猫	静脉	25%	1000mg/kg	2~4 小时	对器官功能影响较小
		腹腔	25%	1000mg/kg		
	鼠	腹腔	25%	1000mg/kg		
	蛙	皮下囊	25%	1000mg/kg		
硫喷妥钠（Sodium Thiopental）	犬、猫	静脉	2.5%~5%	15~25 mg/kg	0.5~1.5 小时	溶液不稳定，现用现配；不宜作皮下、肌内注射；注射速度要慢
	兔	静脉	2.5%~5%	10~20 mg/kg		
阿米妥钠（Sodium Comgital）	犬、兔、猫	静脉	10%	60mg/kg	4~6 小时	
		腹腔	10%	100mg/kg		
	鼠	腹腔	10%	100mg/kg		
氯醛糖（Chloralose）	犬、兔猫	静脉	1%	70mg/kg	3~4 小时	对呼吸和血管运动中枢影响较小
		腹腔	1%	100mg/kg		
		胃肠	1%	100mg/kg		

五、麻醉原则

（一）基本原则

不同麻醉药物的麻醉作用机制、起效时间和药物的毒性作用均有所不同。用药前，应详细了解各种麻醉药物的作用机制和特点。同时根据实验的目的及动物的种类、品系、年龄、性别、健康状况选择适当的药物。如对大鼠实施麻醉时，有两种方法可供选择，一是腹腔注射法，二是肌内注射法。如果确定用氨基甲酸乙酯进行麻醉手术时，腹腔注射的方法麻醉效果出现得较快，但极易出现呼吸、心率不规则的变化；而肌内注射方法尽管效果出现得慢，但安全系数大，不易出现呼吸、心率异常的变化。

（二）选择给药途径的原则

可腹腔注射的药物不必通过静脉给药，可肌内注射的药物应避免腹腔注射。其给药途径应按肌内、腹腔、静脉的顺序。

六、注意事项

1. 给动物施行麻醉术时，一定要注意方法的可靠性，根据不同的动物选择合适的方法，特别是较贵重的大型动物。

2. 麻醉药在使用前应检查有无混浊或沉淀，药物配置的时间过久也不宜使用。

3. 麻醉剂的用量，除参照一般标准外，还应考虑个体对药物的耐受性不同，而且体重与所需剂量的关系也并不是绝对成正比的。一般来说，衰弱和过胖的动物，其单位体重所需剂量较小，在使用麻醉剂过程中，应随时检查动物的反应情况，尤其是采用静脉注射，绝不可将按体重计算出的用量匆忙进行注射。

4. 静脉麻醉时，速度应缓慢并密切观察麻醉深度。最佳麻醉深度的指标是：皮肤夹捏反应消失，头颈及四肢肌肉松弛，呼吸深慢而平稳，瞳孔缩小，角膜反射减弱或消失。

5. 动物麻醉后可使体温下降，要注意保温。做慢性实验时，在寒冷冬季，麻醉剂在注射前应加热至动物体温水平。

6. 犬、猫或灵长类动物，手术前应禁食8～12小时，避免麻醉或手术过程中发生呕吐。家兔和啮齿类动物无呕吐反射，术前无须禁食。

7. 麻醉过浅，动物出现挣扎、呼吸急促及尖叫等反应时，可补充麻醉药，但一次补充注射剂量不宜超过总量的1/5。

8. 麻醉过量时，动物可出现呼吸不规则或呼吸停止、血压下降等反应，此时应根据不同情况分别处理，如人工呼吸，注射苏醒剂、升压药等。

9. 注意保持呼吸道通畅，必要时可做气管插管术。

第三节 实验动物的给药方法

实验动物是医学实验研究工作的基本要素之一，如新药开发、对疾病和生命现象的研究等均需要动物进行实验研究。根据实验目的、所选用实验动物种类、药物剂型的不同，对实验动物实施不同的给药方法是十分重要的。本节主要介绍在中医学基础实验中常用的一些给药方法。

一、小鼠给药方法

（一）灌胃

给小鼠灌胃时用左手固定小鼠，使其腹部向上，右手持灌胃器，将灌胃针经口角插入口腔，用灌胃针轻压小鼠头部，使口腔与食管成一直线，再将灌胃针沿食管缓慢插入胃部2～3cm，如小鼠呼吸无异常，即可注入药物（图3－16）。如遇到阻力或动物憋气时，则应取出重新插入，药液灌注完后轻轻退出灌胃器。灌胃操作时要固定好小鼠，使之头部与颈部保持平展，动作要轻柔、细致，切忌粗暴，以免损伤食管及膈肌。灌胃针如误插入气管可致动物立即死亡。小鼠每次灌胃量控制在0.1~0.3ml/10g体重。

(二) 皮下注射

小鼠皮下注射通常选择在背部。注射时一人双手分别捉住小鼠头部和尾部，另一人以左手拇指和中指将小鼠背部皮肤轻轻提起，食指轻按其皮肤，使其形成一个三角形小窝，右手持注射器从三角窝下部刺入皮下，轻轻摆动针头，如果容易摆动，表明针尖已刺入皮下，可将药液缓慢注入。针头拔出后，用左手在针刺部位轻轻捏住皮肤片刻，以防药液流出（图3-17）。一般用量为0.05~0.25ml/10g体重。若一人操作，左手小指和手掌夹住鼠尾，拇指和食指提起背部皮肤，右手持注射器给药。

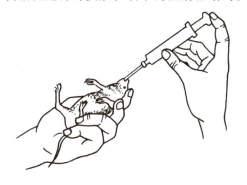
图3-16 小鼠灌胃法

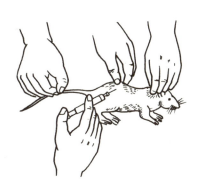
图3-17 小鼠皮下注射法

(三) 腹腔注射

腹腔注射时，用左手拇指和食指抓住小鼠头颈部的皮肤，手掌呈杯状紧握鼠背，使其腹部皮肤伸展，同时用小指压住鼠尾，固定小鼠，使小鼠腹部向上，头呈低位，右手持连有5号针头的注射器，在小鼠左侧距下腹部腹中线2mm的位置刺入皮下，沿皮下向前推进3~5mm，然后以45°刺入腹腔，针尖穿过腹肌后有抵抗力消失的感觉，固定针头（图3-15），缓慢注入药液。小鼠每次腹腔注射药液量为0.1~0.2ml/10g体重。

(四) 静脉注射

一般采用尾静脉注射。小鼠尾部血管在背侧、腹侧及左右两侧均有集中分布，在这些血管中有四根十分明显，背侧和腹侧各有一根动脉，两侧各有一根静脉，两侧尾静脉比较容易固定。静脉给药时，先将小鼠固定在小鼠固定器内，使其尾巴外露，尾部用温水浸泡或用酒精擦拭，使血管扩张和表皮角质软化，然后将尾部向左或向右边拧90°，使一侧尾静脉朝上，用左手食指和中指夹住鼠尾根部，使静脉充盈，用无名指从下面托起尾巴，用拇指和小指夹住鼠尾末梢，右手持连有4号或5号针头的注射器从尾下1/3处进针，刺入后先推注少量药液，如无阻力，表明针头已进入静脉，可注射（图3-12）。小鼠每次尾静脉注射药液量为0.05~0.25ml/10g体重。注射完毕后将鼠尾向注射侧弯曲以止血。如需要反复注射，应尽可能从尾末端开始，以后逐步向尾根部方向移动。

二、大鼠给药方法

（一）灌胃

大鼠的灌胃器由 5~10ml 注射器连接 6~8cm 长的特制灌胃针组成。操作时用左手固定大鼠，使大鼠伸开两前肢，手掌握住大鼠背部，右手持灌胃器，沿体壁用灌胃针测量口角至最后肋骨之间的长度，约为插入灌胃针的深度。灌胃时从大鼠口角插入灌胃针至口腔内，然后用灌胃针压住其舌部，使口腔与食管成一直线，再将灌胃针沿上腭壁轻轻插入食管，为防止将药液注入气管，注药前应先回抽注射器针栓，无空气逆流说明灌胃针不在气管内，方可注入药液。每次的灌胃量为 1~2ml/100g 体重。

（二）皮下注射

大鼠皮下注射的部位通常选择在左侧下腹部或后肢外侧皮下。注射时轻轻提起注射部位的皮肤，将注射针头刺入皮下，一般先沿纵轴方向刺入皮肤，再沿体轴方向将注射针头推进 1cm 左右，若左右摆动针尖很容易，则表明已刺入皮下，轻轻抽吸无回流物，即可缓慢注射药液。注射完拔出针头后，稍微用手指压一下注射部位，以防止药液外漏。每次皮下注射量不超过 1ml/100g 体重。

（三）腹腔注射

大鼠腹腔注射时，可一人徒手固定住大鼠，使其头部向下、腹部向上并伸展。另一人持连有 5~6 号针头的注射器，在距下腹部腹中线左侧 2mm 的位置刺入皮下，沿皮下向前推进 3~5mm，然后以 45°刺入腹腔，针尖穿过腹肌后有抵抗力消失的感觉，固定针头，缓慢注入药液。每次腹腔注射药液量为 1~2ml/100g 体重。

（四）肌内注射

大鼠肌内注射的部位一般选择后肢大腿外侧。肌内注射主要用于注射不溶于水而悬于油或其他剂型中的药物。注射时固定动物，剪去注射部被毛，与肌肉层皮肤组织接触面呈 60°刺入针头，回抽针栓无回血后注入药液。注射完毕拔出针头，用消毒棉球轻压按摩注射部位，促进药液吸收。

（五）静脉注射

大鼠的静脉注射通常选择尾静脉。大鼠的尾部血管与小鼠类似，在背侧、腹侧及左右两侧均有集中分布，背侧和腹侧各有一根动脉，两侧各有一根静脉，两侧尾静脉比较容易固定。大鼠尾部皮肤呈鳞片状角质化，因此注射前需要用酒精棉球擦拭，使血管扩张和表皮角质软化，然后将尾部向左或右边拧 90°，使一侧尾静脉朝上，用左手拇指和食指捏住鼠尾两侧，用中指从下面托起尾巴，用无名指和小指夹住鼠尾末梢，持连有 5 号针头的注射器从尾下 1/4 处进针，刺入后先推注少量药液，如无阻力，表明针头已进入静脉，可继续注射。如需要反复注射，应尽可能从鼠尾末端开始，以后逐步向尾根部方向移动。每次静脉注射药液量以 1ml/100g 体重。

三、豚鼠给药方法

（一）经口给药

经口给药可分为固体药物和液体药物两种给药方法。给予固体药物时，可将豚鼠放在实验台上，用左手从背部向头部握紧并固定动物，用右手拇指和食指压迫豚鼠的左右口角使其张口，另一人将药物放在豚鼠舌根处，让其迅速闭口而自动咽下。给液体药物时，由一人用左手将豚鼠腰部和后腿固定，右手固定前腿。另一人将灌胃针沿豚鼠上腭壁插入食管，然后回抽连在灌胃针上的注射器，如注射器内有气泡，说明灌胃针插在气管内，必须拔出重插。证实灌胃针确在胃内，再慢慢注入药液，最后用生理盐水 1~2ml 冲洗灌胃器，以保证投药量的准确。每次灌胃药量为 1.5~2ml/100g 体重。

（二）皮下注射

豚鼠的皮下注射一般选择豚鼠大腿内侧面、颈背部等皮下脂肪少的部位。大多数情况下是在大腿内侧面注射，注射前先将豚鼠固定在手术台上，左手提起注射侧后肢的皮肤，右手持连有 6 号针头的注射器，以 45°将针头刺入皮下，确定位置正确后缓缓注入药液。注射完毕拔出针头后，用手指压住并轻揉刺入部位一定时间。每次皮下注射量不超过 1ml/100g 体重。

（三）腹腔注射

豚鼠行腹腔注射时，用左手固定好豚鼠，右手持连有 5~6 号针头的注射器，在下腹部偏左侧处进针，针头刺入皮下后，向前推进 3~5mm，再以 45°刺入腹腔，针尖穿过腹肌后有抵抗力消失的感觉，固定针头，缓慢注入药液。每次注射药量不超过 4ml。

（四）肌内注射

豚鼠肌内注射的部位一般选择后肢大腿外侧。注射时先将豚鼠放在实验台上，一人固定豚鼠，另一人用左手拉开后肢，右手进行注射。注射时宜选用 5 号针头，每次肌内注射药量不超过 0.5ml。

（五）静脉注射

豚鼠的静脉注射常选用耳缘静脉。注射前一人用拇指和食指夹住豚鼠耳翼并压住其头部，右手按住豚鼠腰部，另一人用酒精棉球涂擦耳部边缘静脉，使静脉充血，然后用左手食指和中指夹住耳缘静脉近心端，拇指和无名指夹捏耳边缘远心端，使耳边缘平直，待静脉充分扩张后，右手持连有 5 号针头的注射器，从静脉远心端顺血管平行方向刺入静脉内约 1cm，此时放松对耳根部血管的压迫，固定针头，缓缓注入药液。注射完成后用干棉球压迫针眼数分钟止血。每次静脉注射量不超过2ml。

四、家兔给药方法

家兔的给药方法有多种，下面仅介绍实验教学中常用的三种方法。

（一）灌胃

家兔的灌胃有两种方法。一种方法是用兔盒固定，一人可操作。将家兔放在固定盒中固定好，将开口器放在家兔口中，取14号导尿管经开口器中央小孔插入，插入15~18cm时，即进入胃内，将药液注入。另一种方法是将家兔的躯体和后肢夹于一人两腿之间，左手抓住双耳固定其头部，右手抓住其两前肢。另一人将开口器横放在家兔口中，将兔舌压在开口器下面，然后将14号导尿管自开口器中央的小孔插入，慢慢沿上腭壁插入食管15~18cm。插管完毕将导尿管的外口端放入盛水的烧杯中，如有气泡逸出，说明不在食管内而是在气管内，应拔出来重插。如无气泡逸出，则可将药液推入，并用少量清水冲洗胃管，以保证管内药液全部进入胃内。抽出导尿管时注意捏闭导管外口，取出开口器（图3-18）。每次的最大灌胃量为80~150ml。

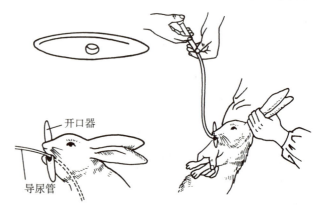

图3-18 家兔灌胃方法

（二）静脉注射

家兔一般采用耳缘静脉注射。耳缘静脉沿耳背后外缘行走，较表浅，用酒精棉球擦拭或用水湿润局部，血管即显现出来。用左手食指和中指夹住耳缘静脉近心端，拇指和无名指夹紧耳边缘远心端，使耳边缘平直（图3-11），待静脉充分扩张后，右手持连有5号或5号半针头的注射器，从静脉远心端刺入血管内，沿着血管平行方向深入1cm，放松对耳根部位血管的压迫，左手拇指和食指移至针头刺入部位，固定针头与兔耳，缓慢注射药液。若注射阻力较大或出现局部肿胀，说明针头没有刺入静脉，应拔出针头，在原注射点的近心端重新刺入。注意，第一次进针要尽可能靠静脉远心端，为以后的注射留有余地。

（三）腹腔注射

家兔进行腹腔注射时需两人合作，一人固定家兔，使其腹部朝上，头低腹高，另一人持连有6号针头的注射器，在左下腹距离腹中线左侧1cm处刺入腹腔，固定针头，回抽注射器，若未发现血液或尿液方可缓缓注入药液。注射完毕后拔出针头，用干棉球压住针刺孔止血。

五、猫、犬的给药方法

猫、犬的给药也有经口给药、皮下注射、肌内注射、腹腔注射、静脉注射等,基本操作与家兔给药方法相似。由于猫和犬在教学实验中较少使用,需要时可参考有关专著。

六、蛙类给药方法

蛙类的给药通常采用淋巴囊注射和静脉注射。

(一) 淋巴囊注射

蛙类全身皮下分布有咽、胸、背、腹侧、腹、大腿和脚淋巴囊等七个淋巴囊(图3-19),注射药物易被吸收。淋巴囊注射多选用腹部淋巴囊给药,注射时将针头从蛙的大腿上端刺入,经大腿肌层进入腹壁肌层,再进入腹部淋巴囊注入药液。有时也可采用胸部淋巴囊给药,将针头刺入口腔,穿过下颌肌层进入胸部淋巴囊内,注入药液。淋巴囊注射每次最大注射量为1ml。

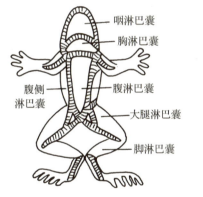

图 3-19 蟾蜍淋巴囊

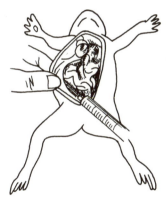

图 3-20 蟾蜍腹静脉注射法

(二) 静脉注射

将蛙或蟾蜍的脑和脊髓破坏后,仰卧固定在蛙板上,沿腹中线稍左侧剪开腹肌,可见到腹静脉贴着腹壁肌肉下行。注射时用左手拇指和食指捏住腹壁肌肉,稍向外拉,中指顶住腹壁肌肉,右手持注射器,针头沿血管平行方向刺入并注入药液(图3-20)。

七、其他给药方法

(一) 经直肠给药

根据动物大小选择不同的导尿管,在导尿管头部涂上凡士林,使动物取蹲位,助手以左臂及左腋轻轻按住动物的头部及前肢,以左手拉住动物尾巴露出肛门,右手轻握后肢。实验者将导尿管缓慢送入肛门。切记不能粗暴用力,插管深度以7~9cm为宜。药物灌入后,应抽取生理盐水将导管内的药物全部冲入直肠内，然后使导尿管在肛门内保留一会儿再拔出。

（二）涂布法

涂布皮肤方法给药主要用于药物经皮肤吸收而起作用、局部作用或致敏作用等。药液与皮肤作用的时间可根据药物性质和实验要求而定。

大鼠、小鼠可采用浸尾方式经尾部组织给药，主要目的是定性地判断药物经皮肤的吸收作用。先将动物放入特制的固定盒内，露出尾部组织，再将尾部组织通过小试管软木塞小孔，插入装有药液或受检液体的试管内，浸泡 2~6 小时。如果是毒物，并观察其中毒症状，实验时要特别注意，避免人员因吸入受检液所形成的有毒蒸气而中毒。为此，要将试管的软木塞塞紧，必要时可将受检液表面加上一层液状石蜡，为了完全排除吸入的可能性，可在通风橱的壁上钻一小洞，将受检液置于通风橱内，通过小孔进行动物尾部试验，而其身体部分仍留在通风橱以外。

家兔及豚鼠经皮肤给药的部位常选用脊柱两侧的背侧部皮肤。选定部位后，用脱毛剂脱去被毛，洗净脱毛剂后，放回笼内，至少待 24 小时后才可使用。脱毛过程中特别注意不要损伤皮肤。次日仔细检查处理过的皮肤是否有刀伤或过度腐蚀的创口，以及有无炎症、过敏等现象。如有，应暂缓使用，待动物完全恢复。若皮肤准备合乎要求，可将动物固定好，在脱毛区覆盖一面积相仿的中型玻璃罩，罩底用凡士林胶布固定封严。用移液管沿罩柄上开口处加入待试药物，使受检液与皮肤充分接触并完全吸收后解开（一般 2~6 小时），然后将皮肤表面仔细洗净。观察时间视实验需要而定。如果是一般性药物，如软膏和各种化妆品，可直接涂抹在皮肤上。药物与皮肤接触的时间根据药物性质和实验要求而定。

第四节　动物手术的基本方法

急性动物实验中常以血压、呼吸等为指标，以静脉注射、放血等为实验方法，需要暴露气管、颈总动脉、颈外静脉、股动脉、股静脉、膀胱、输尿管，并做相应的插管，以及分离迷走神经、减压神经及股神经等。因此手术成功与否，是实验成败的关键。现分述如下：

一、剪毛、切口和止血

（一）剪毛

对哺乳动物行皮肤切口之前，需将切口部位及其周围的毛剪去。剪毛应使用剪毛剪或粗剪刀，不可用组织剪或眼科剪。持剪姿势同一般手术剪。剪毛时，应将剪毛剪的凸面贴近皮肤，依次剪毛，注意勿剪及皮肤。剪下的毛应放入盛有水的烧杯内，以免到处飞扬，污染环境。

（二）切口

做切口前，应注意切口的大小和解剖结构，一般以少切断神经和血管为原则，同时应尽可能地使切口与各层组织的纤维方向一致。切口的大小，以便于手术操作为宜。方法是先用左手拇指和食指、中指将预定切口上端两侧的皮肤固定，右手持手术刀，采用执弓式或执笔式，以适当的力量，一次全线切开皮肤和皮下组织，直至肌层。

（三）止血

在手术过程中必须随时注意止血，以免造成手术野血肉模糊，难以分辨血管和神经，延误手术时间。止血的方法有：①组织渗血，可用温热盐水纱布压迫、明胶海绵覆盖或电凝等方法；②较大血管出血，应用止血钳夹住出血点及其周围少许组织，结扎止血；③骨组织出血，先擦干创面，再及时用骨蜡填充堵塞止血；④肌肉的血管丰富，肌组织出血时要与肌组织一同结扎。为避免肌肉组织出血，在分离肌肉时，若肌纤维走向与切口一致，应钝性分离；若肌纤维走向与切口不一致，则应采取两端结扎中间切断的方法。干纱布只用于吸血和压迫止血，不可用来揩擦组织，以免组织损伤和刚已形成的血凝块脱落。实验中，应将创口暂时闭合，或用温热生理盐水纱布盖好，以免组织干燥。

二、神经和血管的分离方法

神经和血管都是易损伤的组织，因此在分离过程中要细心、轻柔，切不可用有齿镊子进行剥离，也不可用止血钳或镊子夹持，以免损伤其结构与功能。分离时应掌握先神经后血管、先细后粗的原则。分离较大的神经和血管时，应先用蚊式止血钳将其周围的结缔组织稍加分离，然后用大小适宜的止血钳沿分离处插入，顺神经或血管的走向逐步扩大，直至将神经血管分离出来。在分离细小的神经或血管时，要用眼科镊或玻璃分针小心操作，须特别注意保持局部的自然解剖位置，不要把结构关系弄乱。例如在分离兔颈部的神经时，应先分离减压神经，其次是交感神经，最后是迷走神经（兔颈部的解剖结构见图3-21）。如需切断血管分支，应采用两端结扎中间剪断的方法。分离完毕后，在神经或血管的下方穿以浸透生理盐水的丝线，供刺激时提起或结扎之用。然后，盖上一块盐水纱布，防止组织干燥。

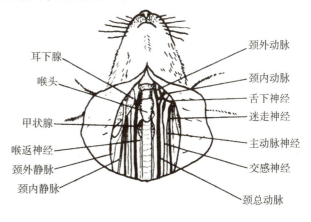

图3-21 兔颈部血管、神经的分布

三、气管插管术

在哺乳动物急性实验中，为保证呼吸道通畅，一般均需做气管插管术（图3-22）。其操作步骤为：

1. 动物麻醉后，将其仰卧位固定后，用剪刀紧贴颈部皮肤依次将手术所需用部位的毛剪去。不可用手提起毛，以免剪破皮肤。

2. 沿颈部下颌至锁骨上缘正中线做一长 4~6cm 的皮肤切口，分离皮下筋膜，暴露胸骨舌骨肌。注意：手术刀的用力要均匀，不可因用力过大、过猛而切断气管表面的肌肉组织。

3. 用止血钳插入左右两侧胸骨舌骨肌之间，做钝性分离，将两条肌肉向两外侧缘牵拉并固定，以便充分暴露气管。用弯形止血钳将气管与背侧面的结缔组织分开，游离气管约 5cm，在其下面穿线备用（穿线时应注意将气管与大血管和神经分开）。

4. 用手术刀或手术剪在甲状软骨下方第 3 或 4 软骨环上，横向切开气管前壁，用尖剪刀向气管的头端做一小纵向切口，使整个切口呈倒"T"字形。气管上的切口不宜大于气管直径的 1/3，需防止血液流入气管内。

5. 如气管内有血液或分泌物，应先用棉球揩净，再用组织镊夹住气管切口的一角，将气管插管在切口处向胸腔方向插入气管腔内，用备用线结扎插管，并固定于侧管分叉处，以免"Y"形插管滑脱。如气管内有较多分泌物或血液，应先清除，再行插管。插管后如动物突然出现呼吸急促，常提示气道不畅，应及时进行处理。

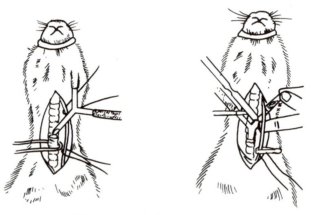

图 3-22　兔气管插管术示意图

四、动脉插管术

常用的动脉插管术包括颈总动脉插管术、股动脉插管术和肺动脉插管术。

（一）颈总动脉插管术

以家兔为例，家兔麻醉固定于手术台上后，按以下步骤进行操作：

1. 选择手术视野、剪毛　在家兔下颌至锁骨处的范围内，紧贴动物颈部皮肤（不可提起动物毛），小心地剪去动物毛，并用生理盐水纱布清理手术范围。

2. 切开颈部皮肤　第一、第二术者右手持组织镊轻轻提起两侧皮肤，在下颌下 3cm 至锁骨上 1cm 处的手术视野内剪开皮肤 3~4cm 长。随后用止血钳贴紧皮下向下钝性分离皮下筋膜。注意及时止血、结扎出血点。

3. 分离颈部皮下筋膜　用止血钳钳夹左、右侧缘皮肤切口向外牵拉，以便充分暴露手术视野。用蚊式止血钳或剪刀钝性分离皮下筋膜，或在筋膜上无大血管的情况下剪开皮下筋膜，暴露肌肉层组织结构。注意剪开或切开的皮下筋膜，应与皮肤切口大小一致。

4. 分离肌肉层组织 当剪开皮下筋膜后,迅速用直型止血钳夹住皮下筋膜,并与皮肤固定在一起向外牵拉,充分暴露肌肉层组织特征。此时不要盲目地进行各种手术操作,应仔细寻找颈部特殊的组织解剖结构。在气管的表面有两条肌肉组织的走向。一条与气管走向一致、紧贴且覆盖于气管表面上的胸骨舌骨肌,另一条肌肉是向侧面斜行的胸锁乳突肌。在这两条肌肉组织的汇集点上插入弯止血钳,以上下左右的分离方式分离肌肉组织,即可清晰地暴露出深部组织内的颈动脉血管鞘结构。

5. 游离颈总动脉血管 细心分离血管鞘膜,游离与颈动脉伴行的各种神经纤维。在靠近锁骨端处,分离出 3~4cm 长的颈总动脉血管,并在其下面穿入 2 根手术线备用。当确定游离的颈总动脉有足够的长度时结扎远心端的血管,待血管内血液充分充盈后,在近心端先用动脉夹夹住颈总动脉血管,以便插入导管。

6. 颈总动脉插管 一般选择左颈总动脉,靠近颈总动脉血管的远心端血管处用医用眼科直剪呈 45°剪开血管直径的 1/3(注意:血管切口面一定要呈斜向近心端的斜切面,不能呈垂直面)。用弯形眼科组织镊的弯钩插入血管腔内,轻轻挑起血管(图 3 - 23A)。此时可见到颈总动脉的血管腔呈现一小"三角口",迅速沿着此切口准确地插入血管导管 1~1.5cm 后,在近心端结扎、固定血管,放开动脉夹(图 3 - 23B)。利用远心端的结扎线再次结扎插管导管,记录血压信号。

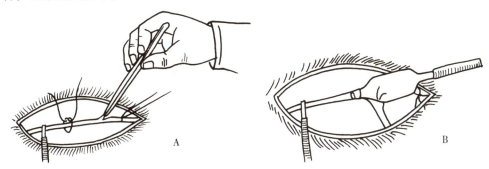

图 3 - 23 动脉插管术示意图

(二)股动脉插管术

动物麻醉后固定于手术台上,按以下步骤进行操作:

1. 选择手术视野、剪毛 在上述动物的后肢股三角处,紧贴动物皮肤剪去局部毛发,并用生理盐水纱布清理手术范围。

2. 切开股部皮肤 第一、第二术者手持组织镊轻轻提起两侧皮肤,沿股三角内动脉搏动的走行方向剪开皮肤约 4cm。如出现渗血或出血的情况需要及时止血。

3. 分离股部皮下筋膜 家兔的股部皮下筋膜较薄,只要用弯形止血钳采取不断撑开筋膜的方法 1 次或 2 次,即可暴露股三角肌肉层的解剖学特征。然而大鼠类动物切开皮肤后会有一定的脂肪组织涌现,可用弯止血钳钳夹住已暴露的脂肪组织,用手术线结扎后剪去多余的脂肪组织。此时可以见到皮下筋膜组织,用眼科镊钝性分离筋膜,清晰暴露股三角解剖学结构后即可。

4. 游离股动脉血管 股三角指的是上面以腹股沟韧带为界，外侧面以缝匠肌的内侧缘为界，内侧面以长收肌的内侧缘为界，所形成的一个三角形区域。在此区域内由外向内分别为股神经、股动脉、股静脉（图3-24）。然而，实际上我们只能见到股神经和股静脉。因为股动脉的位置是在中间偏后，被股神经和股静脉所遮盖。了解这些解剖学特征是十分重要的，它可避免我们盲目地去寻找血管，同时只有确认了此部位的血管，才可以进行血管插管。当寻找到股三角部位的血管后，要及时判断血管的类别。一般情况下判断动静脉血管的标准有两项：①动脉血管的颜色较为鲜红或呈淡红色，静脉血管的颜色为深红或紫红色；②动脉血管看似刚劲，有明显的搏动现象，而静脉血管看似单薄，无搏动感。对于小动物，需利用眼科镊细心地分离股部血管鞘膜、分离血管间的结缔组织，游离股动脉表面的神经。对于大动物则需要借助小号蚊式止血钳和配合眼科镊，分离股部血管鞘膜、分离血管间的结缔组织，游离股动脉表面的神经。在靠近血管远心端的区域分离出2~4cm长的动脉血管，并在其下面穿入2根手术线备用。当确定游离的股动脉有足够的长度时结扎远心端的血管，待血管内血流充分充盈后再在近心端用动脉夹夹闭股动脉。

5. 股动脉插管 在靠近远心端血管结扎线处，用医用眼科直剪呈45°剪开血管直径的1/3，血管切口应斜向近心端，呈倒"V"形斜切面，不能呈垂直面。用弯形眼科镊的弯钩或特制的血管探针准确地插入血管腔内并轻轻挑起血管，此时可见到动脉血管切口呈现一小"三角口"，迅速沿着此切口准确地插入血管1.5~2.5cm（小动物）或2~4cm（大动物），在近心端结扎、固定血管导管，放开动脉夹。

（三）肺动脉插管术

肺动脉插管常用于检测肺动脉压、肺动脉楔压，同时可了解肺血管舒缩活动，是医学实验常用的技术。

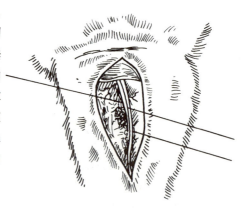

图3-24 家兔股三角血管神经分布示意图（左侧）

首先调试计算机生物信号记录分析系统，连接压力换能器、校零位、定标，将肺动脉插管套在三通上，固定三通与压力传感器，向压力传感腔内注入液状石蜡及向肺动脉导管内注入肝素，排尽各部位的气泡。将肝素塞接在三通上，以便随时冲洗导管，防止血液栓塞导管。

取健康大白鼠一只，体重250克左右，用20%氨基甲酸乙酯（乌拉坦）溶液按1ml/100g体重腹腔注射麻醉，将麻醉好的大白鼠仰卧位固定于实验板上。在颈部正中剪毛，切开皮肤，分离右侧颈外静脉2~3cm，在血管下穿两条线备用，一条线结扎远心端，靠结扎近心端用眼科剪剪开血管（注意剪刀与血管保持45°，以防剪断血管），用眼科镊提起血管壁，将充满肝素的导管插入血管，通过显示器观察导管所到部位（心房、心室、肺动脉压力曲线见图3-25），直至进入肺动脉，用另一条线固定血管和导管，完成肺动脉插管。

肺动脉插管时要注意：①静脉管壁薄，分离颈外静脉时动作要轻柔。②做静脉切口时，不宜过大,接近血管直径的 1/2 即可,切勿切断静脉,给插管带来麻烦。③当导管进入血管后,在推进的过程中,注意曲线的变化,以此确定导管位置。④当导管进入肺动脉后,要牢固结扎血管和导管,以防出血和导管脱出。

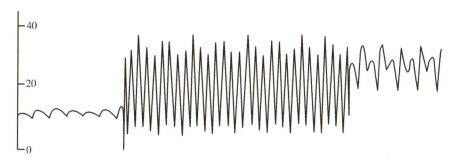

右心房血压曲线　　　　　右心室血压曲线　　　　　肺动脉压力曲线

图 3-25　心房、心室、肺动脉压力曲线(单位:mmHg)

五、静脉插管术

(一)颈静脉插管术

以家兔为例,家兔麻醉后固定于手术台上,按以下步骤进行操作:

1. 准备手术视野　在家兔下颌至锁骨处剪去动物被毛,用浸泡过生理盐水的纱布清理手术视野。

2. 切开颈部皮肤　手术者可用组织镊轻轻提起两侧皮肤,在离下颌 3cm 至锁骨上 1cm 处剪开皮肤约 1cm 的小口后用止血钳紧贴皮下,向上钝性分离皮下筋膜 3~4cm,再用医用直剪刀剪开皮肤。用同样的方法向下分离皮下筋膜,剪开皮肤 3~4cm。手术中注意及时止血和结扎出血点。

3. 暴露颈总静脉　当切开颈部正中皮肤组织后,只要轻轻提起左侧缘皮肤,用手指从皮肤外将一侧部分组织外转翻起即可在胸锁乳突肌外缘处清晰见到粗而明显的颈总静脉。沿血管走向用蚊式止血钳钝性分离皮下筋膜,暴露颈总静脉 3~5cm,穿 2 根手术线备用。在靠近锁骨端用动脉夹夹闭颈总静脉的近心端,待血管内血液充分充盈后结扎颈总静脉的远心端。

4. 颈总静脉插管　靠近血管远心端处,用眼科直剪呈 45°剪开血管直径的 1/3,用弯形眼科镊的弯钩插入血管内轻轻挑起血管,此时可见到颈总静脉血管腔,插入静脉插管 1.5~2cm。

5. 静脉插管固定　导管插入静脉血管后,先在近心端结扎血管导管,然后在静脉插管上打结固定,放开动脉夹。

(二)股静脉插管术

动物麻醉后固定手术台上,按以下步骤进行操作:

1. 选择手术视野 在动物股三角处的范围内，紧贴局部皮肤剪去毛，并用生理盐水纱布清理手术范围。

2. 切开股部皮肤 用手指触压动物股部，触感其动脉搏动后，手持组织镊轻轻提起两侧皮肤沿股三角内动脉搏动的走向剪开皮肤约4cm，并注意及时结扎出血点。

3. 分离股部皮下筋膜 家兔及犬的股部皮下筋膜较薄，只要用弯形止血钳采取不断撑开筋膜的方法，即可暴露股三角解剖学的特征。然而大鼠类动物切开皮肤后会有一定的脂肪组织涌现，可用弯形止血钳夹住已暴露的脂肪组织，采用手术线结扎方法剪去多余的脂肪组织。此时可以见到皮下筋膜组织，用眼科镊钝性分离筋膜，清晰暴露股三角解剖学特征后即可。

4. 游离股静脉 在股三角内由外向内依次为股神经、股动脉、股静脉。对于小动物而言，利用眼科镊细心地分离股部血管鞘膜、分离血管间的结缔组织，游离股静脉表面的神经。对于大动物则需要借助小号蚊式止血钳和配合眼科镊分离股部血管鞘膜、分离血管间的结缔组织，游离股静脉表面的神经。直至在靠近远心端的区域，分离出2~4cm长的静脉血管，并在其下面穿入两根手术线备用。当确定游离的股静脉有足够的长度时，用动脉夹夹住近心端的血管，待静脉血管内血液充分充盈后再结扎远心端血管。

5. 股静脉插管 在靠近远心端血管处，用医用眼科直剪呈45°剪开血管直径的1/3。注意血管切口一定要呈斜切面，不能呈垂直面。用弯形眼科组织镊的弯钩或特制的血管探针准确地插入血管腔内，并轻轻挑起血管。此时可见到静脉血管切口呈现一小"三角口"，迅速沿此切口准确地插入血管导管1.5~2.5cm，在近心端结扎、固定血管导管。再利用远心端的结扎线再次结扎插管导管。

六、输尿管插管术

动物麻醉后固定于手术台上。剪去耻骨联合以上腹部的部分被毛。在耻骨联合上缘约0.5cm处，沿腹白线切开腹壁约0.5cm小口，以止血钳夹住切口边缘并提起。用手术刀柄上下划动腹壁数次（分离腹腔脏器），然后向上、向下切开腹壁层组织3~4cm。寻找膀胱，如膀胱充盈，打开腹腔后，膀胱自动膨出腹腔，可用50ml注射器将尿液抽出，将其向下翻移至腹外，辨清楚输尿管进入膀胱背侧的部位（即膀胱三角）后，细心地用玻璃分针分离出两侧输尿管。于输尿管下方穿2根丝线，将近膀胱端的输尿管用一丝线结扎，另一丝线备用。用眼科剪剪开输尿管（约输尿管管径的1/2），用镊子夹住切口的一角，向肾脏方向插入输尿管导管（预先充满生理盐水），用丝线在切口处前后结扎固定，防止导管滑脱，平放输尿导管，直到见导管出口处有尿液慢慢流出（图3-26）。

手术完毕后，用温热（38℃左右）生理盐水纱

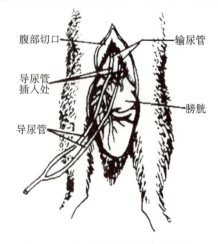

图3-26 家兔输尿管插管示意图

布覆盖腹部切口，以保持腹腔的温度。如果需要长时间收集尿样本，则应关闭腹腔。可用皮肤钳夹住腹腔切口关闭腹腔或者采用缝合方式关闭腹腔。

七、膀胱插管术

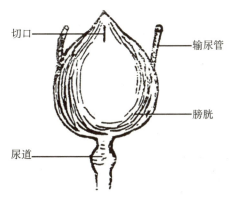

图 3-27 家兔膀胱插管切口示意图

同上述输尿管插管法，切开腹壁将膀胱轻移至腹壁上。先辨认清楚膀胱和输尿管的解剖部位，用棉线结扎尿道的起始部，以阻断膀胱与尿道的通路，然后在膀胱尖处选择血管较少处剪一纵行小切口（图3-27），插入膀胱插管（可用一滴管代替，插管内先灌满温热生理盐水），插管口最好正对着输尿管在膀胱的入口处，但不要紧贴膀胱后壁而堵塞输尿管。将切口边缘用线固定在管壁上。膀胱插管的另一端用导管连接至记滴器记滴。此时，可看到尿液从插管中缓慢逐滴流出。手术完毕后，用温热的生理盐水纱布覆盖在腹部的膀胱与脏器上，以保持温度。

八、胆总管插管术

于剑突下2cm，在正中线做皮肤切口（长6~8cm）。沿腹中线切开腹壁及腹膜，找到十二指肠大乳头胆总管汇入十二指肠的入口，小心地分离胆总管，结扎十二指肠端，靠近结扎端向肝脏方向做一斜切口，插入充满生理盐水的细塑料管（插入端剪成斜面），用留置的线结扎固定。

九、心导管插管术

心导管插管通常有两种方法，即右心导管插管术和左心导管插管术。经静脉插入导管至右心腔，称为右心导管插管术；经动脉逆行插入导管至左心腔，称为左心导管插管术。现对右心导管插管技术和左心导管插管技术分别予以介绍如下。

（一）右心导管插管术

在家兔或大鼠下颌至锁骨上缘的范围内剪去动物被毛，用生理盐水纱布清理手术范围。距下颌2cm处至锁骨上1cm处，剪开2~3cm的皮肤切口并止血。提起皮肤切口，钝性分离浅筋膜、肌肉，在胸锁乳突肌外缘清晰可见颈外静脉（一般用右侧）。暴露右侧颈外静脉2~3cm，在靠近锁骨端用动脉夹夹闭近心端颈外静脉，在血管的远心端穿手术线，待血管内血液充盈后用棉线结扎颈总静脉的远心端。测量切口到心脏的距离，并在心导管上做好标记，作为插入导管长度的参考。靠近远心端已用棉线结扎血管处用眼科剪呈45°剪开1/3血管，用弯形眼科组织镊的弯钩插入血管内轻轻挑起血管，此时可见到静脉血管腔，迅速插入心导管约2.5cm后，在近心端结扎血管与导管，放开动脉夹。当将心导管插入颈静脉后，继续平行地推送导管时会遇到阻力,此阻力是因接触锁骨所致,应将心导管提起呈45°,稍后退再继续插入导管至心导管上所做标记处,插管时出现一种"扑空"的感觉,表示心导管已进入右心室。此时应借助显示器上图形的变化,证实心导管是否已进入右心室(图3-25)。在近心端处重新牢固结扎血管。在远心端处将结扎血管的棉线再结扎到导管上,起到加固的作用。

(二)左心导管插管术

动物麻醉后固定于手术台上。颈部手术,找到颈动脉鞘并游离颈总动脉(一般用左颈总动脉)。右手持玻璃分针顺着血管走向钝性分离颈总动脉2～3cm,穿两根手术线备用,一根线结扎远心端,近心端用动脉夹夹住,另一根线打一松结备用。在靠近远心端血管结扎处用左手拇指及中指拉住远心端线头,食指从血管背后轻撬血管,右手持眼科剪与血管呈45°剪开血管直径的1/3。测量切口到心脏的距离,在心导管上做一标记作为插入导管距离的参考依据。用弯形眼科组织镊的弯钩插入血管腔内轻轻挑起血管,此时可见到颈总动脉血管腔。右手持心导管以其尖端斜面与动脉平行地向心方向插入动脉内,插入心导管约2cm后,用手轻轻捏住血管切口部位,放开动脉夹。操作者一手捏住血管切口处,另一手将心导管继续平行地推送到预定部位。在计算机屏幕上可以看到平均动脉压的曲线图形变化。当心导管到达主动脉入口处时,即可触及脉搏搏动的感觉,继续推进心导管。若遇到较大阻力,切勿强行推入,以免损伤主动脉瓣,此时可将心导管略微提起少许呈45°,再顺势向前推进,出现一种"扑空"的感觉,表示心导管已进入左心室部位,在计算机屏幕上出现心室压力波形。此时,在近心端重新牢固地结扎血管。在远心端将结扎血管的手术线再结扎到导管上,起到加固的作用。

十、开颅术

在研究中枢神经系统功能时,往往需打开颅骨,安置或埋藏各种电极、导管。颅骨开口大小及位置视实验需要而定。现以兔为例介绍开颅方法:动物麻醉后行气管插管术,固定兔于脑立体定位仪上。剪去头顶部的毛,沿矢状线切开头皮,分离皮下组织及肌肉,钝性分离骨膜,暴露前囟、人字缝和矢状缝。确定开颅位置,并钻一小孔(图3-28)。调好颅骨钻头的钻进深度(兔一般为2～3cm),将钻头中心轴插入小孔,垂直向下压并旋转钻头。钻至内髓板时有突破感,此时应减轻力度,缓缓钻进,以免损伤硬脑膜及脑组织,当旋转至有明显突破感时则可打开颅骨。如需扩大颅骨开口,可用咬骨钳一点点咬去,不能大块撕扯,以免出血难止。咬除矢状窦处的颅骨时尤需小心。一般应保留前囟、人字缝等骨性标志。如需剪除硬脑膜,可用弯针尖挑起,用眼科剪小心剪开,勿损伤皮层小血管。

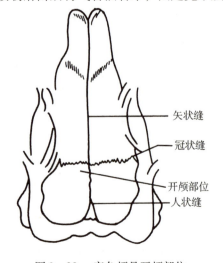

图3-28 家兔颅骨开颅部位

第五节 实验动物液体标本采集方法

医学实验中常需检测的液体标本一般包括血液、尿液、消化液、脑脊液、胸腹水、骨髓和分泌物等,本节介绍这些标本的收集方法。

一、血液的采集

常用实验动物的最大安全采血量与最小致死采血量见表3-2,一次采血过多或连续多次采血都可影响动物健康,造成贫血或导致死亡,须予注意。

表3-2　　　　　　　　　　　　实验动物的采血量

动物种类	最大安全采血量（ml）	最小致死采血量（ml）
小白鼠	0.1	0.3
大白鼠	1	2
豚鼠	5	10
家兔	10	40
犬	50	300
猫	15	60

（一）大、小鼠采血法

1. 断尾采血　当采血量很少时采用本法。固定动物露出鼠尾,将鼠尾在45℃温水浸泡数分钟,也可用二甲苯等化学药物涂抹,使尾部血管扩张。将鼠尾擦干,剪去尾尖,血自尾尖流出,让血液滴入盛器或直接用移液器吸取。如需间隔一定时间、多次采取鼠尾尖部血液,每次采血时,将鼠尾剪去很小一段,取血后,先用棉球压迫止血并立即用6%液体火棉胶涂于尾巴伤口处,使伤口外结一层火棉胶薄膜,保护伤口。也可采用切割尾静脉的方法采血,三根尾静脉可交替切割,并自尾尖向尾根方向切割,每次可取0.2~0.3ml血,切割后用棉球压迫止血。这种采血方法在大鼠进行较好,可以在较长的间隔时间连续取血,进行血常规检查。

2. 眼眶后静脉丛采血　当需中等量的血液,且需避免动物死亡时采用此法。用左手提鼠,尽量捏紧头部皮肤,使头固定,并轻轻向下压迫颈部两侧,引起头部静脉血液回流困难,使眼球充分外凸（示眼眶后静脉丛充血）,右手持毛细玻璃管,沿内眦眼眶后壁向喉头方向刺入。刺入深度小鼠2~3mm,大鼠4~5mm。感到有阻力时再稍后退,使毛细管保持水平位,稍加吸引,由于血压的关系,血液即流入玻璃管中。得到所需的血量后,拔出毛细管。小鼠一次可采血0.2~0.3ml,大鼠一次可采血0.4~0.6ml。

3. 断头采血　当需要较大量的血液,而又不需继续保存动物生命时采用此法。左手提持动物,使其头略向下倾,右手持剪刀猛力剪掉鼠头,让血液滴入盛器。小鼠可采血0.8~

1ml，大鼠可采用 5~8ml。

4. 摘眼球采血 此法既能采取较大量的血液，又可避免断头采血法中因组织液混入而导致溶血的现象。现常取代断头采血法。操作时先使动物眼球突出充血后，以弯头眼科镊迅速钳取眼球，并将鼠倒置，头向下，眼眶内很快流出血液，让血液滴入盛器，直至不流为止。此法由于采血过程中动物未死，心脏不断在跳动，因此采血量比断头法多，一般可取 4%~5% 鼠体重的血液量，是一种较好的采血方法。

5. 心脏采血 动物仰卧固定在固定板上，剪去心前区部位的被毛，用碘酒酒精消毒皮肤。在左侧第 3~4 肋间，用左手食指摸到心搏处，右手取连有 4~5 号针头的注射器，选择心搏最强处穿刺，当针刺入心脏时，血液因心脏跳动而自动进入注射器。此法要点：要迅速而直接插入心脏，如第一次没刺准，将针头抽出重刺，取血时要缓慢而稳定地抽吸。若不需保留动物生命时，也可麻醉后切开动物胸部，将注射器直接刺入心脏抽吸血液。

（二）家兔采血法

1. 耳缘静脉采血 如要采集少量血液，可采用此法。将家兔放在固定盒内，小心剪去拟采血部位的毛，用电灯照射加热，或用二甲苯棉球擦耳缘静脉处的皮肤，使血管扩张。用粗针头刺破耳缘静脉，让血液自然流出。采血后用棉球压迫止血。亦可用针头插入耳缘静脉采血，其操作步骤基本与耳缘静脉注射相似。助手帮助压紧耳根部，这样抽血时比较容易。

2. 耳中央动脉采血 在兔耳的中央有一条较粗、颜色较鲜红的中央动脉，用左手固定兔耳，右手持注射器，在中央动脉末端，沿着动脉向心方向平行刺入动脉，此法一次可采血 10~15ml。取血完毕后注意止血。抽血时要注意：由于兔耳中央动脉易发生痉挛性收缩，因此抽血前，必须先让兔耳充分充血，在动脉扩张，未发生痉挛性收缩前立即抽血。不要在近耳根处取血，因耳根部软组织厚，血管位置较深，易刺透血管造成皮下出血。

3. 心脏采血 兔心脏采血法和大、小鼠心脏采血法类似，且比较容易掌握。将兔仰卧固定在手术台上，将心脏部位被毛剪去，用碘酒酒精消毒皮肤，选择心搏最明显处穿刺，针头刺入心脏后即有血液涌入注射器。取得所需血量后，迅速将针头拔出，这样心肌上的穿孔易于闭合。经 6~7 天后，可以重复进行心脏采血。

（三）豚鼠采血法

1. 背中足静脉采血 助手固定动物，将其后肢膝关节伸直捏到实验者面前，实验者将动物脚背面用酒精消毒，找出背中足静脉后，以左手的拇指和食指拉住豚鼠的趾端，右手拿注射器针刺入静脉，确认针头在静脉内应立即抽血，采血后用纱布或脱脂棉压迫止血。反复采血时，两后肢交替使用。

2. 心脏采血 豚鼠的心脏采血法与兔的采血方法相似。

（四）犬采血法

犬常从前肢皮下头静脉、后肢小隐静脉采血，其操作步骤与静脉注射相似，但技术需熟练。在新生仔犬、小犬大量采血时，可选颈静脉采血。

二、尿液的采集

实验动物的尿液常用代谢笼采集，也可通过导尿法、输尿管插管、穿刺膀胱及其他方法来采集。

（一）代谢笼采集尿液

代谢笼用于收集实验动物自然排出的尿液，是一种为采集实验动物各种排泄物而特别设计的密封式饲养笼。放在代谢笼内饲养的实验动物，可通过其特殊装置收集到无污染的尿液。

（二）导尿法收集尿液

施行导尿术，较适宜于犬、猴等大动物。一般不需要麻醉，导尿时将实验动物仰卧固定，用甘油润滑导尿管。对雄性动物，操作员用一只手握住阴茎，另一只手将阴茎包皮向下，暴露龟头，使尿道口张开，将导尿管缓慢插入，导尿管推进尿道膜部时有抵抗感，此时注意动作轻柔，继续向膀胱推进导尿管，即有尿液流出。雌性动物尿道外口在阴道前庭，导尿时于阴道前庭腹侧将导尿管插入阴道外口，其后操作同雄性动物导尿术。用导尿法导尿可采集到没有污染的尿液。

（三）输尿管插管采集尿液

一般用于要求精确计量单位时间内实验动物排尿量的实验。按输尿管插管术插管后，收集尿液。采尿过程中要用38℃生理盐水纱布遮盖切口及膀胱。

（四）压迫膀胱采集尿液

实验人员用手在实验动物下腹部加压，手法要求既轻柔又有力。当增加的压力使实验动物膀胱括约肌松弛时，尿液会自动流出，即行收集。

（五）穿刺膀胱采集尿液

实验动物麻醉固定后，剪去下腹部耻骨联合之上、腹正中线两侧的被毛，消毒后用注射器穿刺。取钝角进针，针头穿过皮肤后稍微改变角度，以避免穿刺后漏尿，然后刺向膀胱方向，边缓慢进针边回抽，直至抽到尿液为止。也可按上述穿刺膀胱采集尿液法做术前准备后，剖腹暴露膀胱，直视下穿刺膀胱抽取尿液。

（六）提鼠采集尿液（即反射排尿法）

鼠类被人抓住尾巴提起即会出现排尿反射，小鼠的这种反射最明显。可以利用这一反射收集尿液。当鼠类被提起尾巴排尿后，尿滴挂在尿道外口附近的被毛上，不会马上流走，操作人员应迅速用吸管或玻璃管接住尿滴。

（七）膀胱插管采集尿液

按膀胱插管术进行膀胱插管，插管后收集尿液。

三、消化液的采集

（一）唾液

1. 直接抽取法　在急性实验中，可用吸管直接插入动物口腔或唾液腺导管抽吸唾液。

2. 制造腮腺瘘法　在慢性实验中，收集犬的唾液，要用外科手术方法将腮腺导管开口移向体外，即以腮腺导管为中心，切成一直径 2~3cm 的圆形黏膜片，将此黏膜片与周围组织分开，穿过皮肤切口引到颊外，将带有导管开口的黏膜片与周围的皮肤缝合，腮腺分泌的唾液就流出颊外。这种方法可以收集到较纯净的唾液。

（二）胃液

1. 直接收集胃液法　急性实验时，先将动物麻醉，将胃管经口插入胃内，在胃管的出口连一注射器，用此注射器可收集到胃液，此法适用于犬等大型动物。如果是大鼠，需手术剖腹，从幽门端向胃内插入一塑料管，再由口腔经食道将一塑料管插入前胃，用 pH 7.5、35℃左右的生理盐水，以 12ml/h 的流速灌胃，收集流出液，进行分析。

2. 制备胃瘘法　在慢性实验中，收集胃液多用胃瘘法，如全胃瘘法、巴氏小胃瘘法、海氏小胃瘘法等。制备小胃是将动物的胃分离出一小部分，缝合起来形成小胃，主胃与小胃互不相通，主胃进行正常消化，从小胃可收集到纯净的胃液。应用该法，可以待动物恢复健康后，在动物清醒状态下反复采集胃液。

（三）胰液和胆汁

在动物实验中，主要是通过对胰总管和胆总管的插管而获得胰液或胆汁。犬的胰总管开口于十二指肠降部，在紧靠肠壁处切开胰管，结扎固定并与导管相连，即可见无色的胰液流入导管。胆汁的采集按胆总管插管术进行收集。

四、胸水和腹水的采集

（一）胸水的采集

主要采用胸腔穿刺法收集胸水，也可处死实验动物剖开胸腔采集胸水。

1. 穿刺点定位　于实验动物腋后线第 11~12 肋间隙穿刺，穿刺针紧贴肋骨上缘，否则容易损伤肋间神经。也可在胸壁近胸骨左侧缘第 4~5 肋间隙穿刺。

2. 穿刺方法　实验动物取立位或半卧位固定，局部皮肤去毛、消毒、麻醉，穿刺针头与注射器之间接三通连接装置，实验人员以左手拇指、食指绷紧局部皮肤，右手用带夹的橡皮管套上 12~14 号针头，沿肋骨上缘小心地垂直刺入，穿刺肋间肌时产生一定阻力，当阻力消失有落空感时，说明已刺入胸膜腔，用左手固定穿刺针，打开三通连接装置，缓慢抽取胸水。穿刺结束迅速拔出针头，轻揉穿刺部位，促进针孔闭合并注意消毒。操作中严防空气进入胸腔，始终保持胸膜腔负压。穿刺应用手控制针头的深度，以防穿刺过深刺伤肺。

（二）腹水的采集

1. 大动物腹水的采集　抽取犬等大动物腹水，让犬按自然站立位固定，穿刺部位在耻骨前缘与脐之间，腹中线两侧。剪毛消毒，局部浸润麻醉。操作者左手拇、食指紧绷穿刺部位的皮肤，右手控制穿刺深度做垂直穿刺。注意不可刺得太深，以免刺伤内脏。穿刺针进入腹腔后，腹水多时可见因腹压高而自动流出。腹水太少可轻轻回抽，并同时稍稍转动一下针头，一旦有腹水流出，立即固定好针头及注射器的位置连续抽取。

2. 大、小鼠腹水的采集　抽取大鼠、小鼠的腹水方法简单。用左手拇指及食指捏住动物颈部皮肤，无名指、小指及手掌夹住其尾巴固定好动物，使其腹部略朝上，在腹股沟和腹中线之间消毒皮肤，用 8 号针头刺入腹腔，如腹压高腹水自然流出，如腹水太少可借助注射器抽取。抽腹水时注意速度不可太快，腹水多时不要一次大量抽出，以免因腹压突然下降导致动物出现循环功能障碍等问题。

五、脑脊液的采集

（一）犬、兔脑脊液的采集

通常采取脊髓穿刺法，穿刺部位在两髂连线中点稍下方第七腰椎间隙。动物轻度麻醉后，侧卧位固定，使头部及尾部向腰部尽量弯曲，剪去第七腰椎周围的被毛。消毒后操作者在动物背部用左手拇、食指固定穿刺部位的皮肤，右手持腰穿刺针垂直刺入，当有落空感及动物的后肢跳动时，表明针已达椎管内（蛛网膜下腔），抽去针芯，即见脑脊液流出。如果无脑脊液流出，可能是没有刺破蛛网膜。轻轻调节进针方向及角度，如果脑脊液流得太快，插入针芯稍加阻塞，以免导致颅内压突然下降而形成脑疝。

（二）大鼠脑脊液的采集

通常采用枕骨大孔直接穿刺法，大鼠麻醉后，将头部固定于定向仪上。头颈部剪毛、消毒，用手术刀沿纵轴切一纵向切口（约 2cm），用剪刀钝性分离颈部背侧肌肉。为避免出血，最深层附着在骨上的肌肉用手术刀背刮开，暴露出枕骨大孔。由枕骨大孔进针直接抽取脑脊液。抽取完毕缝好外层肌肉、皮肤。刀口处可撒些磺胺药粉，防止感染。采集完脑脊液后，应注入等量的消毒生理盐水，以保持原来脑脊髓腔的压力。

六、骨髓的采集

（一）大、小鼠骨髓的采集

用颈椎脱臼法处死动物，剥离出胸骨或股骨，用注射器吸取少量的 Hank 平衡盐溶液，冲洗出胸骨或股骨中全部骨髓液。如果是取少量的骨髓作检查，可将胸骨或股骨剪断，将其断面的骨髓挤在有稀释液的玻片上，混匀后涂片晾干即可染色检查。

（二）大动物骨髓的采集

犬等大动物骨髓的采集可采取活体穿刺方法。先将动物麻醉、固定、局部除毛、消毒皮肤，然后估计好皮肤到骨髓的距离，把骨髓穿刺针的长度固定好。操作人员用左手把穿刺点周围的皮肤绷紧，右手将穿刺针在穿刺点垂直刺入，穿入固定后，轻轻左右旋转将穿刺针钻入，当穿刺针进入骨髓腔时常有落空感。犬骨髓的采集，一般采用髂骨穿刺。也可采用胸骨、肋骨和胫骨穿刺获取骨髓。

七、阴道分泌物的采集

阴道分泌物标本适用于观察阴道角质化上皮细胞。常用获取阴道分泌物的方法有滴管冲洗法、棉拭子法和刮取法。

（一）滴管冲洗法

用消毒滴管吸取少量生理盐水仔细、反复冲洗被检雌性动物阴道，将冲洗液吸出滴在载玻片上晾干后染色镜检。也可直接将冲洗液置于低倍显微镜下观察，根据细胞类型变化鉴别实验动物动情周期中的不同时期。

（二）棉拭子法

用消毒棉拭子旋转插入动物阴道内，然后在阴道内轻轻转动几下后取出，即可进行涂片镜检。有的动物如大、小鼠等，阴道液较少，取其阴道液时，可用先浸湿后又挤尽无菌生理盐水的棉拭子取阴道液，这种棉拭子比干棉拭子容易插入阴道。对体形较大的实验动物，也可先按摩或刺激其阴部，而后再采集其阴道液。

（三）刮取法

用光滑的玻璃小勺或牛角制的小刮片慢慢插入阴道内，在阴道壁轻轻刮取一点阴道内含物，进行涂片镜检。

八、精液的采集

（一）人工阴道套采精液法

本法适用于犬、猪等大动物，采用特制的人工阴道套套在实验动物阴茎上采集精液。采精时，一手捏住阴道套，套住雄性动物的阴茎，以完全套住雄性动物的阴茎为佳，套好后，若实验动物发出低叫声，表明已经射精。此时可取下阴道套，拆下采精瓶，取出精液，迅速做有关检查。

（二）阴道栓采精法

本法是将阴道栓涂片染色，镜检凝固的精液。阴道栓是雄性大、小鼠的精液和雌性阴道分泌物混合，在雌鼠阴道内凝结而成白色稍透明、圆锥形的栓状物，一般交配后 2~4 小时即可在雌鼠阴道口形成，并可在阴道停留 12~24 小时。

（三）其他采精液法

将发情的雌性动物和雄性动物放在一起，当雄性动物被刺激发情后，立即将雄性动物分开，再用人工法刺激其射精。也可按摩雄性动物的生殖器或用电流等物理方法刺激雄性动物的阴茎或其他性敏感区，使雄性动物被刺激发情，直至射精，用采精瓶采集射出的精液。

第六节　实验后动物的处理

做完实验后能存活的动物应放回动物室精心饲养，不能存活的应处死，并对尸体进行处理。

一、实验动物的处死

当实验中途停止或结束时，实验者应站在实验动物的立场上以人道的原则去处置动物，原则上不给实验动物任何恐怖和痛苦，也就是要施行安乐死。安乐死是指实验动物在没有痛苦感觉的情况下死去。

（一）大、小鼠处死方法

1. 颈椎脱臼法　右手抓住鼠尾用力向后拉，同时左手拇指与食指用力向下按住鼠头。将脊髓与脑髓拉断，鼠便立即死亡。这是最常用的一种方法。

2. 断头法　用剪刀在鼠颈部将鼠头剪掉，鼠立即死亡。

3. 击打法　右手抓住鼠尾，提起，用力摔击其头部，鼠痉挛后立即死去。或用木槌用力击打鼠头部也可致死。

4. 急性大出血法　可采用鼠眼眶动脉和静脉急性大量失血方法使鼠立即死亡。

5. 药物致死法　吸入一定量的一氧化碳、乙醚、氯仿等均可使动物致死。

（二）较大动物的处死方法

以下几种方法适用于豚鼠、猫、兔、犬等较大或更大一点的动物。

1. 空气栓塞法　向动物静脉内注入一定量的空气，使之发生栓塞而死。当空气被注入静脉后，可在右心随着心脏的跳动使空气与血液成泡沫状，随血液循环到全身。如进到肺动脉，可阻塞其分支，进入心脏冠状动脉，可造成冠状动脉阻塞，发生严重的血液循环障碍，动物很快致死。一般兔、猫等静脉内注入 20~40ml 空气即可致死。每条犬由前肢或后肢皮下静脉注入80~150ml空气，可很快致死。

2. 急性失血法 先使动物轻度麻醉，如犬可按每千克体重静脉注射硫喷妥钠20~30mg，动物即很快入睡。暴露股三角区，用锋利的杀犬刀在股三角区做一个约10cm的横切口，把股动、静脉全切断，立即喷出血液。用一块湿纱布不断擦去股动脉切口周围处的血液和血凝块，同时不断地用自来水冲洗流血，使股动脉切口保持畅通，动物在3~5分钟内即可致死。采用此种方法，动物十分安静，对脏器无损伤，对活杀采集病理切片标本是一种较好的方法。如果处死犬的同时要采集其血液时，则在用硫喷妥钠轻度麻醉后，将犬固定在狗手术台上。分离颈动脉，插一根较粗的塑料管，放低犬头，打开动脉夹，使动脉血流入装有抗凝剂的容器内，并不断摇晃，以防血液凝固。

3. 破坏延髓法 如果急性实验后，脑已暴露，可用器具将延髓破坏，导致动物死亡。对家兔可用木槌或手击其后脑部，损坏延髓，造成死亡。

4. 开放性气胸法 将动物开胸，造成开放性气胸。这时胸膜腔的压力与大气压相等，肺因受大气压缩发生肺萎陷，纵隔摆动，动物窒息而死。

5. 化学药物致死法 给动物的静脉内注入福尔马林溶液，使血液内蛋白凝固，导致全身血液循环严重障碍和缺氧而死。成年犬静脉内注入10%福尔马林溶液20ml即可。

（三）蛙类的处死方法

常用金属探针插入枕骨大孔，破坏脑和脊髓。左手用湿布将蛙包住，露出头部，并且用食指按压其头部前端，拇指按压背部，使头前俯；右手持探针由头前端沿中线向尾方刺入，触及凹陷处即枕骨大孔所在。进入枕骨大孔后将探针尖端转向头方，向前探入颅腔，然后向各方搅动，以捣毁脑组织。脑组织捣毁后，将探针退出，再由枕骨大孔刺入并转向尾端，与脊柱平行刺入椎管，以破坏脊髓。检查蛙的四肢肌肉完全松弛后拔出探针，用干棉球将针孔堵住，以防止其出血。如处死的是蟾蜍，在操作时要防止毒腺分泌物射入眼内。如被射入，则立即用大量生理盐水冲洗眼睛。

二、实验动物尸体的处理

1. 实验中正常死亡的动物，如因失血过多、创伤等，以及实验后处死的动物应装入垃圾袋内，由实验动物中心专职人员处理。注意实验动物禁止食用。

2. 因传染病死亡的动物，应将尸体焚烧或掩埋（1m以下），或固定后投入粪池，腐烂发酵后作肥料。

（朱大诚）

第四章 实验常用器械及仪器设备的使用

第一节 常用手术器械

手术器械是动物实验中施行手术的必要工具。手术器械的种类、样式很多,根据实验对象及实验项目选择合适的器械,并正确掌握这些器械的使用方法,是手术操作顺利进行的保证。动物实验中常用手术器械见图4-1。

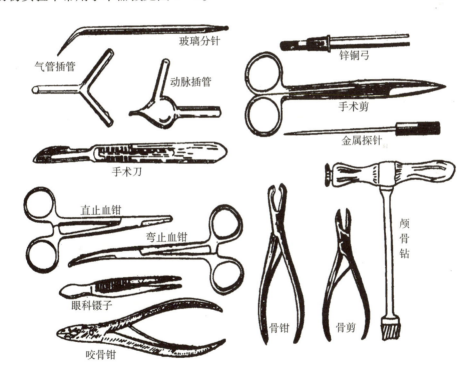

图4-1 动物实验常用手术器械

一、蛙类手术器械

1. 手术剪刀 粗剪刀(图4-2)用于剪蛙类骨骼、肌肉和皮肤等粗硬组织;眼科剪刀用于剪神经和血管等细软组织；组织剪刀用于剪肌肉等软组织。

2. 镊子 圆头镊用于夹捏组织和牵拉切口处的皮肤（因圆头镊对组织的损伤性小）；眼科镊用于夹捏细软组织。

3. 金属探针 用于捣毁脑和脊髓（图4-3）。

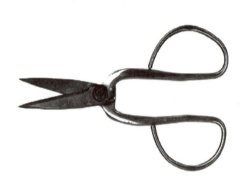

图4-2 粗剪刀

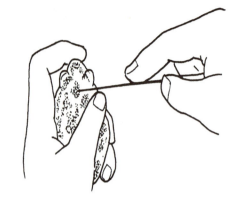

图4-3 金属探针使用方法

4. 玻璃分针 用于分离神经和血管等组织。

5. 蛙心夹 使用时将一端夹住心尖（图4-4），另一端借缚线连于张力换能器，以描记心脏活动。

6. 蛙板 约为20cm×15cm，并有许多小孔的木板，用于固定蛙类以便进行实验。可用蛙钉或大头针将蛙腿钉在木板上。如制备神经肌肉标本，应在清洁的玻璃板上操作，可在木板上放一块适当大小的玻璃板。使用时，在玻璃板上先放少量任氏液，然后把去除皮肤的蛙后肢放在玻璃板上分离、制作标本。有些蛙板可在中央留一直径2cm×2cm的通光孔，进行微循环观察。

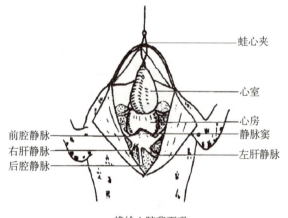

图4-4 蛙心夹使用方法

7. 厚玻璃板 在剥去皮肤后的蛙类神经和肌肉标本制作时使用。

8. 培养皿 盛放任氏液，可将已做好的神经-肌肉标本置于此液中。

9. 蛙心插管 蛙心插管有斯氏和八木插管两种。斯氏蛙心插管（图4-5）用玻璃制成，尖端插入蟾蜍或青蛙的心室，突出的小钩用于固定离体心脏，插管内充灌生理溶液。

10. 麦氏浴槽 用玻璃制成的双层套管，内管放置标本和灌流液，内壁和外壁间通恒温水以保持内管中标本的恒温。

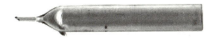

图 4-5 斯氏蛙心插管

二、哺乳类动物手术器械

1. 手术刀 包括刀柄和刀片。用于切开和解剖组织。装卸方法见图 4-6。持刀方法有 4 种：执弓式、执笔式、握持式和反挑式（图 4-7）。前两种用于切开较长或需用较大力切开的伤口；后两种用于较小切口，如解剖血管、神经等组织。

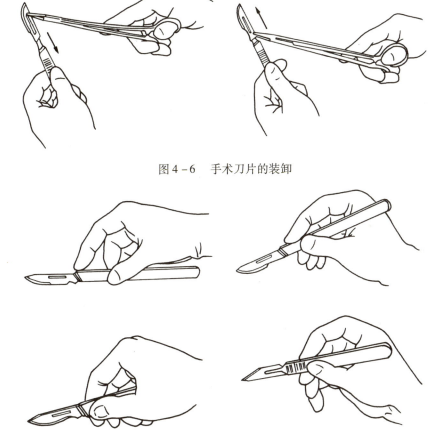

图 4-6 手术刀片的装卸

图 4-7 执刀方式

2. 手术剪 有直、弯两型，又分圆头和尖头两种。弯手术剪用于剪毛；直手术剪用于剪开皮肤和皮下组织、筋膜和肌肉等；眼科剪用于剪神经、血管或输尿管等。正确的执剪姿势见图 4-8。

3. 镊子 夹捏较大或较厚的组织和牵拉皮肤切口时使用圆头镊子；夹捏细软组织用眼科镊子。正确的持镊姿势是拇指对示指与中指，把持二镊脚的中部，稳而适度地夹住组织

（图4-9）。

4. 止血钳 除用于夹持血管或出血点起止血作用外，有齿的用于提起皮肤，无齿的用于分离皮下组织。蚊式止血钳较小，适用于分离小血管和神经周围的结缔组织，也可用于分离组织、牵引缝线、协助拔针等。止血钳分为直、弯、全齿和平齿等不同类型。止血钳的使用方法基本同手术剪，但止血钳柄环间有齿，可咬合锁住，放开时，插入钳柄环口的拇指和无名指相对挤压后，无名指、中指向内，拇指向外旋开两柄（图4-10）。

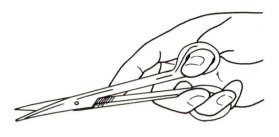

图4-8 执剪姿势

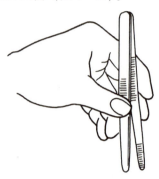 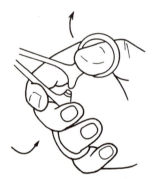

图4-9 执镊方法　　图4-10 止血钳的开放

5. 持针器 主要用于夹持缝合针来缝合组织，有时也用于器械打结，其基本结构与止血钳类似。持针器的前端齿槽床部短，柄长，钳叶内有交叉齿纹，使夹持缝针稳定，不易滑脱。使用时将持针器的尖端夹住缝针的中、后1/3交界处，并将缝线重叠部分也放于内侧针嘴内（图4-11）。若夹在齿槽床的中部，则容易将针折断。

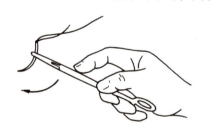

图4-11 持针器夹针

6. 骨钳 用于打开颅腔和骨髓腔。可按动物大小选择相应型号。使用时，使钳头稍仰起咬切骨质。切勿撕拉、拧扭，以防损伤骨内组织。

7. 颅骨钻 用于开颅钻孔。钻孔后用骨钳扩大手术范围。用法为右手握钻，左手固定骨头，钻头与骨面垂直，顺时针方向旋转，到内骨板时要小心慢转，防止穿透骨板时损伤脑组织。

8. 咬骨剪与咬骨钳 咬骨剪与咬骨钳用于打开颅腔、骨髓腔和暴露脊髓时咬剪骨质，以及开胸时修剪肋骨的断端。

9. 动脉夹 用于阻断动脉血流。

10. 气管插管 用于实验中保持动物呼吸通畅。使用时先在气管上剪一倒"T"字形剪口，然后将其有斜面的一头朝肺的方向插入气管中，用手术线将其结扎固定于气管上防止滑出，并保持其在实验中始终与气管平行，以免阻塞呼吸。

11. 血管插管 用于动脉、静脉插管。血管插管可用 16 号输血针磨平针头或相应口径的输液器剪去针头留一斜切面代替。描记动脉血压时，将其中先注满肝素等抗凝剂，以保持实验中插管内无血凝块堵塞。以其磨平针头或有斜面的输液管经血管剪口处插入动脉，另一端开口借橡皮管连接于压力换能器或水银检压计以测量和记录血压变化。插管插入动脉后将其用手术线结扎固定于血管上，并保持插管在实验中始终与血管平行，以免其针头刺破血管。

第二节　心电图机的使用

一、心电图机的基础知识

（一）心电图机的基本原理

心电图机是描记心电图的电子仪器，基本原理如图 4-12 所示。把心电信号通过导联线输入心电图机。由于心电非常微弱，一般只有 1.0~2.0mV，因此，必须将心电信号输入到放大器中进行放大，然后输入记录部分，推动描笔把心电波形记录在纸上，即为心电图。

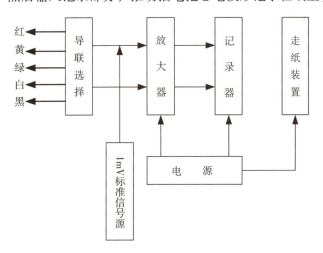

图 4-12　心电图机原理示意图

（二）XD-7300 单道自动心电图机面板介绍

XD-7300 单道自动心电图机面板（图 4-13）：

1. LCD 显示：显示仪器当前的导联、增益、滤波状态、运行状态；在自动模式下显示

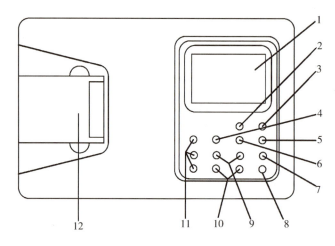

图4-13　XD-7300单道自动心电图机面板示意图

每导联记录时间、导联切换模式等。

2. 开/关键：当插上电源插头并接通220V交流电，打开后部的电源开关时，仪器处于待机状态，此时若电池未充满，此键上方紫色发光二极管点亮。当"长"按下此键时绿色发光二极管点亮，仪器切换为工作状态。当再次"长"按下此键时绿色发光二极管熄灭，仪器切换至待机状态。

3. 复位键：封闭输入信号使基线回至中点。

4. 增益/导联键：在手动模式下，按下此键增益在0.5、1、2间切换。其中1为标准增益。在自动模式下，按下此键使导联切换模式在标准的递增和递减、仿3道间切换。其中递增为标准模式。

5. 自动/手动键：按下此键操作模式在自动和手动模式间切换。其中自动模式为标准模式。

6. 走速/时间键：在手动模式下，按下此键走速在25mm/s及50mm/s间切换，其中25mm/s为标准走速。在自动模式下，走速固定为25mm/s。按下此键使每导联记录时间在5、7、3秒间切换。其中5秒为标准值。

7. 延长键：在自动模式下，当需要延长某导联记录时间时，按下此键后将一直记录当前导联至该键被再次按下。在手动模式下此键无效。

8. 定标键：按下1mV电压键以供作电压标准用。

9. 导联选择键：按动左键（←）或右键（→）选择所需导联，可左移或右移。在自动模式下导联切换由软件自动完成，导联选择键无效。导联值显示于LCD屏幕左下方。

10. 记录键-停止键：当按记录键后，LCD屏幕右下方显示为"RUN"，仪器开始记录和走纸。当按停止键后，LCD显示为"STOP"，仪器停止记录和走纸。

11. 滤波控制键：由肌电抑制及交流干扰抑制和漂移抑制三键组成。当电源干扰时，可按动交流干扰抑制键，记录纸上并打印HUM。当人体肌电干扰强烈时，可按动肌电抑制键（有标准35Hz、重度25Hz两种滤波模式），记录纸上并打印EMG35或EMG25。当基线漂移较严重时，可按下漂移抑制键，记录纸上频响值下限打印由"0.05-…"改为"0.5-…"。

12. 记录走纸装置。

(三) 心电图机技术指标的测定

1. 灵敏度　灵敏度（增益）是指输入 1mV 信号电压时，描笔偏转的幅度，单位是 mm/mV。正常状态下，标准灵敏度为 10mm/mV。

接通电源，指示灯亮，预热 15 分钟以上。按自动/手动键切换到手动模式下，按复位键使基线回到中心位置。按增益/导联键使增益为 1 时，按定标键 3~4 次，打出 1mV 的方波 3~4 个。再按动增益/导联键使增益分别为 0.5 和 2 时，按定标键各打出 3~4 个 1mV 的方波。对 3 个增益下输出的 1mV 方波进行测量，并算出误差。

2. 噪声和漂移　噪声和漂移都是源于电路内部的元件和外界干扰造成的。漂移是指基线不稳，表现为描笔缓慢地上下飘动。噪声是指描笔在音频范围的颤动。

在没有信号输入时，将增益置于 2，按记录键，如果描笔在记录纸正中描出一条平稳的直线则是正常的（图 4-14a）；如果描笔不能稳定在正中位置，而做上下颤动，则是噪声所致（图 4-14b）；如果描笔上下缓慢摆动，则是漂移所致（图 4-14c）；噪声和漂移同时存在则如图 4-14d 所示。图 4-14 中 b、c、d 均不正常。

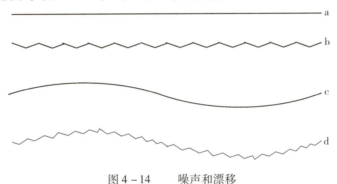

图 4-14　噪声和漂移

3. 记录速度　心电图机的走纸速度一般为 25mm/s 和 50mm/s 两档。走纸速度是否准确，直接影响对心电图的分析。

在手动模式下，走速为 25mm/s 开始记录，走纸平稳后，按下定标键打一个方波，经过 t 秒（最好 $t=10$ 秒）后，再打一个方波，停止记录。两个方波前沿之间的距离为 L，则走纸速度 $v=L/t$。

4. 阻尼　阻尼是利用描笔和走纸之间的摩擦力及空气阻力来实现的。阻尼是否正常，对描记的心电图有很大影响。阻尼过大或过小都会引起心电图的失真，应予调整。

通过调节固定在描笔杆上的固定螺丝来调整描笔对纸面的压力，阻尼过大减小压力，阻尼过小增大压力。另外还可以调节笔温。将前面步骤所记录的方波与阻尼正常或非正常的方波相比较，判断阻尼是否正常。不正常时给予调整。图 4-15 中 a 正常，b 阻尼过大，c 阻尼过小。

5. 放大器的对称性　把心电图对振幅的正、负信号的放大倍数之比，称为心电图放大器的对称性。如果放大器的对称性不好，就会引起波形的失真。一部正常的心电图机，不但描笔处于记录纸中心时对称，而且在基线偏上或偏下时，放大倍数也对称。

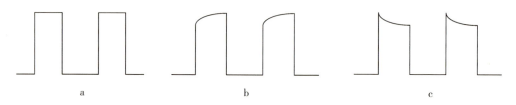

图 4-15　阻尼正常与异常时的方波

增益调到1，手动记录，待基线稳定在中间后，按下定标键，但不松手，待描笔跳到离基线 10mm 处，再从 10mm 处慢慢地回到中心线的位置时，立即松手。这时描笔向下移动。待纸走一段距离后停止走纸。如果测出的波形向上和向下幅度相等，则对称性好。

6. 时间常数　时间常数是指方波从 100% 的幅度下降到 37% 的幅度所经过的时间。

描笔居中，增益调至 10mm/mV，手动开始记录，按下定标键不放。当波幅由 10mm/mV 回到基线时，放开按钮，停止走纸。计算幅度从 10mm 下降到 3.7mm 所经过的时间，就是该机的时间常数。记录纸每一小格长 1mm，在记录速度为 25mm/s 时，每一格代表 1/25 秒 = 0.04 秒。再数出这段距离 d 的格数 L，则时间常数为 $\tau = 0.04L$。

心电图机的时间常数一般在 1.5~3.5 秒之间，比 3.5 秒大一些是允许的，时间越长对低频响应越好。但是，小于 1.5 秒，低频响应差，这是不允许的。

（四）测试心电图

1. 关上电源，检查接地是否良好。
2. 安置电极板。为了与人体接触良好，用生理盐水或导电胶擦电极板与人体接触的部位。连接导联线：红接右手，黄接左手，绿（或蓝）接右脚，黑接左脚，白接胸前。
3. 用自动挡记录下"Ⅰ"、"Ⅱ"、"Ⅲ"、"aVR"、"aVL"、"aVF"导联的心电图。

二、心电图机的操作步骤

（一）使用交流电源

1. 电源开关置于"ON"。
2. 长按下开/关键，绿色发光二极管点亮。此时仪器处于自动模式。
3. 按增益/导联键选择所需的导联切换模式。
4. 按走速/时间键选择所需的每导联记录时间。
5. 按记录键，屏幕显示"RUN"，记录纸走纸速度为 25mm/s。仪器自动逐个完成 12 个导联心电信号记录，导联间的切换自动完成。

以上为自动模式操作方式，以下为手动模式操作方式。

6. 按下自动/手动键可使仪器切换至手动模式。
7. 按动记录键，屏幕显示"RUN"，记录纸走纸速度为 25mm/s。
8. 继续按动定标键，在走动的记录纸上，可看到一清晰的定标方波，其振幅应是 10mm。

隔一段时间重复按一下导联选择键即可完成12个导联的心电图记录。本机具有导联转换的自动封闭电路，故在转换导联时基线能平稳地进行连续描记。

（二）使用机内电池电源

1. 交流电源开关置于"OFF"或拔去交流电源线。
2. 长按下开/关键，此时绿色发光二极管点亮。当屏幕电池能量指示表示电池能量充足时，即可按交流电源的操作方法，进行心电图记录。

三、心电图的观察

（一）典型正常心电图的波形

典型正常心电图的波形见图4-16。

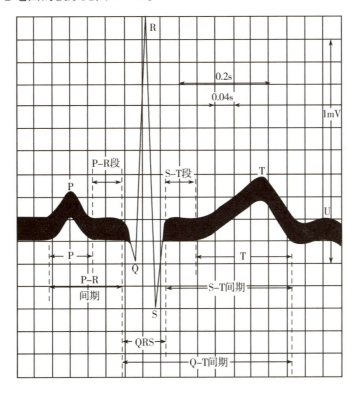

图4-16　典型正常心电图的波形

（二）心率的测量

心率的测量有以下两种方法（均按每秒走纸25mm计算，若每秒走纸50mm，所得结果应乘以2）：

1. 数30个大格（一格为0.2秒）中的R波或P波的数目，乘10即为心率（次/分钟）。
2. 测定两个P波或两个R波间的时间，代入下式：

$$\text{心率（次/分）} = \frac{60}{\text{P-P 或 R-R 间距（秒）}}$$

第三节　MSP-600 生物医学实验处理系统

MSP-600 生物医学实验处理系统是集电刺激及六通道生物信号换能、放大、采集、处理于一体的机能实验系统。硬件主要完成对各种电信号（如心电、肌电、脑电）与非电信号（如血压、张力、呼吸）的调理、放大，并进而对信号进行模/数（A/D）转换，由 USB 接口输入计算机。本节主要介绍 MSP-600 生物医学实验处理系统常选用的几种换能器、硬件面板和 MSP-600 生物医学实验处理系统的使用。

一、常用换能器的使用介绍

换能器又称传感器，是将非电信号转换成电信号的装置。在生理学实验中，有许多生理现象都是非电信号，如血压、心搏、肌肉收缩、温度变化等。为便于观察和记录这些生理现象，必须用换能器将它们转变成电信号。换能器的种类繁多，有压力换能器、心音换能器、张力换能器、呼吸换能器等。其中以压力换能器、张力换能器和呼吸换能器在中医学基础实验中应用最广泛。现将这三种常用换能器分别介绍如下。

（一）压力换能器

压力换能器（图 4-17）主要用于测量血压和其他可以通过液体或气体传导的压力。

1. 工作原理　压力换能器的工作原理是利用惠斯登电桥的基本结构来实现能量的转换。在换能器内部有一平衡电桥（图 4-17），该电桥的一部分由应变电阻元件构成，它将压力的变化转换成电阻值的变化。当换能器感受到的压力为零时，电桥平衡，输出为零；当压力作用于换能器时，应变电阻元件的电阻值发生变化，引起电桥失平衡，产生电流，从而换能器产生电信号输出。在换能器的测定范围内该电信号大小与压力呈相关的线性关系。

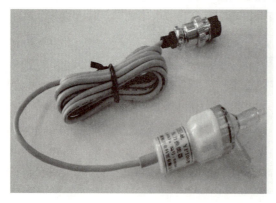 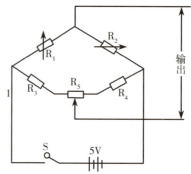

图 4-17　压力换能器和换能器原理示意图

2. 使用方法　在观察、记录血压时，首先应将换能器及测压插管内充满肝素，以防止插管内血液凝固，并排尽气泡，将测压管与大气相通，确定零压力时基线位置（调零），即可进行血压观察、记录。采用描记肺内压改变的方式记录呼吸运动时，亦可使用压力换能器，直接将换能器的压力传送管口与"L"型气管插管相连接，另一排气管口与大气相通，动物通过该管口进行肺通气，即可进行呼吸运动记录。

3. 注意事项

（1）测量血压时，换能器应放置在与心脏同一高度的水平位置，以保证测量结果的准确。

（2）不要用换能器测量超过其量程范围的压力。严禁在换能器管道处于闭合状态下用注射器向换能器内加压。

（3）每次使用后，应即时清除换能器内液体，并用蒸馏水冲洗、晾干。

（4）压力换能器初次与记录仪或生物信号采集处理系统配合使用时，需要定标。

（二）张力换能器

张力换能器（图4-18）主要用于肌肉收缩和其他位移信号的换能。

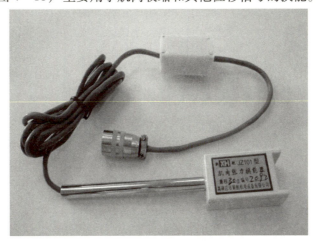

图4-18　张力换能器

1. 工作原理　张力换能器的工作原理与压力换能器相似。张力换能器的应变电阻粘贴在应变梁上，力作用于应变梁，使应变梁变形，应变电阻阻值改变，电桥失平衡；换能器将张力信号转换成电信号输出。量程可有0~5g，0~10g，0~30g，0~50g，0~100g不等。

2. 使用方法　用丝线将张力换能器的应变梁与实验对象相连，连接的松紧以丝线拉直且具一定的紧张度为宜，并使丝线与应变梁平面垂直（线与面垂直），选择适当的放大倍数，即可观察、记录。

3. 注意事项

（1）严禁测量超量程的负荷，以免损坏换能器。

（2）张力换能器应变梁口是开放式的，在实验过程中应防止液体滴入换能器内部。

（3）在使用张力换能器的过程中，应避免换能器的碰撞、摔打。

（4）需要进行定量观察时，要对张力换能器进行定标。

（三）呼吸换能器

呼吸换能器有绑带式呼吸换能器（图 4-19）和呼吸流量换能器（图 4-20）。

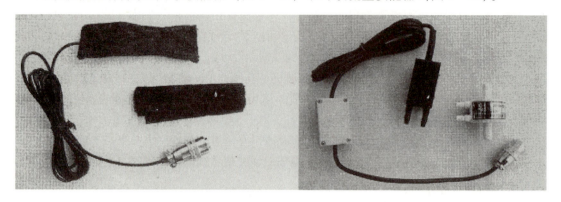

图 4-19　绑带式呼吸换能器　　　　　图 4-20　呼吸流量换能器

绑带式呼吸换能器的原理是采用一个压电晶体，当外力作用时，压电晶体就会有电流输出，再经放大器放大后，便能记录呼吸的变化。该换能器属发电式换能器，无需外加电源即可工作。使用时，用微力拉紧，缚于被测人体或动物的胸部。

呼吸流量换能器由一个差压换能器和一个差压阀组成，可以测呼吸波（潮气量），也可以测量呼吸流量。使用时要注意曲线代表的意义，需要时要先定标。

二、MSP-600 生物医学实验处理系统硬件面板介绍

（一）辨认系统硬件

MSP-600 硬件面板（图 4-21，4-22），前面有六个物理通道，其排列从左至右分别是 CH1、CH2、CH3、CH4、CH5 和 CH6 六个通道，六个通道输入端口采用七芯航空插座。触发：3 芯输入接口。记滴：3 芯记滴输入接口。刺激：3 芯刺激输出接口。监听：为普通输出接口。后面有声、光刺激：3 芯输入接口。还有 USB2.0 输出接口、220V 交流插座。

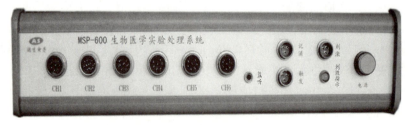

图 4-21　MSP-600 硬件面板（前面）

通道 1、2、3、4、5、6 输入接口可以直接连接引导电极，用以输入电信号，也可以连接张力或压力传感器，用来输入张力或压力信号。这六个通道的性能指标完全一样，因此它们之间可以互换使用。

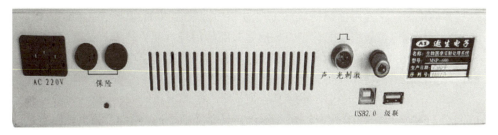

图4-22　MSP-600硬件面板（后面）

（二）开机、进行实验、关机

1. 开机

（1）开机前检查实验所用的传感器、信号输入线、刺激输出线是否连接在相应通道。

（2）开启实验台电源、显示器、计算机电源，计算机进入视窗操作系统，屏幕显示遨生生物医学实验处理系统MSP-600图案（图4-23）。

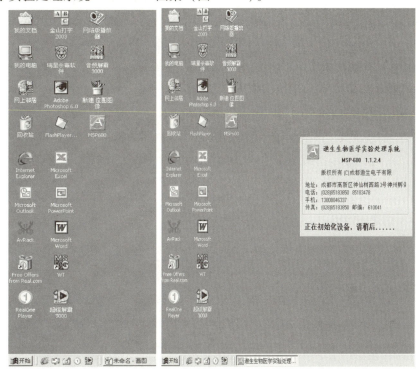

图4-23　MSP-600生物医学实验处理系统开机、程序初始化界面

（3）用鼠标左键双击MSP-600生物医学实验处理系统图案，软件进入MSP-600生物医学实验处理系统主界面。

2. 进行实验　实验过程一般包括实时实验和反演两个阶段。实时实验包括信号的换能、放大、采集、标记、数据处理和存贮，通过这一过程将生物信号转变为原始数据存于硬盘。标记是实时实验过程中对实验条件改变所做的便于反演时查找和永久记忆的记号，可采用通用标记和特殊实验标记两种：通用标记是以标记序号和标记符号（如箭头）组成的标记，特殊实验标记是以文字和标记符号组成的标记。反演是对原始信号再现的过程，在反演过程中对原始信号进行剪辑、提取，形成简洁的剪辑资料，便于打印和书写实验报告。实验过程中，应根据具体实验内容，选择相关操作（详见本章相关内容），进行实验。实验结束后，用鼠标左键单击软件主界面右上角"×"，或选中顶级菜单"文件"中"退出"，系统回到视窗界面。

3. 关机 按视窗操作系统要求关闭计算机、显示器、实验台电源。

三、MSP－600 生物医学实验处理系统的使用

打开计算机，进入 MSP－600 生物医学实验处理系统主界面。MSP－600 生物医学实验处理系统主界面如图 4－24 所示。

主界面从上到下依次主要分为：标题条、菜单条、工具条、波形显示窗口及时间显示区；从左到右主要分为：标尺调节区、波形显示窗口和分时复用区。分时复用区包括控制参数调节区、显示参数调节区和数据信息显示区 3 个分区，它们分时占用屏幕右边相同的一块显示区域，可以通过分时复用区顶端的 3 个切换按钮在这 3 个不同用途的区域之间进行切换。

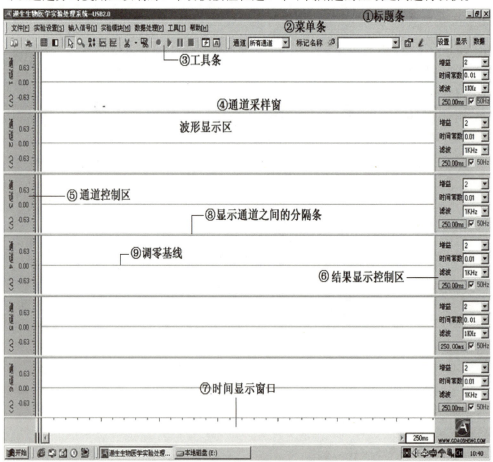

图 4－24　MSP－600 生物医学实验处理系统主界面

MSP-600 软件主界面上各部分主要功能清单参见表 4-1。

表 4-1　　　　MSP-600 软件主界面上各部分主要功能清单

名称	功能	备注
标题条	显示 MSP-600 软件的名称以及实验标题等信息	
菜单条	显示所有的顶层菜单项,可以选择其中的某一菜单项以弹出其子菜单。最底层的菜单项代表一条命令	菜单条中一共有 7 个顶层菜单项
工具条	常用命令的图形表示,使常用命令的使用变得方便、直观	共有 25 个工具条命令
刺激器调节区	调节刺激器参数及启动、停止刺激	包括 2 个按钮
刺激器设置	包括设置和程控	
标尺调节区	在数据反演时调节软件放大倍数。选择标尺单位及调节标尺基线位置	
波形显示窗口	显示生物信号的原始波形或数据处理后的波形	
显示通道之间的分隔条	用于分隔不同的波形显示通道,也是调节波形显示通道高度的调节器	6 个显示通道的面积之和相等
数据滚动条	用于实时实验和反演时快速数据查找和定位,反演时横向压缩或扩展波形	实时实验中显示简单刺激器调节参数
设置区	用于调整增益、时间常数以及滤波	
显示区	显示前景色、背景色、网格色和网格	背景等各种颜色
数据区	显示实验当前值、频率、最大值、最小值、平均值	

（一）生物信号波形显示窗口

1. 生物信号波形显示窗口的组成和调节　生物信号波形显示窗口有 6 个通道,可以同时观察 6 个通道的生物信号波形。实验时可以通过波形显示窗口之间的分隔条调节各个波形显示窗口的高度,由于 6 个波形显示通道的面积之和始终相等,当其中一个显示窗口的高度被调宽时,必然会导致其他显示窗口的高度变窄。

波形显示窗口高度调节的原则是:调节某一个显示窗口下部的通道分隔条以改变该窗口的显示高度,这种调节不影响该显示窗口上面显示窗口的大小,而只影响其下面波形显示窗口的高度,如果将本窗口的高度调窄,那么在该窗口被调窄的过程中紧挨着它下面的显示窗口的高度变宽;如果将本窗口的高度调宽,那么它下面显示窗口中离它最远的显示窗口的高度首先变窄,其次是次远的显示窗口。比如,我们调节 2 通道显示窗口下面的分隔条来变窄 2 通道显示窗口的高度,那么在 2 通道显示窗口变窄的同时,3 通道显示窗口的高度变宽;如果我们调节 4 通道显示窗口下面的分隔条使 4 通道的显示高度变宽,那么首先是 6 通道的显示高度变窄而不是 5 通道,直到 6 通道的高度变为零才会影响到 5 通道。

如果各个通道显示窗口的高度被调乱,这时可在任何一个显示窗口上双击鼠标左键,将该窗口变为最大化或者将其恢复到原始大小。在某一个通道显示窗口上双击鼠标左键，首先将这个窗口变为最大化，即其他显示窗口的高度均为零；然后，再在这个最大化的显示窗口上双击鼠标左键，将把所有的通道显示窗口恢复到初始大小。

2. 生物信号波形显示窗口的快捷功能菜单 在通道显示窗口中有一个快捷功能菜单可供选择。在信号窗口上单击鼠标右键时，软件将会完成两项功能：一是结束所有正在进行的选择操作和测量操作；二是将弹出这个通道显示窗口中所包含的快捷功能菜单。在这个快捷功能菜单中包含的命令大部分与通道相关，如果需要对某个通道进行操作，就直接在那个通道的显示窗口上单击鼠标右键弹出与那个通道相关的快捷菜单。

区域选择是指在一个或多个通道显示窗口中选择一块区域，并且该区域以反色方式显示。很多功能与区域选择相关，包括显示窗口快捷菜单中的数据剪辑和数据导出功能；另外，在进行区域选择的同时，软件内部还完成了选择区域参数测量和选择区域图形复制等操作。

（二）菜单栏

图 4-25 为 MSP-600 软件的顶级菜单条，它是相同性质命令的分类。

图 4-25 顶级菜单条上一共有 7 个菜单选项，它们是：文件、实验设置、输入信号、实验模块、数据处理、工具、帮助。

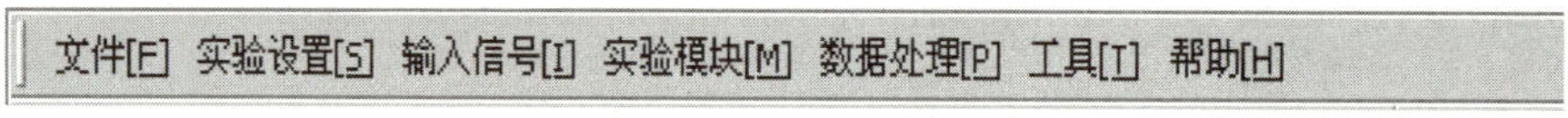

文件[F] 实验设置[S] 输入信号[I] 实验模块[M] 数据处理[P] 工具[T] 帮助[H]

图 4-25　顶级菜单条菜单选项

1. 顶级菜单条的操作原则 打开某一个顶级菜单项之后，其中有一些菜单项以灰色浮雕方式显示，这种以灰色浮雕方式显示的菜单项表示在当前的状态下这些菜单命令不能被使用。

打开某一个顶级菜单项之后，在该菜单的最下面有两个向下指的黑色小箭头，表明该菜单中有一些不常用的命令被隐藏。如果想看见这个菜单中所有的命令项，只需将鼠标移动到这两个向下指的小箭头上，菜单将自动展开以显示这个菜单上的全部命令。

2. "文件"菜单 用鼠标单击顶级菜单条上的"文件"菜单项时，"文件"下拉式菜单将被弹出。图 4-26 "文件"菜单中包含有打开数据文件、最近打开数据文件、保存配置、打开配置文件、最近打开配置文件、自定义实验模块、删除自定义实验模块、打印设置、打印和退出等 10 个命令。

3. "实验设置"菜单 用鼠标单击顶级菜单条上的"实验设置"菜单项时，"实验设置"下拉式菜单将被弹出。实验设置菜单中包括密码设置、监听、平滑滤波方法、调零设置、定标、肺通气量定标、触发显示反演设置等菜单选项（图 4-27）。点菜单选项可完成相应的功能。

4. "输入信号"菜单 该菜单在进入实时实验和反演状态时无效。用鼠标左键单击顶级菜单条上的"输入信号"菜单项时，"输入信号"下拉式菜单将被弹出（图 4-28）。"信号输入"菜单中包括通道 1、通道 2、通道 3、通道 4、通道 5、通道 6 六个菜单项，每一个通道选项含有二级子菜单。二级子菜单包括动作电位、神经放电、肌电、脑电、心电、慢速

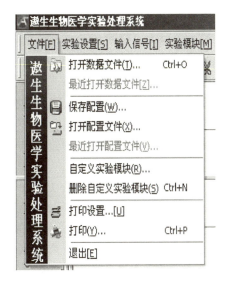
图4-26 "文件"菜单选项

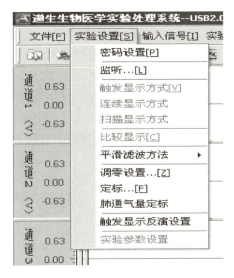
图4-27 "实验设置"菜单选项

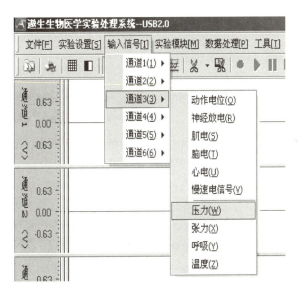
图4-28 "输入信号"菜单选项

电信号、压力、张力、呼吸和温度等选项供选择。

选定了一个通道的输入信号类型后,可以再通过"输入信号"菜单继续选择其他通道的输入信号,当本次实验所用的全部通道都选定后,使用鼠标单击工具条上的"开始"命令按钮,开始实验。

5. "实验模块"菜单 用鼠标左键单击顶级菜单条上的"实验模块"菜单项时,"实验模块"下拉式菜单将被弹出(图4-29)。该菜单中包含11组菜单项,它们分别是自定义实验模块、肌肉神经实验、泌尿实验、药理学实验、循环实验、病理生理实验、中枢神经实验、其他实验、感觉器官实验、呼吸实验以及消化实验。在每一组分类实验项目下又包含若干个具体的实验模块，选择某一组实验时（如呼吸实验），则会向右弹出一个包含于该组中的具体实验模块的子菜单，包含肺通气功能测定、膈神经放电、呼吸相关参数的采集与处理和呼吸运动调节等选项，可根据具体的实验从中选择一个实验模块。当选择了一个实验模块之后，系统将自动设置该实验所需的各项参数，包括信号采集通道、采样率、增益、时间常数、滤波以及刺激器参数等，并且将自动启动数据采样，使实验者直接进入实验状态。当完成实验后，根据不同的实验模块，打印出的实验报告包含有不同的实验数据。

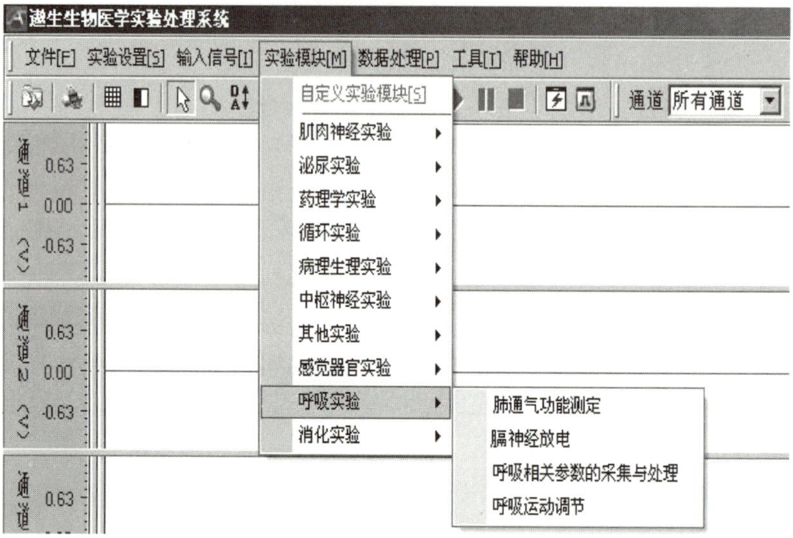

图4-29 "实验模块"菜单选项

6."数据处理"菜单 用鼠标左键单击顶级菜单条上的"数据处理"菜单项，"数据处理"下拉式菜单被弹出（图4-30）。该菜单中包含21组菜单项，它们分别是：微分，积分，频率直方图，面积直方图，频谱分析，序列密度直方图，非序列密度直方图，记滴趋势图，传导速度，叠加显示，计算直线回归方程，计算 PA2、PD2 和 D2′，计算药效参数 LD50、ED50，计算半衰期，t 检验，两点测量，区间测量，无创血压测量，细胞放电数测量，心肌细胞动作电位测量，血流动力学参数测量。

（三）工具条

整个工具条如图4-31所示，它位于顶级菜单条的下方，是一些常用命令的直观表现形式，一些命令与顶级菜单中的命令重复。

工具条上的每一个图形按钮被称为工具条按钮，每一个工具条按钮对应一条命令，当工具条按钮以雕刻效果的图形方式显示时，表明该工具条按钮不可使用，此时它对

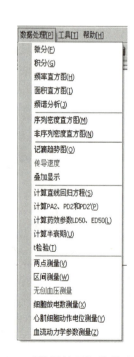

图4-30 "数据处理"菜单选项

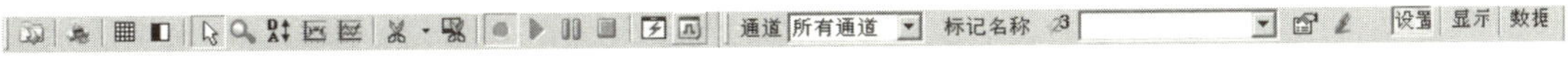

图 4-31 工具条

使用者的输入没有反应；否则，它将响应操作者的输入。

工具条上共有 23 个工具条按钮。这些命令（从左向右）分别代表着打开文件、打印、显示/关闭网格显示、黑/白背景色切换、时间轴放大/缩小、调整直流传感器偏差、两点测量、区域测量、数据剪辑、剪切单通道数据或剪切所有通道数据、图形剪辑、开始记录、实验采样/回放、暂停采样/回放、停止实验、刺激设置、开始刺激、通道（所有通道或通道1~6）、标记名称、特殊标记、设置（增益、时间常数和滤波）、显示（当前色、背景色、网格色和网格）和数据（当前值、频率、最大值、最小值和平均值）。下面将对一些主要工具条按钮命令做详细的介绍，实验时应用较多的是工具条命令而不是菜单命令。

打开文件按钮：该命令与"文件"菜单中的"打开"命令功能相同，请参阅"文件"菜单部分。打印按钮：该命令与"文件"菜单中的"打印"命令功能相同，请参阅"文件"菜单部分。显示/关闭网格显示按钮：该命令使波形显示区显示网格或网格消失。黑/白背景色切换按钮：该命令使波形显示区背景颜色呈黑色或白色。时间轴放大/缩小按钮。调整直流传感器偏差按钮。两点测量按钮：该命令与"数据处理"菜单中的"两点测量"命令功能相同，请参阅"数据处理"菜单部分。区域测量按钮：该命令与"数据处理"菜单中的"区间测量"命令功能相同，请参阅数据处理菜单部分。数据剪辑按钮：该命令代表数据剪辑功能。剪切单通道数据或剪切所有通道数据按钮：该命令代表剪切单通道数据或剪切所有通道数据。图形剪辑按钮：该命令代表图形剪辑功能。开始记录按钮："记录"命令是一个双态命令。当记录命令按钮的红色实心圆标记处于按下状态时说明系统现在正处于记录状态，否则系统仅处于观察状态而不进行观察数据的记录。实验采样/回放按钮：实时实验状态，选择该命令将启动数据采集，并将采集到的实验数据显示在计算机屏幕上；如果数据采集处于暂停状态，选择该命令将继续启动波形显示。在反演时，该命令用于启动波形的自动播放。暂停采样/回放按钮：选择该命令后，将暂停数据采集与波形动态显示；反演时，暂停波形自动播放。停止实验按钮：选择该命令，将结束当前实验，同时发出"系统参数复位"命令，使整个系统处于开机时的默认状态，但该命令不复位已设置的屏幕参数，如通道背景颜色、基线显示开关等。刺激设置按钮：该命令含有设置和程控两个选项，每个选项包含若干个二级子菜单（图 4-32）。开始刺激按钮：该命令键点击后，开始刺激。特殊标记按钮。

设置按钮：点击设置按钮使各通道右侧（设置按钮下方）依上而下出现增益、时间常数和滤波 3 个一级选项,每个选项又有若干个二级选项(图 4-33)。①增益调节旋钮。增益调节旋钮用于调节该通道增益档位。具体的调节方法是:在增益调节旋钮上单击鼠标左键将增大一档该通道的增益,而单击鼠标右键则减小一档该通道的增益。增益调节旋钮在实时实验和数据反演过程中所起的作用不同。在实时实验过程中,这个旋钮的作用是调节系统的硬件增益;在数据反演的状态下,进行的是实验波形的软放大,此时,虽然存贮的原始波形数据大小并没有改变,但是通过调节屏幕映射方式,从而实现波形的放大或缩小。②时间常数调节旋钮。时间常数调节旋钮用于调节时间常数的档位。具体的调节方法是:在时间常数调节旋钮上单击鼠标左键将减小一档该通道的时间常数,而单击鼠标右键则增大一档该通道的时间常数。时间常数调节旋钮下的时间常数显示区将显示时间常数的当前值。在数据反演时,该调节旋钮不可调节。③滤波调节

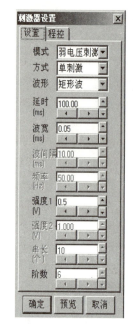

图 4-32　刺激设置按钮下拉式菜单选项

旋钮。滤波调节旋钮用于调节高频滤波的档位。具体的调节方法参见时间常数调节旋钮的调节方法。在数据反演时,该调节旋钮不可调节。

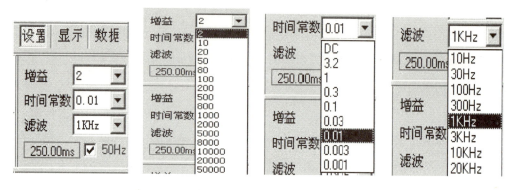

图 4-33　设置按钮下拉式菜单及相应的二级子菜单

显示 显示按钮:选择该命令,可选择实验通道背景色、前景色网格色和网格等(图 4-34)。①前景色选择。在"前景色"文字的右边是一个前景色选择列表框,在列表框中显示的颜色块代表波形曲线当前正在使用的颜色,如果改变波形曲线颜色,单击前景色列表框右边向下的箭头,这时会出现一个颜色列表供选择。可以用单击鼠标左键的方法从中任意选择一个颜色按钮,选定的新颜色将成为波形曲线新的显示颜色。如果不满意于这些列举的颜色,可以选择颜色选择列表框最下面的其他按钮,选择其他颜色。②背景色选择。在"背景色"文字的右边是背景色选择列表框,在列表框中显示的颜色块代表该显示通道背景的当前使用颜色,改变背景颜色的方法与改变前景颜色的方法相同。③网格色选择。在"网

格色"文字的右边是网格色选择列表框,在列表框中显示的颜色块代表该显示通道网格色的当前使用颜色,改变网格颜色的方法与改变前景颜色的方法相同。④网格选择。在"网格"文字的右边是网格选择列表框。这里有几种网格供选择,可以从中选择一种作为窗口背景中新的网格类型。在选择网格的颜色和类型时应注意尽量使其不显眼,以免影响波形曲线的观察。

数据 数据按钮:选择该命令,可得到实验当前值、频率、最大值、最小值和平均值(图4-35)。

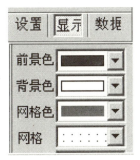

图4-34　显示按钮下拉式菜单

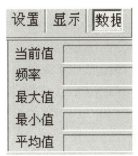

图4-35　数据按钮下拉式菜单

(四)注意事项

1. 实验前应仔细阅读实验指导。
2. 防止液体滴溅到仪器上而损坏仪器,保持实验台面及地面干燥。
3. 实验台面及地面应尽量减少动物绒毛。
4. 仪器应良好接地。

第四节　微循环显微仪的使用

一、微循环基础知识

微循环是指微动脉和微静脉之间的毛细血管的血液循环,其基本功能是实现物质交换。微循环在生理学、病理学和临床医学中都占有重要的地位。在生理状态下,几乎所有组织器官的物质代谢、功能发挥都以良好的微循环作为保障;在病理状态下,疾病的发生会导致局部或全身出现一定程度和形式的微循环障碍,在病理研究中往往与微循环的异常改变相结合;在临床医学中,大多数药物治疗作用的发挥都是通过微循环来实现的。

1665年意大利医生在人的甲床观察到了微血管,1823年Von Purkinje首次尝试使用显微镜来研究甲床微血管,直至上个世纪初临床上才开始正式使用显微镜来研究人体皮肤毛细血管。上个世纪60年代初我国科研人员首次获得人体手指甲襞微循环结果。

外周微循环检查的部位很多,包括甲襞、唇、舌尖、球结膜等,其中以甲襞微循环最为常见。

（一）人体指/趾甲襞微循环

1. 基础知识 覆盖在指/趾甲根部的皮肤皱褶称为甲襞，其表面的鳞状上皮细胞中含有皮肤真皮突起所形成的乳头，一般每一乳头区都有一支呈袢状的毛细血管，称为毛细血管袢。毛细血管袢正常状态时多呈发夹状（图4-36），由较细的输入支、较粗的输出支以及袢顶组成。血流从输入支基底部流入后经过袢顶然后从输出支基底部流出。甲襞微循环检查能够观察的深度可到达乳头下静脉丛（图4-37）。

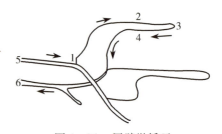

图4-36 甲襞微循环
1. 毛细血管前括约肌；2. 毛细血管袢输入支；
3. 袢顶；4. 毛细血管袢输出支；
5. 细动脉；6. 细静脉

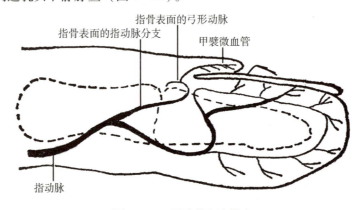

图4-37 甲襞的血液供应

甲襞微循环中存在多种类型的短路（图4-38），这些短路对神经-体液调节比较敏感，在调节局部微循环的血流量和功能、代谢等方面有着重要的作用。这些短路有的可以通过显微镜进行活体观察，有的需要经过微血管铸型才可见，另外还有一些只能在组织切片上观察到。人体甲襞微循环的形成有一个过程，绝大多数刚出生的婴儿没有典型的毛细血管袢，其局部血管呈网状，随着生长发育，到半岁至1岁左右其毛细血管袢才逐渐发育至成熟，而甲襞微循环的发育要到6岁左右才能够达到成熟。

2. 检查

（1）主要器材：①光学系统：冷光源、光导纤维、微循环显微镜。②摄影装备：摄像头以及专用图像接口卡。③分析系统：计算机、打印机以及甲襞微循环分析软件。④手指固定架：在活体观察时采用固定架可以消除颤动，便于观察。⑤香柏油：在观察部位涂香柏油的目的有两个：第一，可以透明皮肤；第二，帮助光线折射。

（2）主要指标：常规检查一律用左手无名指，手自然放松，且与心脏保持同一水平，在安静状态下涂香柏油后观察。一般情况下尽量不要洗手，避免观察局部的涂擦。观察指标包括管袢的形态、管袢的血流状态、管袢周围的变化以及管袢对刺激的反应等方面，具体如下：①清晰度：观察并分类计数甲襞第一排管袢中10根毛细血管袢的清晰度。生理状态时

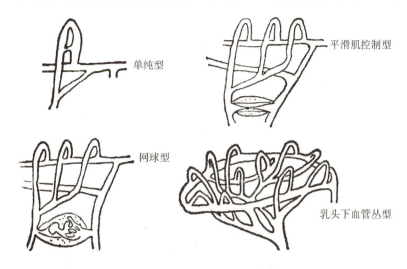

图 4-38 甲襞微循环短路类型

管袢轮廓清晰，约占 85% 以上；病理状态时毛细血管发生被动的挛缩、扩大或者水肿渗出，管袢轮廓会模糊甚至消失。② 排列：观察甲襞第一排管袢排列状况，每例检查 10 个视野。生理状态时甲襞第一排毛细血管排列整齐；病理状态时可因为痉挛或血管变形而出现管袢排列紊乱甚至完全不规则。③ 外形：观察并分类计数 10 根毛细血管袢的外形。生理状态时的管袢外形大多呈"发夹型"；病理状态时会出现异型（如交叉型）。随着年龄的增长，正常人异型管袢的比例会增多，健康人正常管袢约占 80% 以上。④ 数目：即每毫米长度内毛细血管的数目，在不同视野内重复测定 3 次，取平均值。健康人均值范围为 6~12 支/mm。⑤ 长度：是指管袢基底部到袢顶的全长。测量第一排毛细血管中连续 3 根管袢的长度，取平均值。健康人正常管袢长度为 0.11~0.29mm。⑥ 管径：测量输入支、输出支的平均管径。测量连续 3 根管袢中部的管径，取平均值。健康人输入支均值为 $9.16 \pm 0.95 \mu m$，输出支均值为 $12.04 \pm 1.59 \mu m$。⑦ 袢顶宽度：是指袢顶左右两侧切线间的距离，测量 3 支袢顶的宽度，取平均值。健康人袢顶宽度值为 0.043~0.047mm。⑧ 血液流态：观察第一排毛细血管连续 10 根微血管内的血流状态。生理状态时血液流态均匀，呈线状；病理状态时随着病情严重程度可以相继出现：红细胞聚集，血液流态呈粒状或絮状；血液聚沉，血液流态呈泥状；血管内凝血，仅能见到暗紫色粗细不均的血管内容物。⑨ 血色：是反映血液含氧饱和度的指标，生理状态时呈鲜红色，病理状态下可出现紫红、暗红等。观察 10 根微血管内的血色。⑩ 其他：血流速度，主要是指红细胞流速，观察 3 段不同血管的血流速度，其中毛细血管流速约为 0.4mm/s，细静脉约为 0.9mm/s，细动脉约为 1.7mm/s；渗出，管袢周围渗出时常伴有管袢清晰度降低和数目的减少；出血，以管袢顶上部最为常见。随着时间延长，所出血液可由鲜红色逐渐变为紫红色或黄褐色。值得注意的是，外伤性出血和病理性出血其特点不同（表 4-2）；乳头，在生理状态时呈一排波浪形圆丘，在病理状态下可出现波浪形圆丘消失或变直。

表 4-2　　　　　　　　　　　　外伤性出血和病理性出血的鉴别

	外伤性出血	病理性出血
病因	以局部外伤为主	有一定病因
形态	不规则	三角形、半月形、帽状或串珠状
部位	不固定	一般在袢顶部
特点	一般无	常有管袢的扩张、膨大、瘀血

（二）人体球结膜微循环

1. 基础知识　人体眼球结膜位置表浅，表面有不少血管分布。在球结膜的上下左右各分布着肉眼能够见到的 1~2 根小动脉和小静脉，小动脉和小静脉走行中分支成并行的细动脉和细静脉，其分布均匀、数量不多。其中细动脉的走形较直，细静脉的走形稍微弯曲，形成波浪，且外形自然柔和。毛细血管呈网状，微动脉和微静脉近似平行，但血流方向相反，微动脉流速比较快，微静脉流速比较慢。人体眼球结膜微循环具有以下特点：

（1）眼球结膜微血管表浅、清晰度高，能够比较全面地观察到各种血管。

（2）眼球结膜底色比较白，微血管中红细胞与底色间反差比较大。

（3）眼球结膜中有眼内的各种分泌液，它不仅能够起到湿润作用，还能够移除因光照而产生的微热。

（4）眼球结膜直接与外界接触，容易受到各种外因的影响。

2. 检查

（1）主要器材：①光学系统：冷光源、光导纤维、微循环显微镜或眼科裂隙灯显微镜。②摄影装备：摄像头以及专用图像接口卡。③分析系统：计算机、打印机以及球结膜微循环分析软件。

（2）主要指标：检查时应对球结膜各部位的微循环做一个全面的观察之后再选一个部位做具体的观察，视野应该选择浅层血管和深层血管不重叠处来观察。常用的观察指标包括微血管的形态、微血流动态、微血管周围的变化等方面，具体如下：①走行：生理状态时细动静脉、小动静脉并行排列，走行较直；病理状态时微血管可出现明显的扭曲、盘绕，甚至打结。②管径：即细动静脉管径的比例，正常值为 1:2 左右。③外形：生理状态时的管袢外形大多呈网格状，外形光滑，管径均一；病理状态时管袢外形粗细不匀、边缘不光滑可呈锯齿状。④数目：颞侧每毫米长度内浅层细动静脉和毛细血管数。⑤结构：生理状态时微血管呈树枝状结构；病理状态时呈网格结构。⑥囊状扩张：一处或者多处的囊状扩张与血管相连，易发生在集合毛细血管。⑦瘤样膨大：是指微血管局部膨隆呈瘤状，无血管相连，鼻侧多见。⑧血色：生理状态时呈鲜红色，病理状态时可呈暗红色、紫红色、灰色等。⑨血流速度：主要是指红细胞流速。⑩渗出与出血：球结膜微血管周围有渗出时微血管轮廓会变模糊；而微血管周围出血的好发部位在毛细血管和细静脉处。

(三) 人体舌尖微循环

1. 基础知识

(1) 舌乳头：舌是一个肌性器官，有丰富的血管、神经及淋巴组织，而舌苔和舌质的变化与微循环有密切关系。舌的表面层为黏膜层，在黏膜层下有一层结缔组织叫固有层，其中有丰富的血管、神经、淋巴管及舌腺管等穿行。在舌背的固有层向上皮伸入，形成很多大小不等的真皮乳头。舌乳头按其形态、大小和分布部位，可分为丝状乳头、菌状乳头、叶状乳头和轮廓乳头，其中丝状乳头数目最多，体积最小，遍布于舌体背面。研究发现，舌菌状乳头与舌质的形成密切相关，而舌丝状乳头与舌苔的形成密切相关。丝状乳头呈圆锥形，尖部多向后倾斜易于弯曲，高 0.5～2.5mm，其表面为角化的鳞状上皮细胞，经常有剥脱，如角化上皮剥脱缓慢，镜下观察呈棉桃、佛手、鸡冠等形状。菌状乳头数目较少，但体积较大，分布在丝状乳头之间，主要位于舌尖部。菌状乳头圆而肥大，乳头蒂短而细形似蘑菇，肉眼所见为红色圆点，高 0.7～1.8mm，直径 0.62～0.73mm。菌状乳头表面为复层鳞状上皮，皮表面未形成突起，上皮较薄，一般无明显角化层，呈透明状。

(2) 舌的血管：舌动脉分支有舌下动脉、舌背动脉和舌深动脉；舌的静脉有舌背和舌深静脉两组回流。与舌微循环联系紧密的是舌深动脉和舌深静脉。舌深动脉在舌下纵肌及舌下面黏膜之间同舌神经同行，至舌尖与对侧同名动脉末梢吻合。舌深动脉沿途发出分支，在舌内构成丰富的毛细血管网，沿肌束延伸扩展到黏膜表面和舌乳头，因此舌尖部观察舌乳头的微血管状态清晰可见。舌深静脉始自舌尖紧贴舌下面的黏膜向后行，在近舌骨肌前缘与舌下静脉相汇合，与舌下神经伴行于舌骨舌肌表面、颌下腺的深面，最后注入面总静脉或颈内静脉。

2. 检查

(1) 主要器材：①光学系统：冷光源、光导纤维、微循环显微镜。②摄影装备：摄像头以及专用图像接口卡。③分析系统：计算机、打印机以及舌尖微循环分析软件。④其他：主要包括下颌托、玻璃片、舌尖固定架。

(2) 主要指标：舌微循环不同于甲襞微循环和球结膜微循环，舌的解剖特点和微血管构型等方面均不同于甲襞微循环和球结膜微循环。舌的微血管基本上都包埋在舌的各种乳头内，舌乳头的上皮层与舌微血管互为表里、关系密切。因此，舌尖微循环检查指标通常包括舌乳头状态、微血管形态、血流状态、微血管周围状态等 4 个方面的变化，具体如下：①清晰度：观察并分类计数 10 根微血管袢的清晰度。生理状态时管袢轮廓清晰，约占 90% 以上；病理状态时毛细血管管袢轮廓会模糊甚至消失。②舌乳头数：单位面积内菌状乳头和丝状乳头的数目，取 3 个不同视野，取平均值，单位为个/mm^2。③舌乳头内微血管丛形态：分类计数 10 个微血管丛。生理状态时多呈现出树枝形和花瓣形，约占 70%；病理状态下以发团形、鹿角形、网孔形等异常形态为主。④管袢数目：是指每个舌乳头中微血管管袢的数目，单位为支/丛。选择管袢清晰的微血管丛，计算每个乳头血管丛中的管袢数目。菌状、丝状乳头各取 3 个微血管丛，取平均值。⑤菌状乳头管径：包括输入支、输出支、细静脉和细动脉的管径。⑥菌状乳头横径：是指与微血管丛垂直的乳头最大横径，单位为微米。

观察菌状乳头3个，取平均值。⑦血色：分类计数10根管袢血色。生理状态时呈鲜红色，病理状态时可呈淡红色、暗红色等。⑧血流速度及状态：观察3段不同血管的血流速度，取平均值。健康人平均血流速度约为0.5mm/s。生理状态时流速快，呈线状；病理状态时流速会减慢，呈粒状、絮状或者淤滞状态。⑨渗出与出血：有渗出时微血管轮廓会变模糊；管袢顶部可以出现点状、片状、帽状、串珠状出血。

3. 注意事项

（1）舌尖与玻片的接触面积不宜过大，轻抵玻片即可，过多的压迫会影响微循环。
（2）舌尖与玻片之间不能有气泡。
（3）可上下嘴唇轻轻闭拢，固定舌的前部，防止舌尖颤动。
（4）避免牙齿咬舌影响微循环。

（四）人体口唇微循环

1. 基础知识 口唇黏膜下的微血管来源于颜面部动脉的分支，该分支从黏膜下组织穿过黏膜肌层到达黏膜基底部时分出毛细血管管袢。口唇不同部位的微血管不同，其中近中线处黏膜血管较少且短，黏膜下的动静脉比较容易看到，而其他部位的微血管管袢较长。在微循环观察时，可以观察上唇黏膜也可以观察下唇黏膜。

2. 检查

（1）主要器材：一般使用舌尖微循环观察的全套器材，也可以采用眼科裂隙灯。
（2）主要指标：同甲襞微循环。

二、微循环显微仪在中医研究中的应用

（一）诊法

1. 色诊 在对健康和复发性口腔溃疡者口唇微循环检测中发现：易患复发性口腔溃疡者口唇微循环指标的异常改变率高于正常人，其输入支、输出支、管袢顶较正常人略细，迂曲及螺旋形血管所占比例较多，即使是发夹形的管袢，其顶端也有许多呈现尖顶样改变，犹如一个个小于5°的锐角形。

爪甲虽然位于人体四肢部末端，为皮部之附属，但爪甲是十二经脉起止交接的枢纽，是经脉气血交接之处，因此观察爪甲下血络色泽变化可以诊断气血的盛衰和运行情况，有助于判断疾病的性质。在对淡红、淡白、深红和青紫四类爪甲色者进行甲襞微循环的观察中发现：与正常淡红色爪甲相比，淡白、深红和青紫爪甲均有不同程度的甲襞微循环障碍及特有的病理特点。淡白色爪甲是血虚证或气血两虚证的重要指征，其甲襞微循环以微血管袢长度、管径、管壁均短小纤细，微血管内压力减退，而微血流速度减慢等为特点，提示气血亏虚，心肌收缩功能下降，每搏输出量减少，机体多部位处于微循环低灌注状态。爪甲深红是里热炽盛的指征，其甲襞微循环以微血管袢开放增多，管袢增长、扩张，微血管内压力增加，微血流速度加快等为特征，提示内热亢盛，局部或机体的代谢亢进，使每搏心输出量明显增加，血管充盈加大加快。爪甲青紫是阳虚寒凝或气滞血瘀之指征，其甲襞微循环以管袢

痉挛、短缩，管壁增厚，血管内压力增大，流速显著减慢等为特点，提示由于寒性收引或气血失运等原因，致使血管弹性减退，外周阻力增加，血管的充盈速度减慢，脉络瘀阻，血行不畅。

2. 舌诊　《内经》中已有关于舌诊的记载。舌诊属于中医学望诊的范畴，在中医学理论体系及临床诊疗实践中占有举足轻重的地位。中医学认为人体五脏六腑均与胃气相通，并通过胃气上蒸于舌，附着于舌之表面形成舌苔，而舌体本身通过经络直接或间接地和五脏六腑相联系。随着现代微循环研究的深入，利用现有的微循环观测仪可清晰地看到舌体乳头的外形及其血管分布，为舌尖微循环研究提供了便利的条件。研究发现：正常人淡红舌的舌尖蕈状乳头微循环图像清晰，微血管丛构形大多呈树枝状，微血管袢的外形完整，血色鲜红，微血流速度较快，流态呈线状；淡白舌的微血管丛数目减少，微血管袢的管径变细，血色淡红，微血管袢周围出血、渗出比较明显，常可见舌乳头肿胀；红绛舌的舌尖蕈状乳头横径较大，微血管丛中血管袢数目增多，异形血管丛较多，血色鲜红；青紫舌的异形血管丛增多，血色暗红，血流速度明显减慢，呈絮状或者泥沙状，管袢周围常见出血、渗出。舌质由淡红色逐渐向红绛、青紫转变的过程中，其舌尖微循环障碍也逐渐加重。

3. 脉诊　现代研究认为脉象的形成与心脏、血管以及血液等因素密切相关，而微循环的改变是各种脉象形成的一个重要原因。在对几种常见脉象的研究中发现：甲襞微循环管袢的底色、清晰度与脉象改变没有显著关系，但畸形管袢数目的多少与脉象的改变却有一定关系，平脉畸形管袢的数目最少，不超过10%。与脉象改变关系最大的是血流状态的改变，平脉的血液流态几乎均为正常的线状流动，如抖绸布，迅速而有节奏，而异常脉象都有不同程度的血液流态改变。

（二）辨证

1. 八纲辨证　研究发现，虚证和实证患者舌微循环改变明显。虚证者舌乳头直径显著变小，丝状乳头多，多数乳头边缘不清晰，苍白无血管乳头占30%以上；乳头上皮层出现分隔及角化层增厚；管袢数目减少，血管管袢变细、变短；血流观测不清；舌乳头微血管周围渗出明显。实证者舌乳头直径变大；乳头上皮层变薄；管袢数目增多，粗细不均或管壁边缘不齐；管袢顶扩张，血管壁有囊状扩张或血管瘤；血流呈粒缓流或红细胞中度聚集；可见微小血栓形成或者乳头出血。而阳虚证和阴虚证者甲襞微循环障碍明显。阳虚证者甲襞皮肤血管袢相对深藏而隐晦、血流速度减慢、管袢数目减少、管袢变短、管径较细。阴虚证者管袢相对清晰、血流速度较快、管袢数目增多、管袢较长、管径较粗。

2. 气血津液辨证

（1）气虚证：甲襞微循环可见管袢数目减少、轮廓模糊、长度缩短、张力差，血色淡红、暗红，流态呈断线状，发夹型管袢减少，扭曲状管袢增加，血流速度减慢，血流流量降低。

（2）血虚证：管袢色泽以淡红色为主，充盈度差，血液流态多呈虚线状，血流速度中等。

（3）气血两虚证：管袢的张力、充盈度均较差，数目减少，血液流态多不清，血流速度慢。

（4）气滞证：可见管袢排列欠整齐，乳头下静脉丛多数显露，血色稍暗，血流缓慢。

（5）血瘀证：血瘀证是中医学对于循环和代谢障碍一类疾病的独特病理概念。临床研究表明，血瘀病人做外周循环检查时，发现有多种不同程度的微循环障碍存在。主要包括：第一，微血管痉挛：如甲襞微循环观察可见到血管数目减少，甚则模糊不清，长度缩短，血管口径变狭窄，有时毛细血管管径粗细不匀，呈串珠状改变，血流减慢，有时呈断线流甚至血流消失。第二，微血管畸形、血液瘀滞：可见血流缓慢，血液呈粒状流或慢粒流，甚至发生停滞，微血管袢顶端有扩张、血液积聚。血瘀证患者在各部位微循环检查中，均可见到异形微血管增多，常超过30%以上，在某些情况下异形数目与血瘀程度有一定关系；球结膜微循环可出现明显的微血管迂曲或呈螺旋形，有时呈囊状改变。第三，血细胞聚集、微血管阻塞：可见明显的血细胞聚集，血液流态多呈絮状、粒状或虚线状；严重时可发生微血流"淤泥化"和血管内凝血，导致血管阻塞。第四，微血管周围渗出及出血：多见于甲襞微循环和球结膜微循环；甲襞微循环中，出血常发生在管袢顶端呈帽状，新鲜出血在近端，陈旧出血移向远端；球结膜微循环中，出血形状各异，大小不等。

3. 脏腑辨证 研究发现，肾阴虚和肺阴虚者甲襞微循环管袢数目增多，底色多为深红色。肾阳虚者管袢数目减少，底色多呈浅黄色。脾虚证者甲襞微循环中管袢数目明显减少，排列不整，管袢轮廓模糊不清，管袢周围渗出、水肿，血流速度明显减慢，红细胞聚集明显。肝阳化风证甲襞微循环改变主要表现为管袢数目减少，输入支变细，管袢延长，流速缓慢，管袢周围渗出明显；其球结膜微循环的改变主要为血管弯曲、粗细不均、边缘不齐、囊状扩张及血管瘤多见，血流速度变慢，红细胞聚集及白色微小血栓多见。脾肾阳虚证水湿内停可见血管充盈不足，管袢扩张，管袢周围明显渗出或管袢痉挛，畸形管袢增多。

4. 卫气营血辨证 有学者从微循环角度探讨温病卫气营血的证型，在甲襞微循环观察中发现温病卫分证、气分证、营分证和血分证患者微循环都存在不同程度的病理障碍，且微循环障碍的程度随卫、气、营、血证候的演变而愈趋严重。从而认为，微循环功能障碍是温病卫气营血不同证型的病理、生理学基础之一，是温病过程形成"热"、"厥"、"瘀血"的重要原因。

（三）经络

经络学说是中医学理论的重要组成部分，各项研究表明微循环与经络的结构及功能存在相似之处，微循环血流量能够反映经络的部分功能。通过观察督脉循行线上及其左右两侧旁开对照点的微循环血流灌注量发现，正常人无论是皮表还是皮下1~2cm深度，督脉线下组织中的微循环血流灌注量均高于其两侧旁开对照点。督脉循行线下深部组织中的微循环血流灌注量要高于两侧非经络对照部位，深度在皮肤至皮下2cm之间。以十二经脉作为研究对象，以微循环血流量作为观察指标，发现在正常状态下经穴的血流量显著高于经穴旁开部位和在经非穴部位，说明穴位是微血管开放的集中点。在针刺过程中观察到，随着激发时间的延长，十二经脉的微循环血流量相应增加，且具有循经趋势。上述研究表明，经脉线上与非经脉线上、经穴与非经穴的微循环血流灌注量存在差异，经脉与经穴的微循环血流量要高于非经非穴，而且针刺可以增加微循环血流量。

（四）针灸

实验证实，针灸治疗能改善甲襞及口唇微循环，使输入、输出支管径增大，管袢数增加，血流速度加快，袢周异常减少，出血消失。观察针刺委中和阳陵泉前后腰部皮肤微循环血流量变化及血流分布情况，结果发现针刺委中和阳陵泉后腰部整个区域的皮肤血流量与针刺前比较均显著升高。研究表明，艾灸八邪穴和三阴交穴可明显改善甲襞微循环，降低红细胞集聚，增加血流速度，改善机体血液运行。

第五节　脉象仪的使用

《黄帝内经》记载："善诊者，察色按脉，先别阴阳。"脉象反映了人体脏腑气血的盛衰和邪正消长的情况。诊脉是中医了解病情、诊断疾病的重要手段和方法，是中医最具特色的学术方法。为了继承和发扬传统中医学，促进脉诊的应用和发展，国内外越来越多的学者利用脉象仪再现脉搏搏动，研究中医脉象客观化，并取得了不少研究成果。

一、脉象仪基础知识

（一）脉象仪

1860年法国的Vierordt制造了第一台杠杆式脉搏描记仪，使脉图研究由示意图阶段进入示波图阶段。20世纪50年代，研究者将杠杆式描记器引入中医脉诊研究，人们开始通过描记桡动脉脉搏图对多种脉象进行脉图描记和分析。但是由于技术水平有限，描记出的脉图不清晰，甚至失真。直到上个世纪70年代中期跨学科脉象研究协作组的出现才使得中医脉象仪研究进入新阶段。

脉象仪的结构一般分为3个部分，即传感器、放大器和输出电路。其中传感器代替医生的手指，获取桡动脉脉搏信息；放大器的作用是将传感器获得的压力信号放大；输出电路与显示器相连，把放大后的电信号输送到荧屏显示或者在纸条上描记作终端记录。

1. 传感器　几年来国内已经研制出许多性能各异的脉象仪，比如MX3C型、MX811型、MTYA型、BYS14型四导脉象仪等。他们的主要区别在于传感器以及传感器的分布情况。根据传感器的工作原理可以将其分为4种：

（1）压力传感器：通过感受脉搏动处压力的变化来描记脉搏图。

（2）光电传感器：通过感受脉管容积的变化来描记脉象。

（3）传声器：利用声学原理，拾取由脉搏引起的振动，即听信号。

（4）超声多普勒检测技术。

传声器、超声多普勒技术等非接触式脉象检测方式与中医指压切脉的特点不相符合，在数据采集中虽然能够清楚地反映血流等信息，但是与中医师感受的脉象之间存在着很大的差异，难以正确反映中医脉象的特征。

2. 探头 寸关尺三部九候信息的同步探测是中医脉诊客观化一直追求的既定目标。经过长期的研究，脉象仪传感器的探头由单点式发展到多点式和阵列式，出现了双探头复合式脉象传感器、三探头传感器、点阵式压力传感器等。天津医疗器械研究所设计出7个探头式的脉象换能器，它能够均匀地对脉道加压以获得脉道粗细的图像，这一尝试对开展多路脉象检测研究有很大的启发。汤伟昌等研制了多路换能器，不但能够检测到普通换能器所能检测到的脉象信息，还能检测到脉象宽度方面的信息。

（二）脉图

1. 脉搏形成 中医学认为脉为血府，贯通全身，然后汇于两手寸口之处，气血是脉象形成的物质基础；心主血脉，随着心脏节律性地收缩和舒张，动脉内的压力也一升一降，从而引起血管壁相应地出现一次扩张和回缩的搏动，称为脉搏。脉搏波是由心脏射血活动引起的血液和血管壁的振动波叠加而成，这一振动波最初在主动脉根部形成，然后沿着动脉树迅速向外周血管传播，成为各部分脉搏的表现波。动脉脉搏波的形态可因描记的部位而有变化，但一个完整的桡动脉搏动周期一般都包括6个组成部分（图4-39）。

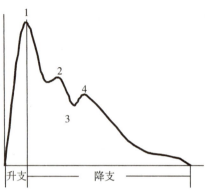

图4-39　桡动脉脉搏波形
1. 主波；2. 潮波；3. 降中峡；4. 重搏波

（1）升支：脉搏波形中由基线至主波峰顶的一条上升曲线，是心室的快速射血时期。

（2）降支：脉搏波形中由主波峰顶至基线的一条下降曲线，是心室射血后期至下一次心动周期的开始。

（3）主波：主体波幅，一般顶点为脉图的最高峰，反映动脉内压力与容积的最大值。

（4）潮波：即重搏前波，位于降支主波之后，一般低于主波而高于重搏波，反映左心室停止射血，动脉扩张降压，为逆向反射波。

（5）降中峡：即降中波，是主波降支与重搏波升支构成的向下的切迹波谷，表示主动脉静压排空时间，为心脏收缩与舒张的分界点。

（6）重搏波：是降支中突出的一个上升波，为主动脉瓣关闭、主动脉弹性回缩波。

2. 脉图的形式 主要有图解式、示意图式、脉搏波式和声像脉搏图式4种。

（1）图解式：《脉经》中所记载的"手检图"是最早的脉图记载，它是古代医家对脉象客观化的伟大尝试。图解性质的脉图旨在说明脉理，在解释方法等方面有形象具体、简单明了、便于推广的优点，对于初学脉诊的人有着重要的意义。一般情况下，这种形式的脉图多为方图或圆图。

（2）示意图式：脉搏的示意图是古人在用语言文字对脉象作客观描绘基础上的进一步发展。他们试图做到把脉搏尽量表现得形象客观，但是这类图仍然是凭借经验体会所作的形象描绘。目前最早可见的脉图出现在宋代施发的《察病指南》中（图4-40）。近年来，国内出版的脉诊专著中也有不少脉搏示意图，这对于提高教学有着重要的效果，但是在脉诊客观化方面所起作用不大。

（3）脉搏波式：利用传感器通过将脉搏搏动信号转变为电信号，从而实现脉图的客观描记和分析。脉搏波式图主要表述的是脉动应指的形态，即在一定的取脉压力下，指感随时间变化的特征，与脉象的紧张度、流利度、均匀度等有关系，反映了各种脉象的特征。

（4）声像脉搏图：随着研究的深入，发现动脉脉搏所发出的信息除了压力搏动外，还包括血管管腔容积、血液流速、脉管三维运动等信息。利用医学超生显像技术能够弥补压力脉图的不足，使脉图的研究进入声像脉图的领域。

3. 脉图要素 任何脉象都具有深浅、至数、节律、粗细、长短、强弱、硬度和流利度8个方面的特征，即位、数、形、势4种属性，在对脉象的描述中我们常用这4种属性对其进行分析和归纳。

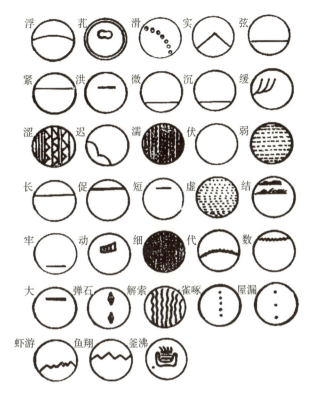

图4-40 《察病指南》脉象示意图

（1）脉位：是指脉搏位置的深浅。脉图可以通过由25~250g之间的10个等级取法压力（P）下脉图主波幅度（h_1）的变化趋势来说明（图4-41）。通常横坐标代表压力，而纵坐标为主波幅度，在平面图中描记出压力-主波幅度的趋势曲线图。其中平脉的压力在100~175g范围，其压力-主波幅度（$P-h_1$）趋势曲线呈正态。

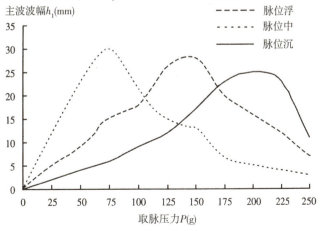

图4-41 脉位$P-h_1$曲线图

（2）脉数：是指脉搏的至数和节律。在脉图中采用脉动周期 t 值来表示每分钟脉搏的至数，一般取连续 5~10 个脉动周期的平均值表示，平脉的 t 值在 0.6~1 秒之间；采用动脉周期 t 值的差异来表示脉搏的节律，平脉的 t 值在各周期之间基本相等，相差小于 0.12 秒。

（3）脉形：是指脉形的粗细、长短，脉管的硬度以及脉搏往来的流利度。平脉脉图的脉形特点包括：各波群形态正常，寸关尺部图形差异不明显；呈三峰波，主波、潮波、重搏波依次递降；上升支直立，上升角为 80°~87°，t_1 值在 0.07~0.11 秒；主波角圆滑稍锐，角度在 19°~42°之间，$h_5 < 3mm$；$h_3/h_1 < 0.7$，$h_4/h_1 < 0.4$（图 4-42）。

（4）脉势：是指脉搏力量的强弱，与脉的硬度和流利度密切相关。平脉脉图主波波幅为 9~22mm。

此外，在生理状态下，受年龄、性别、季节、情绪、职业、体质、饮食、运动等因素的影响，正常人的脉象可以出现洪、弦、滑、细等，这些脉象的脉图属于生理变化的范畴，因此在对正常脉图的分析过程中应该与被检查者当时的生理状态相结合。

4. 脉图数据分析方法 目前脉图数据的分析方法主要有时域分析和频域分析两大类，此外还有数学模型法和利用混沌理论等方法。

（1）时域分析：是直接在时域脉搏图中提取特征信息，来阐明动脉血管内流体参量与时间和空间的函数关系，从而了解脉动频率和节律、脉力的强弱、脉势的虚实和脉象形态特征等。这里以上海中医药大学桡动脉脉图（图 4-42）的主要参数为基础来介绍脉图的时域分析。

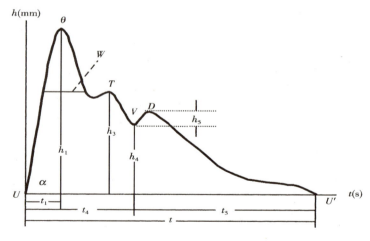

图 4-42 脉图检测主要指标

①主波高度（h_1）：主波峰顶到脉搏波图基线的高度，是反映左心室和大动脉弹性的指标。②潮波高度（h_3）：潮波峰顶到脉图基线的高度，是反映动脉血管张力的指标。③降中峡高度（h_4）：降中峡谷底部到脉图基线的高度，是反映动脉血管外周阻力大小的指标。④重搏波高度（h_5）：重搏波峰顶到降中峡谷底所做的基线平行线之间的高度，是反映大动脉弹性的指标。⑤t_1：脉搏波图起始点到主波峰点的时间值，它对应于左心室的快速射血期。⑥t_4：脉搏波图起始点到降中峡之间的时间值，它对应于左心室的收缩期。⑦t_5：降中峡到脉搏波图终止点之间的时间值，它对应于左心室的舒张期。⑧t：脉搏波图的起始点到

终止点之间的时间值,它对应于心脏的一个心动周期,即一个脉动周期。⑨W:主波峰上1/3的宽度,对应于动脉内高压力水平所维持的时间。

(2) 频域分析:是近代工程力学中常用的一种处理波动信息的方法。主要通过傅立叶变换把一个很复杂的由大量叠加波构成的脉搏波分解成不同的间谐波,提取其中所含有的丰富信息和能量。对时域脉搏信号进行频谱分析,得出相应的脉搏频谱曲线,通过频谱曲线的特征分析实现脉象的分类。通常,谱线的第一个谱峰值反映的是脉率值,接下来的两个峰值反映的是心脏射血期的活动,谱线的高频段也和血管的特征以及局部微循环特征有关。此外,通过对脉搏信号的功率倒谱的处理,可以估计出脉搏系统的频率特征。不同脉象的脉搏系统频率特征是不同的,因此可以根据估计出的脉搏系统频率特性进行脉象分类。

(3) 数学模型法:是根据流体力学、生物力学等理论,对脉象特征进行数理描述表达,建立数学模型。利用研制的心血管系统数学模型,通过数字仿真考察的心血管参数包括心率、心室舒张和收缩系数、血液黏度、动脉管壁弹性和外周阻力,结果显示参数的改变能够改变桡动脉压力波的波形,而大部分仿真结果与临床观察结果相同或相似。单个参数对桡动脉压力波波形的影响不仅与该参数本身有关,而且与其他参数的取值有关。

二、脉象仪在中医研究中的应用

(一) 脉诊理论研究

正常人的脉象称为平脉,寸口部的脉搏波是心血管活动状态在桡动脉的外在表现。在不同生理情况下,正常人的心血管功能可出现较大范围的改变。平脉受到季节、环境、性别、年龄、体格、情志、饮食等因素的影响而出现多种脉象和脉图,这些变化属于生理变异的范畴。刘冠军在《脉诊》一书中指出,在一定条件下浮、大、滑、弦、沉、缓、洪、长诸脉皆属于正常脉象。因此正常脉和病脉之间并没有截然的界限,必须将脉图与受检测时的生理情况相结合来鉴别。

研究者在观察饱餐对促、代、结脉的影响时发现,饱餐后脉搏至数增快,脉搏图结、促加重,歇止数增加,脉搏图形态出现波幅增高或降低。在剧烈运动时脉动周期、降中峡幅与主波幅比值以及重搏波幅与主波幅比值均显著减少,而收缩期与脉动周期比值则显著增大,脉率增加,脉图呈现典型的滑脉脉图。部分正常人会有呼气时心率减慢而吸气时心率增快的现象,而桡动脉脉图的脉动周期和波幅也可能随着呼吸周期变化而出现相应的变化。中医师习惯用自己的呼吸来估算病人的脉象,很少考虑到病人自身呼吸对脉象的影响。研究健康大学生出现呼吸性窦性心律不齐而对应其呼吸周期脉率较慢者,取吸气末期、呼气期及屏气时的脉图相比,结果发现h_4、h_4/h_1、t及w/t等参数均有明显差异。如取对应每个呼吸周期脉率较快者的脉图相比,则见h_4、h_5、h_1、t等参数有明显差别。任取连续3~5个无呼吸性窦性心律不齐者脉图进行比较,脉图参数没有显著性差异。

妇女在月经期和妊娠期多出现滑脉,研究发现与非月经期相比较,月经期妇女脉图的主波幅、降中峡幅/心脏舒张期、上升支斜率均明显增大,而w/t显著减少。在妊娠期,母体心输出量增加30%~40%,血管外周阻力下降,舒张压降低,脉压增宽,平均血压降低,血容量比妊娠前增加40%。对于正常足月分娩的孕妇其平均心率在怀孕早期、怀孕中期以及怀孕晚期分别为76、84和92次/分，明显高于产后70次/分的心率。妊娠脉图血液动力学有关参数中心输出量和E/R明显增大，重搏前波降低甚至完全消失，形成了主波高耸速降的滑脉图。这为月经期和妊娠期妇女多出现滑脉提供了部分依据。

（二）辨证

脉象变化是人体气血盛衰的外在表现，通过诊脉可以了解机体气血虚实、脏腑功能的强弱、邪正的盛衰。利用脉象仪实现脉诊客观化，通过脉图的变化来探求证型变化的基础，为中医辨证提供依据。

研究者通过观察中风病人的脉图参数变化，探讨了中风病风阳上扰型、气虚血瘀型、阴虚风动型以及中脏腑型四型脉象变化。结果发现：与其他三型相比较，风阳上扰型脉图的h_1、h_3、h_4和A参数值均显著高于其他三型相应参数值；气虚血瘀型和阴虚风动型h_3、h_4和A参数值界于风阳上扰型和中脏腑型之间，而h_4/h_1值均显著高于其他两型；与阴虚风动型相比较，气虚血瘀型h_5/h_1值显著降低；与健康对照组相比较，中脏腑型h_1、h_3、h_4、h_3/h_1、h_4/h_1、A及PR参数值均有明显的差异；与其他三型相比，中脏腑型的h_3/h_1值明显降低。

对冠心病不同证型的脉图参数进行研究发现：与正常人、心阴虚型以及血瘀型相比较，心气虚型冠心病脉图主波高度、重搏前波高度、降中峡高度均明显降低，脉图总面积显著减小，主波高度上1/3处宽度明显宽于正常人组。心阴虚型及血瘀型，其各项均值与正常人比较均没有显著性差异。

也有学者对虚证和实证的脉图进行了分析，对虚证的常见脉象在脉位、脉势、脉体、脉力等方面的参数变化以及脉图各参数指标进行了分析，探讨了中医证型与脉图指标之间的关系；通过对实证脉图的血流动力学指标检测（诸如：左心室有效泵力、左心室舒张末期容积、每次搏动心输出量、平均舒张压和收缩压、动脉输运系数等），探讨实证脉象的形成机理。

（三）辨病

近年来，对于各种疾病的脉诊以心脏疾病为多。许多学者对冠心病脉象变化规律和形成机制、脉图特征等进行研究，对心脏疾病的诊断起到了一定的辅助作用。冠心病病人多见弦、细、滑、涩、结、代、沉、微等脉象，而且多是相兼脉象。在疾病的不同阶段脉象会发生变化，在初期多见弦脉，后期多见细弱脉。对于急性心肌梗死病人，由于心气渐衰，其脉象细而无力，变数或者变迟，甚至出现结代脉；急性心肌梗死病人较少出现涩脉；结、代、迟涩脉的出现提示病情有恶化趋势。冠心病弦、弦滑、弦细脉脉图检测发现：与正常人相比较，其重搏前波均相应地有一定程度的抬高，重搏前波幅与主波幅比值增大。在比较急性心肌梗死和慢性冠状动脉供血不足病人的脉图参数及图形中发现，急性心肌梗死者潮波、重搏波波幅和脉图面积均低于慢性冠状动脉供血不足者，急性心肌梗死者潮波与主波幅融合者较多，而慢性冠状动脉供血不足者潮波呈方头状者较多。

在高血压病的研究中发现，高血压患者以弦脉及其相兼脉多见。在疾病的早期多见弦浮脉或者弦洪脉，晚期多见弦沉细脉，高血压重症兼有心血管疾病者多兼有涩脉。弦脉脉图参数的变化与高血压病情的轻重有一定关系，一般随着血压的升高脉管的硬度会增强，脉图显示潮波增大或者前移。

（四）脉诊模型的研究

随着脉诊客观化的研究，国内学者利用脉诊仪、脉象图以及脉象形成的病理生理基础，如血液流变异常、血流动力学改变等，开展了脉诊模型的研究，并取得一定成果。

目前大部分动物脉诊模型多采用急性实验方法，主要包括三方面：采用心血管药物改变心血管功能；通过调换血管材质改变动脉顺应性或者缩窄血管，改变血流血供；改变饲养条件。

1. 弦滑脉动物模型 静脉滴注 1mg/100ml 去甲肾上腺溶液。模型制作后可以观察到犬肱动脉脉图出现主波升高，潮波突出、抬高、超过主波或者与主波融合，复制出类似于人类桡动脉滑脉或者弦滑脉图形。弦脉主要受周围血管总阻力、心输出量增加等因素影响，滑脉主要受全血容量增加、血流速度加快、周围血管总阻力降低等因素影响。

2. 芤脉动物模型 对家兔采用呋塞米注射液造成非麻醉状态下家兔利尿，形成伤津家兔模型。用脉象仪记录该模型颈动脉和股动脉脉图变化，结果显示：主波峰高度降低；降中峡高与主波高比值降低；脉动周期缩短；时差增大；出现芤脉脉图。采用多次间歇放血对犬动脉大量放血的方法复制失血性芤脉模型，每次放血量为 5ml/kg，发现芤脉的出现与放血量有关，开始出现芤脉的最小放血量是 17.8% 左右，开始呈现稳定芤脉的放血量是 29.8% 左右，芤脉转为非芤脉的放血量是 46.1% 左右。犬出现失血性芤脉的脉图标准为主波高降低、潮波完全消失、降中峡高降低，脉图特征与人的芤脉基本相同，只是重搏波较小，降中峡高低与放血量呈明显的负相关关系。非典型芤脉脉图标准为：降中峡降低的程度较小，仅为主波高的 10%~20%。

3. 滑脉动物模型 用静脉滴注低分子右旋糖酐 10% 葡萄糖注射液建立小型猪滑脉模型。从小型猪腋动脉切取平脉和滑脉脉象，结果显示：小型猪滑脉脉率较平脉稍有增快，节律规整，三部应指有力，应指时间短，态势畅利，如珠走盘，举按皆得。

4. 洪脉动物模型 采用大肠杆菌内毒素 500ng/ml 在家兔耳缘静脉注射，注射量为 250ng/kg 体重。模型建立后测家兔股动脉脉图特征为以主波升高为主，脉率加快，主波宽度增加。在记录脉图时必须同时检测体温，体温升高时（一般在注射后 2 小时）脉图特征明显，体温没有升高的家兔模型脉图变化比较微小。

第六节 全自动血液流变分析仪的使用

300 多年前人们就注意到了血液流变的现象，Leeuwenhok 在 1675 年就报道了红细胞通过毛细血管时发生变形的现象；1931 年 Fahraeus 等观察到血液在不同管径细管中流动时，在一定的管径范围内，血液黏度随着管径变细而降低；1966 年第一届国际血液流变学会议在冰岛召开之后，血液流变学研究在基础和临床方面迅速发展。

一、血液流变学基本知识

(一) 血液流变学

血液流变学是一门研究血液及其组成成分流动变形规律的学科。生命的维持和机体的正常生理功能必须有赖于正常的血液流变状态,才能保证各组织器官有及时的供氧与营养物质,排除代谢产物,使组织有一个稳定的内环境。正常的血液流变状态除了与心脏泵血功能、血管结构有关外,还取决于血液本身的流变性质。

根据研究侧重点的不同血液流变学可分为分子血液流变学和临床血液流变学。前者主要研究血液或血管分子结构、胶体结构或细胞结构与变形、流动之间的关系(如红细胞聚性、血小板聚性、红细胞变形、血小板黏附性等);后者主要研究各种疾病发生时血液流变行为的变化规律,及其在疾病发生、发展、诊断、治疗和预后中的意义。

1. 全血黏度与血液流变　血液是由多相系统组成的悬浮液,包括血细胞(红细胞、白细胞和血小板)和血浆。血液的流动性与其黏度有密切关系,主要取决于血液中悬浮的血细胞(主要指红细胞)的数量、大小、形态、在血流中的分布特点(聚集或分散状态)、血细胞表面分子结构、内部理化性质、变形性和趋向性等。血细胞之间、血浆与血细胞之间以及血液和血管之间的相互作用均对血液的流变性有着重要影响。影响血黏度的内在因素主要有血细胞比积、红细胞变形、红细胞聚集、血浆黏度等,外在因素主要有温度、渗透压、pH 等。血液的黏度越高,血液在血管中流动时的阻力就越大,各组织器官的血液灌注就越差,组织器官的供氧和营养会不足,导致疾病发生。

生理状态的改变会引起血液黏度在一定范围内波动。在年龄方面,新生儿出生后 1 周内由于红细胞比积较高而红细胞可变形性较低,因此新生儿的血黏度较高,1 周后红细胞比积开始下降,5 个月时降到最低,随后又开始上升,而血黏度也随之发生相应的改变。在性别方面,由于男性红细胞比积高于女性,因此男性血黏度一般高于女性。在一天之中,上午 8 时左右血黏度达到最高峰,下午开始下降,深夜 12 时到凌晨 3 时达到最低点。此外,妇女月经期血黏度会下降,体育运动之后血黏度会升高,高脂饮食会导致血黏度升高,冬季时血黏度会下降,夏季时血黏度会升高。

2. 血浆与血液流变　血浆是具有黏稠性的黄色半透明液体,具有凝固能力。血浆中含有水(占 90%~92%)、有机物(占 8%~10%)和无机物。血浆中的有机物主要是蛋白质,以白蛋白含量最多,它的分子量最小,白蛋白的主要生理功能是形成血浆胶体渗透压和对低分子物质进行转运;其次是球蛋白,它主要是一种结合蛋白,如球蛋白和脂质结合成脂蛋白,血液中的脂类有 75% 是和 β 球蛋白结合,临床上测定的血脂,即是测定脂蛋白的含量;纤维蛋白原最少,但在凝血酶的作用下,可转变成纤维蛋白,参与凝血。此外,还有各种酶、激素、糖、无机盐和一些代谢产物。

由于血浆中含有可溶性的纤维蛋白原,因此血浆的黏度与此相关。血浆的生理包括:

(1) 具有黏稠性,当血浆中血浆蛋白的含量与比例发生变化时(如纤维蛋白原增多)会导致血浆黏度增加。

(2) 与血液凝固有关，当血液从血管中流出后，血浆中的纤维蛋白原在凝血酶的作用下，变成不溶性的纤维蛋白，使血液凝固，具有止血作用。将纤维蛋白原除掉后，剩余的淡黄色液体就是血清，不凝固。

(3) 运输各种物质。

3. 红细胞流变　红细胞是血液中数量最多的血细胞，是血液最主要的有形成分，约占血液体积的一半。红细胞流变性对血液循环，尤其是微循环有着重要的影响。一方面，血液循环的主要生理功能是向组织器官供氧和营养，而红细胞是氧的携带者，红细胞变形性降低会导致血液和组织之间物质和气体交换受阻；另一方面，会影响血黏度而改变血流速度。

影响红细胞变形性的内在因素主要有细胞几何形状、细胞浆黏度和细胞膜弹性。首先，正常状态下红细胞为双凹圆盘形，有较大的表面积与体积之比，这种特殊的几何形状使得红细胞在外力作用下容易变形和折叠；其次，红细胞较其他血细胞结构简单，没有细胞核和细胞器，为红细胞的变形提供了物质基础；红细胞膜由脂双层和膜骨架构成，脂双层使红细胞膜具有很好的柔软变形性，而骨架蛋白分子以不同的浓度埋入红细胞的脂双层基质中，利于红细胞变形，有研究发现膜骨架结构对红细胞力学性质的贡献远大于脂双层。

红细胞聚集是细胞之间的可逆性黏附，它是引起低切变率下血黏度升高的主要因素之一。其病理意义在于：由于血黏度的升高导致血流阻力增加；红细胞聚集导致临界毛细管半径增大，微循环淤滞，血流速度降低，反过来，血流速度降低又可引起红细胞聚集，从而进一步阻碍血流速度，构成恶性循环。

4. 血小板流变　血小板是血细胞中体积最小的细胞。它的生理特性在于其具有聚集、黏附和释放功能，对于机体的止血、凝血和体内血栓形成起着重要的作用。

聚集功能是指血小板之间可相互黏着、聚合成团的功能。血小板的聚集可分为两个时相：第一时相聚集是血小板最先发生的聚集，非常迅速，但血小板聚集后还可解聚，故属于可逆性聚集；第二时相聚集是血小板在第一时相聚集后，释放了内源性的ADP，而随后发生的聚集，该聚集发生得较缓慢，为不可逆性聚集。

黏附功能是指血小板具有被血管内皮破损处的内皮下组织激活，并迅速黏附到损伤的血管壁上的功能。血小板的黏附功能可因损伤组织处的血流发生异常改变而增强。这种异常的血流引起血小板表面活性增加，可促使血小板激活，但是也可同时损伤红细胞膜。血小板的黏附功能是机体止血和血栓形成的启动步骤，具有重要的临床意义。

释放功能是指血小板被激活后，将其细胞器中的颗粒分泌出来的功能。血小板释放的生物活性物质很多。血小板释放分为两个时相：第一时相，又称原发性释放，主要释放致密颗粒内容物（如ADP，5－HT等）；第二时相，又称继发性释放，主要释放α颗粒内容物和各种溶酶体酶。不同的诱聚物引起的释放反应也不同。血小板释放颗粒内容物后称为空泡，细胞膜仍保持完整。

（二）血液流变学常用指标

1. 全血黏度

(1) 操作：清晨空腹静脉采血，用肝素（0.1mg/ml）或者 EDTA－Na_2 或 EDTA－K_2

(1.5mg/ml)抗凝。

(2) 正常值：①全血黏度（mPa·s）：男性：$200s^{-1}$：4.53±0.46；$11.5s^{-1}$：9.31±1.48。女性：$200s^{-1}$：4.22±0.41；$11.5s^{-1}$：8.73±1.22。②全血还原黏度（mPa·s）：7.40±0.75。③全血比黏度（mPa·s）：男性：4.76±1.05；女性：4.77±1.06。

(3) 临床意义：全血黏度增高常见于血浆蛋白异常，如多发性骨髓瘤、巨球蛋白血症；红细胞增多，如肺心病、白血病、真性红细胞增多症；红细胞质异常，如心肌梗死、冠心病；此外还可见于脑梗死、糖尿病、视网膜动静脉栓塞、球形细胞增多症等。全血黏度降低可见于出血性疾病，如出血性中风、功能性子宫出血、消化道出血；此外如贫血症、尿毒症、肝硬化腹水、急性肝炎等也可以表现出血液黏度降低。

(4) 影响因素：影响血液黏度的内在因素包括血细胞比积、红细胞变形和聚集、血浆黏度，外在因素有温度、渗透压和pH值。①血细胞比积：正常人的血液中红细胞约占细胞体积的95%，因此血细胞比积主要是指红细胞比积。它是影响血液黏度的重要指标，随着红细胞比积的增加血液黏度迅速增加，反之则随之降低。生理状态下白细胞和血小板对血液黏度的影响不大，但是在白血病和血小板增多症中由于白细胞和血小板的浓度特别高，且白细胞和血小板的硬度比红细胞大，此时白细胞和血小板对血液黏度的影响比较大。②红细胞变形：红细胞在流场中发生变形和定向是影响高切变率时血液黏度的重要因素之一。红细胞的变形和定向程度随着切变率的增加而增大，此时血流阻力降低，全血黏度也降低。当红细胞膜缺陷、表面积减少、血红蛋白浓度降低或者结构异常时红细胞变形性会下降。③红细胞聚集：红细胞聚集是低切变率时影响血液黏度的重要因素。红细胞的聚集主要受血浆大分子的桥联力、流畅的切应力、细胞表面的静电排斥力等影响。当血浆中大分子物质浓度增高时红细胞聚集增加，可出现低切变率下血液黏度增加，尤其是在低流动状态下。④血浆黏度：血浆蛋白，尤其是链状血浆蛋白对血液黏度的影响较大。血浆蛋白分子的链越长、分子量越大，血液黏度也就越高。其中纤维蛋白原对血液黏度的影响最大，球蛋白次之，白蛋白影响最小。此外，大分子蛋白的增加还能够通过增加红细胞的聚集性、降低红细胞变形性来增加血液黏度。⑤温度：温度对血液黏度的影响依赖于血液及组成成分流变性对温度变化的反应。采用旋转式黏度计，在0.05~200秒、15℃~37℃时血液的相对黏度不随温度变化而变化，尤其是在高切变率下。⑥渗透压和pH值：渗透压和pH值通过影响红细胞形状、大小和膜的硬度来影响血液黏度的变化。在低渗条件下，低切变下的血液黏度会增加；在高渗条件下则与之相反。

2. 血浆黏度

(1) 操作：清晨空腹静脉采血，用肝素（0.1mg/ml）或者 EDTA – Na_2 或 EDTA – K_2（1.5mg/ml）抗凝。分离血浆时用3000r/min离心10分钟以上。

(2) 正常值：①血浆黏度（mPa·s）：男性：1.76±0.04；女性：1.78±0.06。②血浆比黏度（mPa·s）：男性：1.77±0.04；女性：1.79±0.06。

(3) 影响因素：血浆中含有蛋白质、脂质、电解质等，其中蛋白质对血浆黏度影响最大。①蛋白质：是影响血浆黏度的主要因素。血浆蛋白对血浆黏度的影响与蛋白质分子的形状、大小、浓度有关。链状结构蛋白质分子比球形结构蛋白质分子对血浆黏度的影响大。因此，纤维蛋白原对血浆黏度的影响最大，其次是球蛋白，低密度脂蛋白的含量与血浆黏度呈正比，白蛋白的影响最小。②其他成分：高血糖、白血病时由于白细胞大量裂解，血浆中会出现大量的核酸，从而导致血浆黏度增高。此外，血浆黏度会随着胆固醇和三酯酰甘油含量的升高而增加。③温度：血浆黏度与温度呈负相关关系。

3. 红细胞变形

（1）原理：测定红细胞变形性的原理有两类。一类是将血样置入较大的几何尺度测定系统中经受切应力的作用，可以判断群体红细胞在流动中的平均可变形性质，如黏度测定计算法和激光衍射法。另一类是利用狭窄的通道系统使红细胞逐个通过，如微吸管法和滤过法，前者可判定单个红细胞的变形性，后者则反映群体红细胞的变形性能。

（2）操作：枸橼酸钠抗凝血 3ml。采用微孔滤过法，它是目前应用最广的检测方法，其原理是在一定的压力下，让红细胞混悬液或全血通过直径为 $3 \sim 5\mu m$ 的微孔，根据血样滤过的时间判断红细胞的变形性。

（3）正常值：红细胞滤过指数为 0.29 ± 0.10。

4. 红细胞聚集

（1）操作：清晨空腹取静脉血 5ml，用肝素或者 EDTA 盐抗凝，4 小时内测定。

（2）正常值：红细胞聚集指数：男性：1.41 ± 0.13；女性：1.31 ± 0.16。

（3）临床意义：红细胞聚集性增高，多见于红细胞膜结构异常性疾病，可导致低切变率下血液黏度增高。红细胞聚集性增高可见于血液病、免疫球蛋白异常、急性心肌梗死、肺心病、高血压、冠心病、糖尿病、恶性肿瘤等疾病。

5. 血小板黏附

（1）操作：清晨空腹采集肘正中静脉血 3ml，用 3.8% 枸橼酸钠抗凝，抗凝剂与血液之比为 9∶1。

（2）正常值：$62.5\% \pm 8.61\%$（范围 $45.34\% \sim 79.78\%$）。

（3）临床意义：血小板黏附率增高多见于糖尿病、急性心肌梗死、静脉血栓形成、高β脂蛋白血症、抗原-抗体复合物反应、人工瓣膜、口服避孕药、高脂饮食及吸烟等；血小板黏附率降低多见于血管性血友病、巨大血小板综合征、低（无）纤维蛋白原血症、肝硬化、尿毒症、感染性心内膜炎、服用抗血小板药物等。

二、血液流变分析仪在中医研究中的应用

（一）舌诊

中医理论认为心主血脉，而心之窍为舌，说明了舌与血脉的密切联系。舌上的血管丰富、浅表，因此血液流变的改变能够比较客观地通过舌象的改变反映出来。研究发现青紫舌的红细胞压积、全血黏度、血浆黏度与正常舌相比较显著升高，提示青紫舌的形成可能是由于血液黏稠度增高、血流变慢、血液中还原血红蛋白增多所致；红绛舌的血浆黏度及纤维蛋白原升高，舌体上毛细血管多有扩张、充血表现，但全血黏度及红细胞压积不高反而有所下降，这是与炎症发热有关的一种机体防御反应。研究者以 266 例慢性病患者为研究对象，以

血液的红细胞压积、全血黏度、血浆黏度、全血还原黏度、血沉方程 K 值、红细胞沉降率、纤维蛋白原 7 项检测为指标，按中医舌诊中舌体（胖大舌、瘦舌，设正常舌体为对照）、舌质（暗淡舌、暗红舌、暗紫舌，设正常舌质为对照）和舌苔（厚薄舌苔及黄、白色舌苔）分类，比较各种舌象与血液流变学的关系。结果发现：胖大舌的红细胞压积显著升高，而全血黏度无明显改变，这可能与胖大舌体内水湿过盛有关；瘦小舌的红细胞压积明显降低而全血还原黏度、全血黏度明显升高，红细胞沉降率增快，血沉方程 K 值增大，这可能与瘦小舌多气血亏虚、津液不足有关；暗淡舌、暗红舌、暗紫舌的红细胞压积及全血黏度均有不同程度的升高，随舌质由淡、红向紫色的加深，全血黏度值呈递增趋势；未发现舌苔厚薄及苔色与血液流变学 7 项指标之间有意义的联系，这符合中医学"气病察苔，血病观质"的理论。血液流变学的指标测定对阐明舌体、舌质的形成原理具有一定价值，舌象可以反映人体血液流变学的一些变化，为中医舌诊辨证的科学性提供了有力证据。

（二）证本质研究

证的研究是中医理论研究的重要环节，近年来在探求证与血液流变学内在联系方面做了诸多工作。研究发现气虚证患者的全血黏度、血浆黏度升高，红细胞压积升高，为"气为血帅"、"气虚致瘀"理论提供了客观依据。对肝血虚证血液流变学的研究发现：肝血虚证患者全血黏度高切变率和低切变率均降低，呈低黏血症，但全血还原黏度高切变率增高、血沉加快、红细胞压积和变形能力降低；血虚证轻、中、重型与血液流变学指标密切相关，血虚程度越重，其全血黏度、血细胞比容越低。冠心病气阴两虚型的全血黏度、全血还原黏度较心气虚型明显增高，红细胞电泳时间延长，说明心气虚、气阴两虚型的血液黏度有依次递增的趋势。

正常的血液不停地流于全身，一旦血流受阻，停滞不行而瘀积，中医称为血瘀。用血液流变学的方法研究血瘀证的本质是我国血液流变学研究内容的重点之一。血瘀证从宏观血液流变学角度可表现为血液黏度、血浆黏度、红细胞沉降率、血管壁压力和微血管弛张度异常；从微观血液流变学角度可表现为红细胞聚集性、红细胞变形能力、红细胞与血小板表面电荷水平、白细胞流变性等的异常。血瘀证血液流变学检测结果表明：离经之血成瘀（出血性疾病）的血细胞压积和全血黏度正常，大出血时则降低；血栓性疾病的全血黏度、全血还原黏度和血浆黏度升高，红细胞聚集性增强，红细胞电泳时间延长；久病入络成瘀者有紫舌者血黏度增高，非紫舌者全血黏度接近正常；由于血中无形成分改变而成瘀者的全血黏度、全血还原黏度和血浆黏度升高。从血液流变学的角度可以将血瘀证分为两大类：一类为高流变性型，大多数血瘀证都属于这一类，可存在一种或者多种血液黏度增高、高凝、高纤维蛋白原血症、高血栓素水平，或者高血管反应性和血栓栓塞性疾病的倾向。如全血或血浆黏度增高，红细胞黏附性、红细胞聚集性、白细胞黏附性和聚集性增高，血小板黏附性和聚集性增高，血浆纤维蛋白水平增高，红细胞和白细胞变形性均降低，血栓素水平增高，微循环功能处于痉挛或瘀滞等。另一类为低流变性型，少部分血瘀证为该类型，表现为血黏度、红细胞压积、血小板总数或聚集力偏低，血浆蛋白等有形成分不足等。

（三）遣方用药

研究发现，各种活血化瘀药物虽然都有改变血液流变性的共同作用，但是不同的药物却各自有选择性地作用于影响血液流变性的不同环节上，利用血液流变学方法进一步研究活血化瘀药物作用机制有利于临床遣方用药。现将已知的影响血液流变性的药物及其作用介绍如下：

1. 降低全血黏度的中药 桃仁、红花、赤芍、当归、川芎、三棱、延胡索、丹参、益母草、郁金、血竭、水蛭、地龙、刘寄奴等。

2. 降低血浆黏度的中药 川芎、虎杖、丹参、蒲黄、山楂、地龙等。

3. 缩短红细胞电泳时间的中药 当归、川芎、莪术、赤芍、丹参、血竭、水蛭等。

4. 改善红细胞变形性的中药 桃仁、五灵脂、地龙、延胡索、牡丹皮、没药、当归、赤芍、川芎等。

5. 提高红细胞膜流动性的中药 赤芍、地龙等。

6. 抗红细胞聚集性的中药 川芎、地龙、当归等。

7. 抗血栓形成的中药 红花、赤芍、当归、川芎、三棱、丹参、没药、莪术、郁金、刘寄奴、山楂、益母草、苏木等。

8. 抗血小板释放的中药 当归、丹参等。

9. 抗血小板聚集的中药 当归、红花、三七、丹参、赤芍、益母草、蒲黄、地龙、川芎等。

10. 抗血小板黏附性的中药 当归、丹参等。

11. 缩短血小板电泳时间的中药 当归、川芎等。

12. 降低血浆纤维蛋白原的中药 当归、地龙。

13. 促进血浆纤溶活性的中药 丹参、地龙等。

14. 改善微循环的中药 红花、当归、川芎、莪术、苏木、丹参、刘寄奴、山楂、益母草、牡丹皮、五灵脂等。

（四）针灸

研究表明，针灸疗法能够调节血液循环、改善微循环。中风患者针刺风池、曲池、三阴交、足三里、太冲等穴位之后其全血黏度、血浆黏度、全血还原黏度、红细胞压积、血沉、纤维蛋白原等有不同程度的下降。对于缺血性中风者一组采用醒神开窍法，针刺内关、人中、合谷、尺泽、委中等，并结合特殊的手法；另一组采用传统常用的手法和穴位。治疗1个月后，结果显示：醒神开窍组的全血黏度在低切变率下比治疗前明显降低、红细胞及血小板电泳时间减少、红细胞压积降低、血小板聚集性明显降低；而采用传统方法者各指标的变化均不明显。这可能与穴位选择和手法的不同有关。

（五）气功

气功是我国特有的一种锻炼身心的方法，临床也用于某些慢性疾病的治疗。研究发现，采用气功锻炼治疗能够改变人体的血液流变性。采用气功疗法治疗100例老年高血压患者，1年后对其中30例做血液流变学指标检测发现他们的全血黏度、血浆黏度、全血还原黏度均有一定程度的降低，血小板聚集性也有一定程度的降低。另有治疗70例高血压报道发现在气功治疗3个月后患者的全血低切变速率的比黏度、全血低切变速率的还原黏度均下降，红细胞电泳时间缩短。

第七节 热红外成像仪的使用

红外辐射,又称红外光或红外线。在自然界中,一切温度高于绝对零度的物质,无论是大海还是山川、有生命的或者无生命的物体都在时刻产生着红外线。而人体本身也是一个红外线源,无时无刻不在辐射红外光电磁波。这种红外辐射载有这些物质的特征信息,因此我们可以利用红外技术来探测和识别人体表面各部位温度分布和变化,从而获得目标信息,将其转化成图像,进一步丰富中医望诊学内容。

一、热红外成像基础知识

红外线是英国天文学家 Herschel 于 1800 年在研究太阳七色光的热效应时发现的一种电磁辐射。Herschel 用分光棱镜将太阳光分解为七色单光,在依次测量不同单光的热效应时他发现:当温度计被移到肉眼看不到任何光线的黑暗区域时温度计所显示的温度高于在红光区的温度,这种肉眼看不见的热线我们称为红外线。

(一) 红外线基本特性

1. 红外线分类 红外线区介于红光边界和微波边界之间,其波长范围较宽,为 $0.75 \sim 1000 \mu m$。根据红外线在大气层中的传输特性,我们通常把红外光谱区分为 4 个波段:近红外、中红外、远红外和极远红外,波长分别为 $0.75 \sim 3 \mu m$、$3 \sim 6 \mu m$、$6 \sim 15 \mu m$ 和 $15 \sim 1000 \mu m$。

2. 红外线的基本特性 红外线的辐射本质是热辐射,物质热辐射的程度与其本身的温度有关。温度越高,其辐射的红外线就越多,红外辐射的能量也就越强。与可见光、无线电磁波等电磁波一样,红外线是以波的形式在空间直线传播的,因此它具有反射、干涉、折射、偏振、衍射等特性,除此之外它还具有以下特性:

(1) 与可见光相比,红外线的光量子能量偏小,而热效应要强许多。
(2) 人的肉眼对红外线不敏感,必须借助对红外线敏感的红外探测器才能够探测到。
(3) 在传播过程中,红外线更容易被物质吸收,但是对于薄物来说长波红外线更容易通过。

(二) 红外线成像原理

热红外成像仪是利用目标物与周围环境之间的温度和发射率的差异所产生的不同热对比度,从而将红外辐射能量密度分布图显示出来,成为热像。人的肉眼对红外辐射不敏感,热像仪具有将红外光转变为可见光的功能,其将肉眼所看不见的红外线转化为肉眼可见光图像的机理在于(图 4-43):目标红外线经过大气衰减传播至光学系统,在光学系统经过聚焦后进入红外探测器,红外探测器进一步将辐射通量转化为电信号,这种电信号相当微弱,视频放大器将这种微弱的电信号放大处理后,最终电信号转化为灰度图像呈现在显示器上。目标物某一部分的红外辐射强度越大,其反映在图像中的灰度值也就越大,相应的显示器上的图也就越亮。

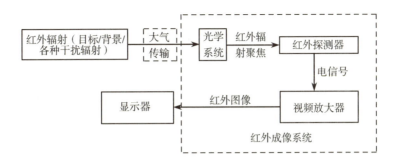

图4-43 红外线成像原理

(三) 医用红外热像仪

1. 基本组成 医用红外热像仪的基本结构包括镜头、红外探测器、信号处理单元、显示器等,其中红外探测器是热像仪的核心部分。按照信号产生的方式红外探测器可分为光子型和热敏型。光子型红外探测器是载流子吸收光子能量后运动状态发生变化,导致电导变化或产生电动势。其特点是探测灵敏度高,但是一般需要低温工作环境。热敏型探测器吸收红外线后,引起热敏元件发生物理变化从而输出电信号。其特点是能在常温下工作,对波长无选择性,但是其响应慢、灵敏度低。

2. 分类 热红外成像仪按照探测技术和致冷方式可划分为三类:

(1) 单元光机扫描型:采用单元红外探测技术和液氮致冷,结构简单。

(2) 电致冷型:采用焦平面红外探测技术和司特令内循环致冷成像。其不足之处在于噪声大、易磨损、寿命短、成本高。

(3) 非致冷焦平面阵列型:采用非致冷焦平面阵列技术。与前一类型相比,其具有扫面速度快、无噪声、体积小、重量轻、携带方便、可长期连续工作等优点。

3. 相关指标 红外热像仪的主要性能指标包括温度灵敏度、图像清晰度、空间分辨率、视场等;主要功能指标包括温度分析软件功能、数据存储功能、图像显示功能、信号输出功能等。对于医用热像仪应主要考虑温度灵敏度和图像清晰度。

(1) 温度灵敏度:是鉴别微小温度变化能力的指标,热像仪灵敏度越高说明其对微小温差的鉴别能力越强。

(2) 图像清晰度:是反映图像质量的指标,像素越大清晰度就越高。

(四) 人体红外辐射

1. 生理红外辐射 正常人体的温度为37℃,发射率为0.98,近似为一种300K的黑体。在生理状态下人体温度的分布具有一定的稳定性和特征性,机体各部位温度不同,形成了不同的热场。人体正常体温分布呈中心轴对称性分布,就部位而言,基本规律为:头颈部温度最高;上肢温度高于下肢;四肢近端温度高于远端;躯干腹侧面温度高于背侧面;胸部温度高于腹部;左胸温度高于右胸;上腹部温度高于下腹部;肝区温度高于脾区;骨突出部位和通气径路呈低温区(冷区)。就组织结构而言,浅表脏器温度高于深层脏器;大血管通过部位呈高温区（热区）；脂肪组织和肌肉发达部位呈低温区。具体如下：

（1）头面部：①生理热区：眼眶上热区、颞部热区、鼻唇沟及鼻翼热区、耳廓外耳道热区、发际下热区等。②生理冷区：颊部、额前、鼻尖、眼窝等骨突部位，鼻腔、耳廓等通气径路以及眉毛、下颌等。

（2）颈部：①生理热区：锁骨上窝热区、胸骨上窝热区以及耳后热区。②生理冷区：气管。

（3）上肢部：①生理热区：肘部热区、掌心热区。②生理冷区：腕关节、大小鱼际。

（4）胸部：①生理热区：胸骨柄热区、腋窝热区、乳沟热区。②生理冷区：乳房和乳头区。一般胸肌和乳房越发达者冷区越大、温度越低。

（5）腹部：①生理热区：剑突及肋弓下热区、腹股沟热区和脐部热区。②生理冷区：上腹呈现对称的团块状低温区。此外，肥胖者脂肪较多部位呈冷区。

（6）腰背部：①生理热区：枕下热区、肩部热区、脊柱热区以及腰骶部菱状热区。②生理冷区：腰背部肌肉相对发达，故基本上为低温区。

（7）下肢部：①生理热区：腘窝热区、胫前热区、足背热区。②生理冷区：臀部、膝关节、足底。

此外，个体不同部位的皮肤温度在不同时间和生理状态时会发生变化，只要是影响局部血流量、组织代谢率的因素（比如运动）都会引起体温的变化。在热像检测中个体的差异性是个不可轻视的问题，与男性相比，女性的体温变异较大。体表皮肤温度还反映了植物神经功能状态、组织导热性（脂肪导热性差）及生理性压迫（腰带压迫）。当上述任何一个因素发生异常时，首先会在体表温度上反映出来。

2. 病理红外辐射 当人体某处发生疾病或功能改变时，该处血流量会相应发生变化，导致人体局部温度改变，表现为温度偏高（如肿瘤、炎症等）或偏低（如动脉硬化、脉管炎等）。

（1）炎症：由于局部血管扩张充血，炎症时局部温度升高、红外辐射增强。

（2）代谢：当代谢旺盛时局部温度升高，反之代谢低下时局部温度降低。

（3）肿瘤：由于肿瘤细胞的代谢较正常细胞旺盛，因此肿瘤病变部位的温度多升高。要注意的是，当肿瘤坏死、钙化或者合并囊肿时，病变部位的温度反而是降低的。

（4）血管病变：动脉扩张性疾病局部温度升高；动脉狭窄性病变时局部温度降低。

（5）其他：囊性病变、陈旧性病变、慢性劳损时，由于局部供血减少，病灶区出现温度降低；神经损伤时相应神经支配部位温度降低。

二、热红外成像仪在医学研究中的应用

（一）热红外成像仪在现代医学研究中的应用

热红外成像技术在医学领域的应用已有40多年历史。1950年英国医生R. Lawson发现乳腺癌患者病灶部位皮肤温度升高，1957年他用红外热像技术证实了这种现象。1960年K. L. Williams用辐射温差电堆对100例乳房病患者进行了皮肤温度检测，在57例恶性病变中有54例是用热图检测出来的。1963年美国在纽约成立热像图学术研究机构之后，热像图

才开始用于临床。上个世纪 80 年代远红外热像仪问世使得热红外成像仪成为热像图的主要获得手段,我国医学热像图的使用也始于这一时期。

1. 热红外的优点

(1) 绿色无创:与其他影像学仪器相比较,红外成像诊断不需要标记药物,仪器本身不产生任何射线,对人体不造成任何伤害。

(2) 早期诊断:CT、X 光等影像学仪器只有在疾病已经出现组织学和形态学的变化后才能发现。而热红外技术能够在疾病初期仅出现细胞代谢异常时发现,通过检测体温的变化为临床疾病的早期发现和诊断提供可靠依据,为疾病的防治赢得宝贵时间。

(3) 系统全面:与其他诊断技术相比较,热红外技术的应用使得医生可以对患者全身情况做出全面系统的分析。

2. 热红外的应用 热红外成像技术在临床被广泛应用于多系统的检测,涉及心血管疾病(心肌缺血、脑梗死、动脉栓塞)、乳腺疾病(乳腺增生、乳腺癌)、甲状腺疾病(甲状腺炎、甲状腺肿大)、各类炎性疾病、肿瘤、结石、四肢及骨关节病变(强直性脊柱炎、腰椎间盘突出、坐骨神经痛)、周围神经疾病(面瘫、三叉神经痛)、皮肤疾病(烧伤、冻伤面积和程度)、外科急腹症(胆囊炎、急性阑尾炎、胰腺炎)、亚健康等 100 多种病症。其在医学领域的使用主要有以下方面:

(1) 早期检查:热红外监测技术具有无创、安全、直观、自动对比分析等特点,可用于疾病普查、保健,利于疾病的早期发现。

(2) 诊断疾病:热红外图通过分析病灶部位热场来推测体内循环、代谢状态,判断病位、病性,有利于疾病的正确诊断。

(3) 疗效判定:在药物使用后可以对机体的循环、代谢状态做出评定,从而对临床治疗效果做出评估。

(4) 追踪观察:热红外技术属于无创技术,可以反复使用,能够对疾病进行全身或局部的动态观察,以便了解疾病最新变化,指导临床诊断和治疗的调整。

(5) 科研探索:红外辐射贯穿人体整个生命活动过程,利用热红外技术观测人体红外辐射的生理和病理规律,有利于医学科学研究。

(二) 热红外成像仪在中医研究中的应用

热红外成像技术在中医客观化、具体化的研究中应用广泛,涉及基础理论、辨证、针灸原理、经络和穴位温度特性、气功测试等方面,为中医基础理论和诊断提供了客观依据,并取得了一些研究成果。

1. 基础理论研究 中医整体观认为,人体是一个有机的整体,形成了以五脏为中心,配合六腑、五体、五官、九窍、四肢百骸的五脏系统理论,其中脏腑表里关系在中医辨证论治的过程中尤为重要。在研究肺与大肠相表里的基础理论中,以 26 例肺脏疾病患者(其中支气管肺炎 15 例,间质性肺炎 8 例、非特异性哮喘型支气管炎 3 例,均接受抗生素治疗)和 100 例健康者为研究对象,采用热红外技术对他们的脏腑寒热、虚实等功能状态进行比较分析,探讨肺脏热态变化和大肠热态变化的相互关系,研究结果显示:正常人三焦热态具有明显的热次序，热态从高到低依次为下焦、中焦、上焦，这与中医理论中的"上焦如雾、中焦如沤、下焦如渎"十分吻合；肺病患者肺部和大肠热态变化呈负相关，肺部热态均值明显高于健康者，而左右大肠热态值则明显低于健康者；随着肺脏疾病的好转和肺部热态趋于正常，大肠的热态也趋于正常。在该研究中研究对象为青年人，病程2～4周，无慢性肺脏病史，肺部病变多为实证，其肺与大肠热态负相关的结果符合中医理论肺与大肠相表里的内在机制。肺脏热态高，提示热盛，热盛则肺的宣发肃降太过，故大肠的热态反而较低；反之，肺脏热态低，提示寒盛，肺失宣发肃降，故大肠热态反而较高。

2. 诊断 人体的红外辐射与体内信息传递、细胞分裂、死亡等生命过程存在密切联系，运用热红外成像技术可以对疾病进行无损伤非接触性诊断。

（1）诊法：色诊是中医诊断病情的重要诊法之一，以观察面色变化为重点。中医理论认为五脏六腑的气血通过十二经脉上荣于面，因此面部色泽的变化可以反映五脏六腑的病理变化。这种病理改变必然引起面部皮肤温度的改变，利用热红外成像仪可以直接观测到面部皮肤温度分布变化图与脏腑气血阴阳改变之间的关系。研究者采用热红外成像仪摄取46例健康成年人面部红外图，分析发现面部温度与人体阳气呈正相关，认为高于面部温度正常值上限者可诊断为实热阳证，而低于正常值下限者可诊断为虚寒阴证。

舌诊和脉诊是中医最具特色的诊断手法，中医理论认为舌通过经络和经筋直接或间接地与五脏六腑相联系，舌体暴露于外便于观察，五脏六腑气血阴阳的变化均可通过舌象变化反映出来。从生物热传的角度来看，中医舌诊中舌质和舌色的变化实际上是舌体血液灌注率、血氧含量、舌体代谢以及血液流变学等变化最终引起舌温变化的外在表现。研究发现不同病证患者的舌温存在显著差异，证实了舌面不同部位的温度与不同的脏器病变有着密切联系，论证了中医理论中关于舌面分区与脏腑联系的说法。舌体温度场的变化规律研究发现：由舌体内部向舌体表面，由舌根部到舌尖部，由血管附近到远离血管，舌体温度呈递减变化趋势。在对健康人、血瘀患者和血虚患者的舌面温度的研究中发现：全舌平均温度最高的是血瘀证，其次为健康者，温度最低者为血虚证；在舌面温度变化幅度方面，血瘀证者变化最小，健康者和血虚者变化幅度大；血瘀证舌中部的左舌区、右舌区、舌中区均温相差不大，健康者和血虚证舌中部左舌区和右舌区的均温明显高于舌中区；血虚证舌中区和舌尖区温差最大，健康者和血瘀证舌中区和舌尖区的温差最小。

（2）辨证：中医八纲辨证尤以阴阳为纲，阴阳是热和寒的典型代表。寒证状态下机体热量不足，温度低，红外辐射小；而热证状态下机体代谢亢盛，热量过剩，红外辐射大。因此可以利用机体所产生的红外辐射的大小强弱来辨别疾病的阴阳属性。有学者将胃俞与足三里穴位红外辐射监测应用于慢性胃痛寒热性质的鉴别，采用肺俞穴和中府穴作为对照，结果发现红外辐射水平对辨别慢性胃痛的寒热性质具有一定的意义。要注意的是，热红外成像仪所反映的仅仅是身体表面的温度，在真热假寒和真寒假热的病理状态下，我们必须结合中医理论和其他诊察手段做出进一步的阴阳属性判断。

（3）辨病：在对急、慢性面瘫患者头面部远红外热像图的研究中发现：急性面瘫侧呈充血性改变，急性周围性面瘫患者患侧眼内眦、面颊部、眼眶上等部位的温度明显高于健侧；慢性期面瘫侧呈缺血性改变，慢性周围性面瘫患者患侧眼内眦、面颊部、眼眶上等部位的温度明显低于健侧。

3. 针灸 研究发现自然状态下人体循经高温线的出现频率较低（背部正中线为 57.1%，腹部正中线为 7.7%），而艾灸命门穴和中脘穴之后，循经高温线的出现频率明显升高（背部正中线为 70.4%，腹部正中线为 56%）。与自然状态的高温线相比，艾灸之后的高温线其长度更长、连续性更好。穴位和非穴位区的红外辐射光谱差异性较大，而针灸必须作用于人体经络穴位时才能发挥其疗效。在传统间接灸治疗作用机理的研究中发现：隔附子灸、隔姜灸、隔蒜灸这三种传统灸与人体穴位红外光谱有惊人的一致性，它们的辐射峰均在 7.5μm 左右；而替代物灸的红外光谱与传统间接灸以及人体穴位红外辐射光谱的差异性较大；说明在传统间接灸的治疗作用中，间接灸与穴位的红外共振辐射起着重要的作用，此外从光谱特性而言替代物灸不能真正替代传统艾灸。在对传统中医艾灸疗法红外辐射光谱特性的研究中，研究者直接测量两种自然状态下典型艾条的可见光波段和红外波段的热辐射光谱特性，结果发现：艾灸的光谱具有靠近近红外并以远红外为主的红外辐射特性，证实了艾灸的疗效主要是温热刺激的作用。

历代对于针刺中捻转补泻手法的操作以及补泻作用的存在与否颇有争议。研究者以健康成年人为研究对象，利用热红外成像仪动态观察采用不同捻转手法针刺足三里穴后人体胃脘部皮肤温度在即刻、10 分钟、20 分钟和 30 分钟时的变化，探讨捻转手法是否产生了补泻效应。结果发现：补法和泻法的操作可产生不同的效应，补法可以升高皮肤温度，泻法可以降低皮肤温度；不同捻转补泻手法对皮肤温度产生的升降效应为补泻效应，尤以石氏捻转补泻手法最为显著。

4. 经络和穴位 经络理论是中医理论的核心组成部分，是中医整体观的物质基础。在对经络的存在客观性、物质基础和本质的长期研究过程中，人们发现可以利用经络的生物物理特性作为研究的突破口。

（1）经络循行：研究者以 300 名健康成年人为对象，利用热红外成像技术检测人体体表十四经循行路线，结果发现：自然条件下左臂手三阴经的行程清晰可见；手三阳经路线可以显示；足三阴经路线可以显示；在等温显示图上，足三阳经路线可见，其中膀胱经路线尤为清楚，以下肢部最明显；沿背中线督脉的路线图非常典型；红外辐射轨迹贯通了任脉的全程；头部结果显示手足三阳经以及任脉和督脉都上达头面部。

（2）穴位：在穴位效应的研究中，对人体手臂几个穴位和非穴位的红外光谱的观察发现：穴位和非穴位的光谱特性的差异性不大，但是红外辐射的强度差异性较大，人体的红外辐射具有相同的生物物理学基础。穴位红外辐射光谱扣除黑体辐射光谱在 3μm 和 15μm 附近出现了两个高峰，这两个高峰可能和 ATP、ADP 这两个能量物质的转化有关。进一步研究发现，穴位区细胞内的线粒体比非穴位处的线粒体多，而线粒体是细胞内生物氧化产生能量的重要场所，说明穴位点的 ATP 能量代谢高于周围区域。

5. 气功 气功是中医学的一个重要组成部分，练功者在运气中有大周天、小周天、内气、外气之分。手掌部经络分布密集，是练功者运气时最常用的部位，当气运行至肘部时会产生胀、热、麻，指掌面血管搏动等气感，以及手背浅表血管充盈、掌面部皮肤变红等现象。有关气功状态引起相应部位皮肤温度发生变化的现象，早在上个世纪 70 年代美国物理学家布林就报道了 1 例气功家在短时间内使手拇指皮肤温度明显升高的实验。中医理论认为气为血帅，气功所引起的皮肤温度的变化与内气运行加快，从而导致血流加快有关。研究采用远红外热像仪观测气功练功者练功前、中、后右手各部位体表温度的变化，结果发现：与运气前相比较，练功运气过程中右手各手指（包括各指端、指节）、手掌以及劳宫穴部位皮肤温度明显迅速上升；收功后皮肤温度迅速下降至练功前水平或略低。说明在练功时随着气在经络中运行的加快，其中的血液运行也加快，证实了中医气为血帅的理论。

第八节　气相色谱仪的使用

一、气相色谱基础知识

色谱法（又称层析法）是一种物理化学的分离分析方法。上个世纪初俄国植物学家 Tsweet 将植物色素的石油醚浸取液倒入了装有碳酸钙的玻璃柱中，用石油醚冲洗后在玻璃柱的不同部位形成了色带，因此提出了色谱术语。我们将玻璃柱中的填充物称为固定相，将冲洗剂称为流动相。按照流动相分子的聚集状态可将色谱法分为气相色谱法（GC）、液相色谱法（LG）和超临界流体色谱法（SFC）。

（一）气相色谱的分类

1. 按照色谱柱内径的粗细分类

（1）填充柱色谱法：色谱柱内径为 4mm 的玻璃管或金属管。

（2）毛细管柱色谱法：色谱柱内径为 0.1~0.5mm 的石英管或玻璃管。其中将固定相置于石英管或玻璃管内后再拉成毛细管的称为填充毛细管柱；而管中心为中空，将固定相涂在管内壁上的称为开管毛细管柱。

2. 按照固定相的状态分类

（1）气－液色谱法：在使用温度下固定相为液体的称为气－液色谱法。其分离主要是基于待测物在气体流动相和固定在惰性固体表面的液体固定相之间的分配机理，实际上 90% 以上的气相色谱分析都为气－液色谱法。

（2）气－固色谱法：在使用温度下固定相为固体的称为气－固色谱法。其分离主要是基于不同组分在固体吸附剂上物理吸附－解吸能力的差异而实现各组分的分离。由于活性分子在这些吸附剂上的半永久性滞留导致色谱峰拖尾严重，所以气－固色谱法的应用受限，主要用于分离永久气体和较低分子量的有机化合物。

3. 按照分离机理分类

（1）分配色谱法：利用样品中各组分在固定相和流动相中分配系数的不同而进行分离的方法，如气－液色谱法。

（2）吸附色谱法：利用吸附剂对样品中各组分的吸附性的差异进行分离的方法，如气－固色谱法。

此外，按照进样方式还可将气相色谱法分为常规色谱、裂解色谱、顶空色谱等。

(二) 气相色谱的基本原理

色谱法的分离原理主要是利用被检测样品中所含有的不同组分在流动相与固定相两相间的分配系数不同而进行分离，进而对分离的各组分进行检测。当固定相和流动相相对运动时，样品中的不同组分将被多次分配，其中分配系数大的组分迁移速度慢，分配系数小的组分迁移速度快而被分离。

气相色谱法是对气体物质或可以在一定温度下转化为气体的物质进行检测分析的一种分离技术，具有分析速度快、样品用量少、分离效能高以及适用范围广等特点。它主要是利用物质的不同沸点、吸附性以及极性来实现混合物的分离。具体的检测流程如图4-44所示。

样品在汽化室汽化后被流动相（载气）带入色谱柱，色谱柱中含有固定相，由于样品中各组分的沸点、吸附性以及极性存在差异，且载气的不断流动使得样品中各组分在运动中被反复多次地吸附/解吸，最终流动相（载气）中分配浓度大的组分先流出色谱柱，而在固定相中分配浓度大的组分后流出色谱柱，被分离的各组分按顺序离开色谱柱进入检测器，检测器能够将各组分的存在与否转化为电信号，该电信号的大小与被检测组分的浓度或含量成比例。电信号经过放大后被记录器记录下来描绘成色谱峰，形成色谱图，最后通过峰的位置来确定各组分的名称，根据峰的面积来计算各组分的浓度大小，这就是气相色谱的基本原理。

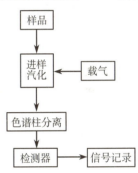

图4-44 气相色谱分析流程

(三) 气相色谱相关概念

气相色谱相关概念示意见图4-45。

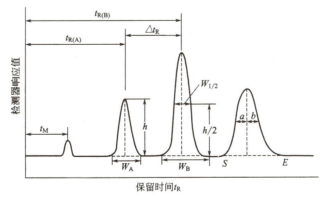

图4-45 气相色谱相关概念示意图

1. 色谱图相关概念

（1）色谱峰：样品经过分离后，各组分按顺序通过检测器时所产生的电信号的变化曲线称为色谱峰。①峰底：连接峰起点与峰终点之间的直线称为峰底。②峰高：峰底与色谱峰最高点之间的垂直距离称为峰高，常用 h 表示。③峰面积：色谱峰轮廓线与峰底之间的面积称为峰面积，常用 A 表示。峰高和峰面积与组分的量一般成正比例，所以峰高和峰面积是气相色谱分析中定量分析的依据。④峰宽：又称为峰底宽，它是色谱峰两侧拐点处所做切线和峰底相交两点间的距离，常用 W 表示。在峰高的一半处做一条与峰底平行的直线，该直线与色谱峰两侧交点之间的距离称为半峰宽，常用 $W_{1/2}$ 表示。与峰宽相比较而言，半峰宽是更加常用的参数，多数积分仪器所显示的峰宽实际上相当于半峰宽，且多以时间为单位。

（2）基线：正常操作条件下，仅有载气通过检测器时，检测器相应信号的记录呈一条直线，该直线称为基线。

（3）其他：因各种因素所引起的基线波动称为基线噪声；随着时间变化基线所发生的缓慢变化称为基线漂移；前沿较后沿平缓的峰称为前伸峰；后沿较前沿平缓的峰称为拖尾峰；不是样品本身所产生的峰称为假峰。

2. 保留值相关概念

（1）保留时间：是色谱分析中最常用的保留值，常用 t_R 表示，是指样品从进样到出现最大峰值所需要的时间。

（2）死时间：常用 t_M 表示，是指从进样到出现不被固定相保留所需的时间。

（3）调整保留时间：常用 t'_R 表示，$t'_R = t_R - t_M$，是指扣除了死时间的保留时间。

（4）校正保留时间：常用 $t°_R$ 表示，$t°_R = jt_R$，j 为压力校正因子。

（5）净保留时间：常用 t_N 表示，$t_N = jt'_R$，是指经压力校正后的调整保留时间。

（6）死体积：是指与死时间相对应的保留体积，常用 V_M 表示，$V_M = t_M F_c$，F_c 是指色谱柱内载气的平均流量。

（7）保留体积：常用 V_R 表示，$V_R = t_R F_c$，是指从进样开始到样品组分出现最大浓度值时所需要的载气的体积，即对应于保留时间的载气体积。

（8）调整保留体积：常用 V'_R 表示，$V'_R = V_R - V_M = t'_R F_c$，是指扣除死体积后的保留体积，即与调整保留时间相对应的载气体积。

（9）校正保留体积：常用 $V°_R$ 表示，$V°_R = jV_R$，是指经过压力校正的保留体积。

（10）净保留体积：常用 V_N 表示，$V_N = jV'_R$，是指经过压力校正的调整保留体积。

（11）相对保留值：常用 r_{21} 表示，是指样品中某一组分 2 的调整保留值与另一组分 1 的调整保留值之比。

保留时间、保留体积和相对保留值是色谱定性分析中常用的参数指标。

3. 常用参数

（1）分离度：常用符号 R 表示，分离度是表示同一样品中相邻两个色谱峰分离程度的优劣的参数。R 值越大表明相邻两个组分分离得越好，当 $R = 1.5$ 时，相邻两组分的色谱峰几乎达到完全分离，其重叠程度仅为 0.3%；当 $R = 1$ 时，相邻两组分的色谱峰被认为达到基线分离；当 $R < 1$ 时，相邻两组分的色谱峰重叠部分较多；当 $R = 0$ 时，相邻两组分的色谱峰处于相互重叠状态。

（2）分配系数：常用符号 K 表示，是指在平衡状态下，某一组分在固定相与流动相中的浓度比。

（3）容量因子：又叫分配容量或分配比，常用符号 k 表示，是指在平衡状态下，某一组分在固定相与流动相中的质量比。

（4）相对保留值：又叫选择性因子，常用符号 α 表示，是指分离条件一定时，保留时间大的组分与保留时间小的组分的调整保留值之比，常用于色谱峰的定性。

（5）柱效能：常用理论塔板数或理论塔板高度表示，它是表示色谱柱在分离过程中的分离效能的指标，主要受动力因素（操作参数）影响。

（6）相比：常用 β 表示，是指色谱柱中气相与液相的体积之比。

（7）拖尾因子：常用 γ 表示，它是描述色谱峰对称性的指标。γ 越接近 1，表明色谱柱的性能越好；当 γ＜1 时，色谱峰为前伸峰；当 γ＞1 时，色谱峰为拖尾峰。

（四）气相色谱分析

1. 定量分析 定量分析是对样品中各组分含量的确定。利用气相色谱进行定量分析的优势在于其具有简便、灵敏以及定量准确等特点。常用的定量方法有峰面积测量法、内标法、外标法、归一化法和叠加法。

（1）峰面积测量法：是操作最简单的定量法。对于峰面积的测量主要有峰高乘半峰宽法、三角形法、峰高乘平均峰宽法、峰高乘保留值法。利用峰面积测量进行定量分析，其准确度较低，多用于由同系物组成的样品分析。

（2）内标法：是定量准确度最高的定量法，但是由于很难找到合适的内标物，故在定量准确度要求不高时，应该尽量避免使用内标法。

（3）外标法：操作简单，是使用最频繁的定量法。与内标法相比，外标法的定量准确度较低，在操作过程中要严格重现分析条件，尤其是进样量。

（4）归一化法：定量准确度高，但是操作较为复杂，要求样品所有组分均出峰，且所有组分均要有标准品，故此方法很少采用。

（5）叠加法：是在未知样品中定量加入待测物的标准品，然后根据峰面积的增加量来进行定量分析，其定量准确度介于外标法和内标法之间。

2. 定性分析 定性分析是指确定每个色谱峰所代表的物质。对未知样品的定性多采用双柱或多柱保留指数定性；对于简单样品的定性可以采用标准物质做对照，而复杂样品的定性多通过保留指数和/或 GC－MS。GC－MS 是 GC 定性的首选方法，它不仅能够做出定性分析，给出色谱峰的分子结构信息，还能够做出定量分析。常用的定性分析方法主要有：

（1）用保留值定性：目前采用保留值定性仅仅是一个相对的方法。主要包括：①已知物对照法：属于采用绝对保留值定性的方法，是指将已知的标准物质加入待测样品中，对比加入前后的色谱图。其原理是依据在相同的操作条件下，同一物质在同一色谱柱上的保留值相同。该方法的重复性较差，可以用于已知复方药物的定性分析。②相对保留值定性：相对保留值受分配系数的影响，与样品中各组分的性质、色谱柱温度以及固定液性质相关，而与固定液的用量、流动相速度、柱长以及柱填充情况等因素无关。③保留指数定性：具有较好的准确度和重复性，主要基于在固定液和柱温一定时，保留指数是物质的特性参数。

（2）用选择性检测器定性：该方法主要是基于不同类型的检测器对于同一样品的相应信号存在差异，两种或两种以上检测器的使用，有助于未知组分的分类与鉴定。由于选择性检测器只对部分物质具有高响应值，故其使用范围有限。

（3）用两谱联用定性：气相色谱法的优势在于能够对样品各组分进行高效分离，但是单靠色谱图很难对各组分进行定性，而红外光谱、质谱优势在于对未知物结构的鉴定。因此，在实际操作中往往采用两谱（气谱－光谱或者气谱－质谱）联用的方法对样品进行分离和定性。

（4）用化学反应定性：常用的方法是将欲定性的色谱馏分通至按官能团分类的试剂中，然后利用沉淀或者显色反应来粗略地进行定性分析。

（五）气相色谱仪

虽然目前市面上的气相色谱仪器型号繁多，性能各异，但是无论其怎样发展，总的来说仪器的基本配置是相似的，主要包括以下6个基本组成部分：

1. 气路系统　即载气及其流速控制系统，包括载气和检测仪器所用气体的气源以及气流控制装置（压力表、针型阀等）。在实际操作中气路系统最常出现的问题是泄漏，要注意经常检漏。电子气路控制（EPC）的使用在一定程度上实现了自动检漏，具有流量控制准确、重现性好、操作更安全、分析结果更加可靠等优点，目前市面上EPC仅安装在高档的仪器上。

2. 进样系统　包括引入装置和汽化室，其作用是接受样品，有效地将样品倒入色谱柱进行分离，比如自动进样器、进样阀、各种进样口。有些仪器还包括样品预处理配置，比如裂解装置、吹扫捕集装置、顶空进样装置。在实际操作中要注意操作的温度范围、汽化室的死体积、汽化室内壁的惰性、流动相压力和流量的设定、进样隔垫的吹扫功能等技术指标。

3. 色谱柱系统　包括柱加热箱、色谱柱以及色谱柱与进样口和检测器之间的连接头。其中色谱柱一般有填充柱和毛细柱两种，而色谱柱本身的性能是决定样品各组分分离成败的关键。

4. 检测器系统　用来检测已经分离的各组分，是色谱仪的关键部件之一，比如热导检测器、火焰离子化检测器、电子俘获检测器、质谱检测器、火焰光度检测器、原子发射光谱检测器等。有的仪器还包括柱后转化（例如硅烷化装置、烃转化装置）。

5. 数据采集及处理系统　其作用是采集并处理检测系统输入的电信号，画出色谱图，并对原始数据进行处理，给出最后样品定性和定量分析结果。

6. 控制系统　控制并显示检测器、进样口、色谱柱的温度，对检测信号进行控制。

二、气相色谱仪在中医研究中的应用

闻诊是中医诊断常用诊法之一，包括听声音和嗅气味两方面。传统的嗅气味是医生根据自己的嗅觉来获得信息，由于医生个体差异、临床嗅诊经验以及心理状态等因素的不同，导致嗅诊判断结果差异很大。由于缺乏精确的定性和定量指标，影响了嗅气味的客观性和重复性，导致临床嗅诊应用范围的局限性。因此利用现代科学技术实现中医嗅诊客观化研究，对临床辨证具有重要意义。

（一）人体气味

1. 来源 人体皮肤上有汗腺、皮脂腺、顶浆分泌腺三种腺体。这些腺体的分泌物多数没有任何气味，其与不同种类和密度的微生物相互作用时则产生各种不同的气味。汗腺分泌物的主要成分是水，另有少量糖蛋白、氨基酸、乳酸、电解质等；皮脂腺分泌物本身没有气味，当为皮肤微生物的生长和代谢提供脂类营养物质和湿度时则产生气味；顶浆分泌腺是可以产生气味的腺体，可以看做是人体的气味腺，主要分布在乳头、阴部、腋窝。由皮肤分泌的汗液、皮脂以及脱落的表层微粒等物质混在一起，成为个人气味的来源。

2. 特性 人体的气味，又称体味，是人体在新陈代谢过程中产生的，无时无刻不在向外散发。研究表明，人体气味中含有好几百种化学物质，其中由呼吸器官排出的有 149 种，胃肠气体中有 250 种，尿液中有 299 种，汗液中有 151 种，粪便中有 196 种，经皮肤排出的有 271 种。这些代谢产物中有 CO_2、H_2S、醚、醛、酮、苯等。

3. 主要成分 采用气相色谱/质谱技术对人体代谢挥发性化合物进行分析，结果显示：汗液主要成分为特定类固醇、脂肪酸；腋窝气味样品分析中发现 135 种组成成分。一般来说，口腔、腋下、阴部、脚等部位相对封闭潮湿，生长了大量多种多样的细菌，这些部位能产生较浓的气味，是研究人体气味的集中部位。目前运用气相色谱法主要是对口腔内呼出的气体进行研究。

4. 影响因素 人体气味组成成分受种群、性别、时间、饮食、运动等因素的影响。如男性三氯甲烷的呼出率高于女性；欧美人的体味比亚洲人浓，国外学者报道人体气味主要以酸类物质为主，而我国学者研究发现人体气味中含量较多的物质为醇类、烃类以及芳香类物质，这可能是由于亚洲人与欧美人的种群、饮食等方面的差异所导致的。

（二）在中医研究中的应用

运用气相色谱/质谱技术对 72 名口臭患者呼出气体成分进行定性分析。根据中医辨证理论把口臭患者分为胃热和胃寒两组，另设 41 名健康者为对照（正常组）。结果表明：正丙醇、仲丁醇为三组测试者共有的成分；苯、吡啶和甲基吡啶是 71 名口臭患者共有的成分，而吲哚和 3-甲基吲哚是胃热口臭者独有的成分。该结果说明吡啶类和吲哚类物质是导致口臭的主要成分。

该实验中所分离出来的 7 种物质按照来源可分为 3 类：一类为糖代谢产物，比如正丙醇，该物质在三组人群口腔中都出现，且胃热组＞胃寒组＞正常组，胃热组与胃寒组差异显著；两组口臭组与健康组在仲丁醇的阳性率方面均有明显差异，但是两组口臭组之间无明显差别，说明醇类代谢障碍是胃热和胃寒口臭患者共有的特性。一类是蛋白质代谢产物，如吲哚，在生理状态下，吲哚由粪便排出，是大便臭味的主要来源；在病理状态下，吲哚类物质增多或者排泄障碍，导致血中吲哚类浓度增高而出现口臭。一类是来源不明物质，如苯、吡啶和甲基吡啶。国外研究发现吡啶类物质的产生和口腔细菌代谢有关。

口臭患者口腔气味改变与内脏代谢有着密切的关系，而胃热口臭患者口气中所特有的物质是吲哚类，因此吲哚类物质有可能是鉴别胃热口臭与胃寒口臭的指标之一。

第九节　YLS-1A 多功能小鼠自主活动记录仪的使用

一、基本原理及特征

多功能小鼠自主活动记录仪采用微电脑技术，增加了数据打印功能，具有使用方便、运行更可靠、测定数据显示更准确等一系列优点。该仪器在小鼠自发活动计数上使用了最新的热释电技术，计数无死角，克服了重记、漏记的错记现象。在测定时间内最多可将打印次数设置为 20，基本上满足了观察小鼠各段时间内活动情况的要求。它还具有电刺激、电惊厥和电激怒的功能，其方波输出具有符号提示、宽幅设定、输出准确和短路保护的优点，提高了测试质量，是生理、药理实验的理想仪器。

二、主要技术参数

电源电压：50Hz，220V；最大工作电流：0.3A；时钟数据存储：<10 年（年、月、日、时、分显示）；时钟误差：<0.083 秒/小时；计数定时：1~1439 分钟；方波输出延时：1~3599 秒；每次记录时间内的打印次数：≤20 次；打印设定时间：1~1439 分钟；方波输出：根据设置范围参数（表 4-3）不同可以输出各种方波。

表 4-3　YLS-1A 多功能小鼠自主活动记录仪的主要参数

设置项目及符号显示	设置范围	计量单位	设置分度	备注
电压	0~225	伏	1	恒压
电流	0~25.5	毫安	0.1	恒流
周期	0~65535	毫秒	0.1	周期=1/频率
波宽	0~999.9	毫秒	0.1	
倒相时间	0~25.5	秒	0.1	正、负极按时切换
方波间隙输出时间	0~25.5	秒	0.1	工作时间
方波间隙时间	0~6553.5	秒	0.1	占空时间

三、面板介绍

YLS-1A 多功能小鼠自主活动记录仪的面板见图 4-46，面板中的序号说明见表 4-4。

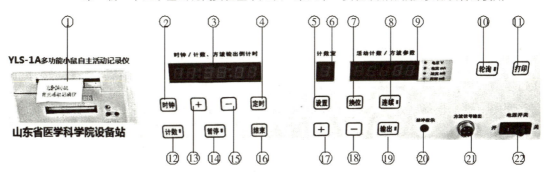

图 4-46　YLS-1A 多功能小鼠自主活动记录仪的面板（前面）

表 4-4　　　　　YLS-1A 多功能小鼠自主活动记录仪面板序号说明

序号	说明
①	打印机——打印活动计数结果
②	时钟按钮——设定当前时间（校正）
③	时钟/计数/方波输出倒计时显示屏
④	定时按钮——设定计数时间方波延时和打印间隔时间
⑤	设置按钮——设置方波参数
⑥	计数室显示屏
⑦	换位按钮——切换数据位置
⑧	连续按钮——方波连续输出
⑨	活动计数/方波参数显示屏
⑩	轮询按钮——轮流显示各活动室数据
⑪	打印按钮——启动打印机
⑫	计数按钮——活动计数开始
⑬	时钟/倒计时增数
⑭	暂停按钮——活动计数暂停
⑮	时钟/倒计时减数
⑯	结束按钮——结束活动计数功能
⑰	方波参数增
⑱	方波参数减
⑲	输出按钮——开启、结束方波信号输出
⑳	脉冲指示——方波输出状况指示
㉑	方波信号输出插头——方波信号输出/手动单次输出/开关控制
㉒	电源开关

四、主要功能和使用方法

（一）时钟设定

本仪器的时钟为内电永久性时钟，在断电状态下，机内的电池可使时钟正常运行10年，走时准确，在温度25℃环境下时钟误差<0.083秒/小时，即每月小于1分钟。设定调整时使用"时钟"键和"＋"、"－"键，每按动一下"时钟"键，分别切换时钟的年、月、日、时、分、秒和退出时钟设定，显示年、月、日时没有分隔符"："，显示时、分、秒时有分隔符"："。当某项在显示屏上闪动时，按动"＋"、"－"键可改动当前显示数据，当按住"＋"、"－"键不放，约0.8秒后，进入快速更改数据状态，直到放开按键为止。设定完成后退出时钟设定，即显示屏上无闪动的字符。当其他功能工作时时钟无法改动。

（二）计数定时设定（自主活动计时）

本仪器可在1~1439分钟（24小时）之内随意设定小鼠自主活动的记录时间，设定后开始工作即进入倒计时状态，倒计时结束后即锁定所有数据。设定方法是按住"定时"键，使时钟显示屏上最后两位出现"－－"号时为计数设定，按动红色"＋"、"－"键改变闪动的时或分调到实验要求的时间，再继续按动"定时"键回到时钟状态，即完成了计数时间设定。

（三）打印间隔时间设定

本仪器的打印间隔时间是可以自行设定的，同样是1~1439分钟（24小时）之内随意设定，但每次记录时间内的打印次数不得超过20次。例如：实验时间为60分钟，需要打印20次，这时设定打印间隔时间应为3分钟，如果需要打印10次则打印间隔时间为6分钟。设定的方法是按动"定时"键，使时钟显示屏上最后一位出现"－"号时为打印时间间隔设定，按动"＋"、"－"键改变闪动的时或分达到本次实验要求，再继续按动"定时"键，回到时钟状态即完成了打印时间间隔设定。如打印间隔时间设定为"0"时，只打印最终结果。

（四）方波输出延时时间设定

本仪器的方波输出时间可在1~3599秒（60分钟）之间随意设定，也可不设定而由使用者随意开启和关闭。设定的方法是按动"定时"键，使时钟显示屏上第一位上出现"⊓"符号时为方波输出延时时间设定，按动"＋"、"－"键改变闪动的分或秒达到本次实验要求，再继续按动"定时"键回到时钟状态即完成了方波延时时间的设定。如果不使用方波延时功能，可将方波延时时间全部设定为"0"，这样就可用手控开关开启或关闭方波输出了。

（五）自主活动记录功能

把仪器的记录时间和打印间隔时间设定好后就可进行小鼠装箱放置工作。仪器后侧的黑箱是分体式的可提出，将箱内放置少许木屑便于小鼠活动和卫生清理，同时减少"前任者效应"（前一只动物的气味影响后一只动物的行为）。将小鼠按编号放入箱内，盖上盖后将箱放回原位，注意箱上有椭圆孔的一侧向前。放置好后，按动"计数"键，计数指示灯亮，时钟显示屏显示计数倒计时，右侧活动计数显示屏显示活动计数，中间的计数室显示屏指示计数室，按动"轮询"键可随意观察某个计数室的活动计数。如果想进入自动轮询状态（即自动切换显示各室数据），可按住"轮询"键1.5秒以上，指示灯亮即自动进入轮询状态，每3秒切换一次。如果想退出自动轮询状态，再按住该键1.5秒后又回到手动状态，指示灯熄灭。在计数状态下按一下"暂停"键，暂停指示灯亮，这时计数过程暂停，活动不被记录，同时计数倒计时也暂停。这一功能主要用于需对小鼠做临时性的处理时避免操作的干扰信号被记录下来或需要去除某一段时间时使用。当倒计时至0时0分0秒时计数自动结束，数据保留。如果计数过程中想结束实验可按"结束"键强行结束。

不管是自动结束还是强行结束后各室的最终数据都保留在活动计数屏上，只有再一次按动"计数"键时才归"0"重新开始。

实验结束后，将后箱提出，把小鼠移走，将箱内清洗干净，晾干后放回原处以备下次使用。

（六）打印功能和打印机

仪器设定打印时间间隔后，在结束活动计数时按动"打印"键即可按原设定的时间次数将记录的数据打印出来。仪器一直保存最后一次的计数记录，按一下"打印"键（不超过5秒）打印最后一次的计数记录。如果按住"打印"键超过5秒钟，将打印前一次的记录结果。注意应在计数结束后再按"打印"键。

打印机上的按钮开关操作：面板式微型打印机上有一个在线指示灯（绿色）、一个电源指示灯（红色）。对应着有两个按键联机键（绿灯上）和走纸键（红灯上）。

（七）电刺激功能（方波输出功能）

1. 方波输出延时设定　前面已述，不再重复。

2. 方波输出参数设定　按动"设置"键，进入方波电压设置状态，随后每按动一次依次切换设置方波的限制电流、方波脉冲宽度、方波周期、方波倒相时间、方波间隙输出时间（工作时间）、方波输出间隙时间（占空时间）和退出方波参数设置。系统进入当前显示参数的设置状态时，当前设置的参数由显示窗口右侧对应的指示灯闪动，如电压指示灯闪动，表示当前设置的为方波电压，单位为"伏"，后三个参数由计数室显示窗口的图形表示，图形"⌐"表示倒相时间，图形"⊓"表示方波间隙输出时间，图形"—"表示方波输出间隙时间，单位都是"秒"。选好设置的参数后，按动换位键转换数据位数，当前闪动的数据位即为当前可更改的数据，按"+"、"-"键调到所需参数，当设置的参数超过最大参数限定值时，在进入下一参数设定项后，原设置的参数自动修改成仪器允许的最大值。

3. 关于方波输出　首先把方波输出线和手控开关线插头连在方波信号输出插座上，根据实验要求将方波参数设置好，按"输出"键输出指示灯亮，再按动手动开关脉冲指示灯亮，此时就有方波信号输出。方波可以不同方式输出，按"连续"键可切换连续方波和单方波脉冲，如连续指示灯亮，表示输出连续脉冲，如连续指示灯灭，表示当前为单脉冲方波，这时方波周期参数无效，每按一下手控开关输出一个定电压、电流波宽的方波，手控开关可以开启和关闭方波输出。

方波连续输出时，面板输出键的指示灯闪动，即使在输出间隙期（脉冲指示灯不亮），也可通过输出键的指示灯观察到当前方波的输出状态。方波定时延时最短时间为1秒，延时误差小于10毫秒，如需要小于1秒的延时输出，可通过设置间隙输出的方法用手动控制，如设定所需的间隙输出时间（工作时间最小0.1秒），再设定一个较长的输出间隙时间（占空时间），这样就可以有足够的时间关闭输出了。

方波输出，根据设置范围参数（表4-3）不同可以组合出各种方波和方波输出图解。

五、方波输出图解

1. 电压（波幅）（0~225V）

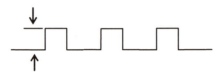

2. 电流（0~25.5mA）限流

3. 波宽（0~999.9ms）

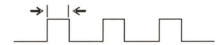

4. 周期（0~6553.5ms）

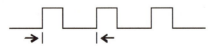

周期=1/频率　　频率=1/周期　　例：50Hz=1/0.02s

5. 方波倒相"⌐"（0~25.5s）

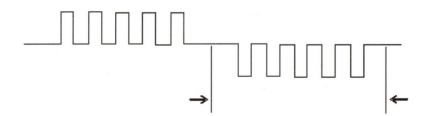

6. 方波间隙输出时间 " ⊓ " (0~25.5s)（工作时间）

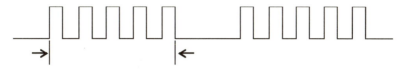

7. 方波间隙时间 " — " (0~6553.5s)（占空时间）

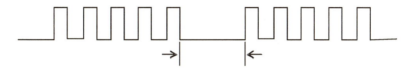

六、使用注意事项

1. 不要将仪器侧置、倒置和重压、碰撞。
2. 仪器应保持清洁，宜放在通风干燥处。
3. 实验结束后请立即关闭电源，并将后实验箱清洗干净、晾干后放回原处。
4. 擦拭仪器用湿布即可，不可用有机溶剂，否则将破坏仪器表面美观。

（朱大诚　李晶晶　丁成华　姚凤云　郭业频　喻松仁）

第五章 常用生理溶液的配制和用药剂量的计算

第一节 常用生理溶液的配制

一、常用生理盐溶液成分及配制

生理盐溶液（physiologic salt solution，PSS）一般指用于温浴或灌流离体组织或器官的近似于生物组织液的液体。PSS 为离体标本提供近似体内的生理环境，其中包括适当的各种离子浓度和渗透压、适当而恒定的酸碱环境、足够的能量和氧气。PSS 的选择与配制是影响实验成败的最重要的因素之一，若 PSS 选择或配制不当，标本的反应性会出现异常甚至难以存活。实验中常用的 PSS 有数种，其成分和用途各异，如表 5-1 和表 5-2 所示。

PSS 配制方法是先将各成分分别配制成一定浓度的基础溶液（母液），然后按表 5-3 和表 5-4 所列分量混合而成。

PSS 的配制方法和注意事项：①先将氯化钙和葡萄糖以外的成分一起配制成高 10 倍的贮存液，用时做 10 倍稀释；而后加氯化钙 10 倍贮存液，后加氯化钙可以防止 Ca^{2+} 与其他成分发生沉淀反应；临用前加入葡萄糖，最后定容。②加 10 倍氯化钙贮存液时边加边搅拌，以免发生碳酸钙或磷酸钙沉淀，使 PSS 出现混浊或沉淀。③含有 Na_2CO_3 或葡萄糖的溶液不宜放置过久。④蒸馏水要新鲜，最好用双蒸馏水。蒸馏水放置时间过长，其中 CO_2 含量可能增高。

表 5-1　　生理实验常用盐溶液（一）　　单位：g（水：ml）

药品名称	生理盐水		任氏液	乐氏液	台氏液
	两栖类	哺乳类	（用于两栖类）	（用于哺乳类）	（用于哺乳类动物小肠）
氯化钠（NaCl）	6.5	9.0	6.50	9.00	8.00
氯化钾（KCl）	-	-	0.14	0.42	0.20
氯化钙（$CaCl_2$）	-	-	0.12	0.24	0.20
氯化镁（$MgCl_2$）	-	-	-	-	0.10
葡萄糖（GS）	-	-	2.00	1~2.5	1.00
碳酸氢钠（$NaHCO_3$）	-	-	0.20	0.1~0.3	1.00
磷酸二氢钾（KH_2PO_4）	-	0.01	-	0.05	-
蒸馏水（H_2O）	加至1000	加至1000	加至1000	加至1000	加至1000

表 5-2　　生理实验常用盐溶液（二）　　　　单位：g（水：ml）

药品名称	任氏液（用于两栖类）	乐氏液（用于哺乳类）	台氏液（用于哺乳类动物小肠）	生理盐水 两栖类	生理盐水 哺乳类
氯化钠（NaCl）	6.5	9.0	8.0	6.5	9.0
氯化钾（KCl）	0.14	0.42	0.2	–	–
氯化钙（$CaCl_2$）	0.12	0.24	0.2	–	–
碳酸氢钠（$NaHCO_3$）	0.20	0.1~0.3	1.0	–	–
磷酸二氢钠（NaH_2PO_4）	0.01	–	0.05	–	–
氯化镁（$MgCl_2$）	–	–	0.1	–	–
葡萄糖（GS）	2.0（可不加）	1.0~2.5	1.0	–	–
蒸馏水（H_2O）	加至1000	1.0~2.5	加至1000	加至1000	加至1000

表 5-3　　配制生理溶液所需的母液及其容量*（一）

药品名称	母液浓度（%）	任氏液	乐氏液	台氏液
氯化钠（NaCl）	20	32.50	45.00	40.0
氯化钾（KCl）	10	1.4	4.2	2.0
氯化钙（$CaCl_2$）	10	1.2	2.4	2.0
氯化镁（$MgCl_2$）	5	–	–	2.0
葡萄糖（GS）	5	4.0	10~50	20.0
碳酸氢钠（$NaHCO_3$）	5	4.0	2.0	20.0
磷酸二氢钾（KH_2PO_4）	1	1.0	–	5.0
蒸馏水（H_2O）		加至1000	加至1000	加至1000

*表内各成分除葡萄糖以 g 为单位外，均以 ml 为单位。

表 5-4　　配制生理溶液所需的母液及其容量*（二）

成分	母液浓度（%）	任氏液	乐氏液	台氏液
氯化钠（NaCl）	20	32.5	45.0	40.0
氯化钾（KCl）	10	1.4	4.2	2.0
氯化钙（$CaCl_2$）	10	1.2	2.4	2.0
碳酸氢钠（$NaHCO_3$）	5	4.0	2.0	20.0
磷酸二氢钠（NaH_2PO_4）	1	1.0	–	5.0
氯化镁（$MgCl_2$）	5	–	–	2.0
葡萄糖（GS）		2.0（可不加）	1.0~2.5	1.0
蒸馏水（H_2O）		加至1000	加至1000	加至1000

*表内各成分除葡萄糖以 g 为单位外，均以 ml 为单位。

二、低渗 NaCl 溶液的配制

低渗 NaCl 溶液的配制方法见表 5-5。

表 5-5　　低渗 NaCl 溶液的配制及浓度　　单位：g（水：ml）

试管号	1	2	3	4	5	6	7	8	9	10
1% NaCl 溶液（ml）	1.40	1.30	1.20	1.10	1.00	0.90	0.80	0.70	0.60	0.50
蒸馏水（ml）	0.60	0.70	0.80	0.90	1.00	1.10	1.20	1.30	1.40	1.50
NaCl 浓度（%）	0.70	0.65	0.60	0.55	0.50	0.45	0.40	0.35	0.30	0.25

三、常用抗凝剂的配制

实验中常需要抗凝剂防止血液凝固，以便实验顺利进行。如通过插管和导管记录血压或心室内压时，抗凝剂可以抑制血液凝固，保证压力传送过程通畅及时、准确；体外分离血小板测定其功能；制备血清进行生化检测等。常用的抗凝剂有肝素、枸橼酸钠、草酸钾等。

1. 草酸钾　用于血液样品检验的抗凝。在试管内加饱和草酸钾溶液 2 滴，轻轻叩击试管，使溶液均匀分散到管壁四周，置 ≤80℃ 的烘箱内烤干备用。此抗凝管可用于 2~3ml 血液。

2. 肝素　体外抗凝：取 1% 肝素溶液 0.1ml 于试管内，均匀浸润试管内壁，放入 80℃~100℃ 烘箱中烤干备用。每管可用于 5~10ml 血液。体内抗凝：常用量为 5~10mg/kg 体重。市售肝素注射浓度为 12500U/ml，相当于肝素钠 125mg。应置于 4℃ 保存。

3. 枸橼酸钠　一般仅用于体外抗凝，如分离血小板测定其功能、分离血浆等，其抗凝浓度一般为 0.1~0.2mg/ml。体外抗凝：常用 3.8% 枸橼酸钠溶液，用量为枸橼酸钠溶液：血液 = 1 : 9，如用于红细胞沉降率的测定等。急性血压实验常用 5%~7% 枸橼酸钠溶液抗凝。

第二节　常用实验动物用药剂量的计算方法

一、给药剂量的确定

在药理实验中常遇到给动物多大剂量的问题，解决方法有：①参考类似药物的有关研究文献；②如没有相关文献，可根据半数致死量（LD_{50}）或最大耐受量设计药效学实验，如可从 LD_{50} 或最大耐受量的 1/10 剂量开始探索有效剂量，也可以选择 LD_1 或 LD_5 开始药效学实验，然后根据药效强度和毒性反应情况适当增加或减小剂量。

有时已知某药对一种动物的有效剂量，但需要观察该药对另一种动物模型的作用，此时如何确定给该动物的剂量？某一药物对不同动物的等效剂量往往有一定差异，不宜将一种动物的有效剂量简单地用于另一种动物，但不同动物之间的等效剂量又存在一定的关系，可以按一定的公式进行换算。常用的方法有两种。

（一）按体重换算

此种方法用已知某种动物的有效剂量乘以一定的折算系数来推算出另一种动物的有效剂量。从表 5-6 的横栏中找出已知有效剂量的动物，从竖栏中找出待求有效剂量的动物，两者的交叉点即为该两种动物的有效剂量折算系数。如已知某药对小鼠的有效剂量为 100mg/kg 体重，求该药对家兔的等效剂量。查出小鼠与家兔的折算系数为 0.37，则家兔的等效剂量为 $0.37 \times 100 = 37$mg/kg 体重。

表 5-6　　不同动物间等效剂量折算系数

成年体重（kg）	小鼠 0.02	大鼠 0.2	豚鼠 0.4	家兔 1.5	猫 2.0	犬 12	人 60
小鼠 0.02	1.00	1.40	1.60	2.70	3.20	4.80	9.01
大鼠 0.2	0.70	1.00	1.14	1.88	2.30	3.60	6.25
豚鼠 0.4	0.61	0.87	1.00	0.65	2.05	3.00	5.55
家兔 1.5	0.37	0.52	0.60	1.00	1.23	1.76	3.30
猫 2.0	0.30	0.42	0.48	0.81	1.00	1.44	2.70
犬 12	0.21	0.28	0.34	0.56	0.68	1.00	1.88
人 60	0.11	0.16	0.18	0.30	0.37	0.53	1.00

（二）按体表面积换算

不同种属动物体内的血药浓度和作用与体表面积成正相关，因而按体表面积折算的等效剂量更为接近。

表 5-7　　不同动物间按体表面积折算等效剂量的系数

成年体重（kg）	小鼠 0.02	大鼠 0.2	豚鼠 0.4	家兔 1.5	猫 2.0	犬 12	人 70
小鼠 0.02	1.00	7.00	12.25	27.8	29.7	124.2	387.9
大鼠 0.2	0.14	1.00	1.74	3.90	4.20	17.8	56.0
豚鼠 0.4	0.08	0.57	1.00	2.25	2.40	10.2	31.5
家兔 1.5	0.04	0.25	0.44	1.00	1.08	4.50	14.2
猫 2.0	0.03	0.23	0.41	0.92	1.00	4.10	13.0
犬 12	0.008	0.06	0.10	0.22	0.23	1.00	3.10
人 70	0.0026	0.018	0.031	0.07	0.078	0.32	1.00

从表 5-7 的横栏中找出已知有效剂量的动物，从竖栏中找出待求有效剂量的动物，两者的交叉点即为该两种动物间的体表面积折算系数。用此表计算等效剂量，首先计算出整只动物所用的量，然后除以成年动物的千克体重即得每千克体重的剂量。

如某一利尿药，大鼠灌胃给药时的剂量为 250mg/kg 体重。请粗略估计家兔灌胃给药时的剂量。按表 5-7 进行计算，1.5kg 家兔的体表面积为 200g 大鼠的 3.90 倍。200g 大鼠需给 $250 \times 0.2 = 50$mg，于是家兔的适当剂量应是 $50 \times 3.90 \div 1.5 = 130$mg/kg。

上述不同种类动物间剂量的换算法只提供一个粗略的参考值。究竟是否恰当，只有通过实验才能了解。

二、药物浓度与给药剂量的计算

（一）药物浓度的表示方法

一定容积的溶液中所含溶质的量称为溶液浓度。常用的浓度表示方法有如下几种。

1. 百分浓度 每 100ml（或 100g）溶液中所含溶质的克数或毫升数，用"%"表示。例如，25% 戊巴比妥钠溶液，即指 100ml 溶液中有戊巴比妥钠 25g。计算公式为：

$$百分浓度（\%） = [溶质的质量（g）/溶液的体积（ml）] \times 100\%$$

2. 比例浓度 《药典》中常见的比例浓度符号为 $1:X$，即指 1g 固体或 1ml 液体溶质加溶剂配成 Xml 的溶液，叫做比例浓度。如不特别指定溶剂种类时，都是以蒸馏水为溶剂。例如，碳酸氢钠 30g 配成 300ml 溶液的比例浓度为：比例浓度 = 30：300 = 1：10。

3. 摩尔浓度 以 1L 溶液中所含溶质的摩尔数来表示溶液的浓度，叫做摩尔浓度，用符号 mol/L 表示。

（二）给药剂量的计算

一般按"mg/kg 体重"或"g/kg 体重"计算。例如，体重 30g 的小鼠按每千克体重注射 15mg 盐酸吗啡计算，如果吗啡浓度为 0.1%，应注射多少毫升？首先计算出 30g 小鼠注射盐酸吗啡的量为 $30/1000:X = 1:15$，$X = 0.45$mg；其次计算出 0.45mg 相当于多少毫升 0.1% 吗啡？0.1% 即 1mg/ml，所以应注射 0.1% 盐酸吗啡 0.45ml。

（朱大诚　周步高）

第六章 中医学基础研究中的实验动物模型与复制

在生命科学领域特别是医药学研究中，实验研究是学科发展的基础，尤其动物实验是生命科学实验研究中的重要组成部分。在动物实验中人们发现，动物在生命活动中的生理和病理过程，与人类或异种动物都有很多相似之处，并可互为参照，一种动物的生命活动过程可以成为另一种动物乃至人类的参照物。为了保证这些动物实验更科学、准确和重复性好，人们用各种方法把一些需要研究的生理或病理活动相对稳定地显现在标准化的实验动物身上，供实验研究之用。将标准化的实验动物称为动物模型。

从1992年9月起实施的《新药审批办法（有关中药部分的修订和补充规定）》中《药理研究的技术要求》部分要求：中药新药的药理研究，"根据新药的功用主治，选用或建立与中医'证'或'病'相符或相近似的动物模型和试验方法，对新药的有效性作出科学的评价"。中药新药药理研究是近年来中医动物模型研究发展的主要动力。因此，动物模型是中医学基础实验的重要组成部分。可以预想，今后中医动物模型研究将在中医学基础理论研究方面发挥更大的作用。

第一节 复制实验动物模型的意义

利用动物模型开展中医学基础理论方面的实验研究，是使中医走向现代化极为重要的实验方法和手段，有助于更方便、更有效地认识人类疾病的发生、发展规律和研究防治措施。其目的是发展我国的医学事业，所以中医学基础实验研究建立动物模型的具体做法必须以中医学理论为基础，强调以中医学理论为核心，按照中医学自身的发展规律研究中医学，发展中医学。因此，动物模型在中医学研究中所起到的独特作用，正受到越来越多的医学工作者的重视。复制实验动物模型的意义主要表现在以下几个方面。

一、避免直接对人体进行实验所带来的危害

中医学基础关于阴阳、藏象及病因、病机、证候等方面的研究，不可能在人体上重复进行；临床上对外伤、中毒、烈性传染病、肿瘤病因等研究是有一定困难的，甚至是不可能的，如急性和慢性呼吸系统疾病研究就很难重复环境污染的作用；辐射对机体的损伤也不可能在人身上反复实验。而用动物代替人体作为实验对象，通过不同方法和手段复制出各种模

型，在人为设计的实验条件下可以反复观察和研究，甚至为了研究需要可以损伤动物组织、器官或处死动物。因此，应用动物模型，除了能克服在人类研究中经常会遇到的伦理和社会限制外，同时也可避免对人体直接实验所造成的伤害。

二、简化实验操作、控制实验条件、增强可比性

动物模型作为人类疾病的复制品，有利于研究者按实验目的需要随时采取各种样品，甚至及时处死动物收集样本，以了解疾病全过程，而这在临床上是难以办到的。另外，实验动物小型化的发展趋势更有利于实验者的日常管理和实验操作。

临床上许多疾病的发生发展是十分复杂的，例如，患有心脏病的病人，可能同时又患有肺脏疾病或肾脏疾病等其他疾病，即使同一种病人，因病人的年龄、性别、体质、遗传等各不相同，其对疾病的发生发展亦均有影响。采用动物来复制疾病模型，可以选择相同品种、品系、性别、年龄、体重、活动性、健康状态，甚至在遗传和微生物等方面严加控制的各种等级的标准实验动物，用单一的病因作用复制成各种疾病。温度、湿度、光照、噪音、饲料等实验条件也可以严格控制。

一般疾病多为零散发生，在同一时期内，很难获得一定数量的定性动物，而模型动物不仅在群体数量上容易得到满足，而且可以在方法学上严格控制实验条件，在对饲养条件及遗传、微生物、营养等因素进行严格控制的情况下，通过物理、化学或生物因素的作用，限制实验的可变因素，并排除研究过程中其他因素的影响，可取得条件一致的、数量较大的模型材料，从而提高实验结果的可比性。

三、更全面地认识疾病的本质

在临床上研究疾病的本质难免带有一定局限性。如许多病原体除人以外也能引起多种动物的感染，其症状、体征表现可能不完全相同，但是通过对人畜共患病进行比较研究，则可以充分认识同一病原体对不同机体带来的各种危害，使研究工作上升到立体的水平来揭示某种疾病的本质，从而更有利于解释在人体上所发生的一切病理变化。

动物疾病模型的另一个富有成效的用途，在于能够细致地观察环境或遗传因素对疾病发生发展的影响，这在临床上是办不到的，对于全面地认识疾病本质有重要意义。

第二节　动物模型分类

一、按产生原因分类

（一）自发性动物模型

是指未经任何人工处置，在自然情况下自然发病的实验动物。包括突变系的遗传疾病和近交系的肿瘤疾病模型。突变系的遗传疾病很多，可分为代谢性疾病、分子疾病和特种蛋白

质合成异常性疾病。如无胸腺裸鼠、肌肉萎缩症小鼠、肥胖症小鼠、癫痫大鼠、高血压大鼠、无脾小鼠和青光眼兔等。它们为生物医学研究提供了许多有价值的动物模型。近交系的肿瘤模型随实验动物种属、品系的不同，其肿瘤的发生类型和发病率有很大差异。很多自发性动物模型对于研究人类疾病具有重要的价值，如大鼠的自发性高血压，中国地鼠的自发性真性糖尿病，小鼠的各种自发性肿瘤，山羊的家族性甲状腺肿等。利用这类动物疾病模型来研究人类疾病的最大优点，就是其疾病的发生、发展与人类相应的疾病很相似，均是在自然条件下发生，因而其应用价值很高。但是这类模型来源较困难，不可能大量应用。

（二）诱发性动物模型

是指研究者通过使用物理的、化学的和生物的致病因素作用于动物，造成动物组织、器官或全身一定的损害，出现某些类似人类疾病时的功能、代谢或形态结构方面的疾病，又称之为实验性动物模型。如用化学致癌剂、放射线、致癌病毒诱发动物肿瘤等。诱发性疾病动物模型具有能在短时间内复制出大量疾病模型，并能严格控制各种条件使复制出的疾病模型适合研究目的需要等特点，因而为近现代医学研究所常用，特别是药物筛选研究工作所首选。但诱发模型和自然产生的疾病模型在某些方面毕竟存在一定差异，因此在设计诱发性动物模型时要尽量克服其不足，发挥其特点。

（三）抗疾病性动物模型

是指特定的疾病不会在某种动物身上发生，从而可以用来探讨为何这种动物对该病有天然的抵抗力。

（四）生物医学动物模型

是指利用健康动物生物学特征来提供人类疾病相似表现的疾病模型。

二、按系统范围分类

（一）疾病的基本病理过程动物模型

是指各种疾病共同性的一些病理变化过程的模型。致病因素在一定条件下作用于动物，使动物组织、器官或全身造成一定病理损伤，出现各种功能、代谢和形态结构的变化，其中有些变化是各种疾病都可能发生的，不是各种疾病所特有的一些变化，如发热、缺氧、水肿、炎症、休克、弥散性血管内凝血、电解质紊乱、酸碱平衡紊乱等，我们称之为疾病的基本病理过程。

（二）各系统疾病动物模型

是指与人类各系统疾病相应的人类疾病动物模型。如心血管、呼吸、消化、造血、泌尿、生殖、内分泌、神经、运动等系统疾病模型，还包括各种传染病、寄生虫病、地方病、维生素缺乏病、物理损伤性疾病、职业病和化学中毒性疾病的动物模型。

三、按模型种类分类

疾病模型的种类包括整体动物、离体器官和组织、细胞株和数学模型。整体动物模型是常用的疾病模型，也是研究人类疾病常用的手段。

四、按中医药体系分类

按中医证分类，动物模型可分为阴虚动物模型、阳虚动物模型、气虚动物模型、血虚动物模型、脾虚动物模型、肾虚动物模型和厥脱证动物模型等。按中药理论分类，人类疾病动物模型包括解表药、清热药、泻下药、祛风湿药、利水渗湿药、温里药、止血药、止咳药、化痰药、平喘药、安神药、平肝息风药、补益药、理气药、活血化瘀药等动物模型。

第三节 建立实验动物模型的原则

中医学基础科研设计中常要考虑如何建立动物模型的问题，因为很多阐明疾病及疗效机制的实验不可能或不应该在病人身上进行，常要依赖于复制动物模型，但一定要进行周密设计，设计时要遵循下列一些原则。

一、相似性

一个理想的疾病动物模型应能再现所要研究的人类疾病，即动物疾病表现与人类疾病相似。中医学具有完整独特的理论体系，在实验动物模型制作方面，必须以中医学的基本理论为指导，采用气温变化、饮食失宜、过服药物及手术结扎等造型法，使所做出的动物模型表现的"证"基本符合中医临床实际，能较好地反映中医病因病机理论的特点，即符合中医理论。在动物身上复制人类疾病模型，目的在于从中找出可以推广应用于病人的有关规律。因此，设计动物疾病模型的一个重要原则是，所复制的模型应尽可能近似于人类疾病的情况。例如，按中医理论用大黄喂小鼠使其出现类似人的"脾虚证"，如果又按中医理论用四君子汤把它治好，那么就有理由把它看成人类"脾虚证"的动物模型。

二、重复性

理想的动物模型应该是规范化的、可重复再现的，甚至是可以标准化的。例如用一次定量放血法可使全部动物造成出血性休克，百分之百死亡，这就符合可重复性和达到了标准化要求。又如犬的冠状动脉循环与人相似，而且在实验动物中犬最适宜做暴露心脏的剖胸手术，但其结扎冠状动脉的后果差异太大，不同犬在同一动脉同一部位的结扎，其后果很不一致，无法预测，无法标准化。因此，用犬做心肌梗死模型就不太合适。相反，大小白鼠、地鼠和豚鼠结扎冠状动脉的后果就比较稳定一致，可以预测，因而可以标准化。

为了增强动物模型复制时的重复性，必须在以下方面保持一致，因为一致性是重现性的可靠保证。如动物品种、品系、年龄、性别、体重、健康情况、饲养管理；实验及环境条件、季节、昼夜节律、应激、室温、湿度、气压、消毒灭菌、实验方法步骤；药品生产厂家、批号、纯度规格、给药剂型、剂量、途径、方法；麻醉、镇静、镇痛等用药情况；仪器型号、灵敏度、精确度；实验者操作技术熟练程度等。

三、适用性和可控性

在复制动物模型时，应考虑到临床应用和便于控制其疾病的发展，以利于更好地研究。如雌激素能终止大鼠和小鼠的早期妊娠，但不能终止人的妊娠。因此，选用雌激素复制大鼠和小鼠终止早期妊娠的模型是不适用的。在用大鼠和小鼠筛选带有雌激素活性的药物时，常常会发现这些药物能终止妊娠，似乎可能是有效的避孕药，可一旦用于人则并不成功。再如犬腹腔注射粪便滤液引起腹膜炎很快死亡，来不及做实验治疗观察，而且粪便剂量及细菌菌株不好控制，不能准确重复实验结果。因此，用腹腔注射粪便滤液使犬诱发腹膜炎的模型也是不合适的。

四、客观性和直观性

动物模型的观测指标应力求客观性、直观性，既能如实反映实验所提问题的特征变化，又便于操作。如把小鼠的体温、心率、活动度、精神表现、眼球的凹凸、耳廓色泽、游泳时间作为"阳证"、"阴证"的观测指标，两者呈鲜明的对比，形象地显示了"阳"与"阴"的特征。

总之，复制中医证候动物模型难度较大，应以中医理论为基础，应体现中医特色，不能照搬西医动物模型。

五、易行性和经济性

在复制动物模型时，所采用的方法应尽量符合容易执行和合乎经济原则。灵长类动物与人最近似，复制的疾病模型相似性好，但稀少昂贵。不过很多小动物如大小鼠、豚鼠等也可以复制出十分近似的人类疾病模型。它们容易做到遗传背景明确，体内微生物可加控制，模型性显著且稳定，年龄、性别、体重等可任意选择，而且价廉易得、便于饲养管理，因此可尽量采用。

第四节 常用中医"证"动物模型的复制

辨证论治是中医学的精髓与灵魂，中医辨证的关键在于从不同的疾病或同一疾病的不同病理阶段找出共同的病理环节，寻找证候的物质基础和发生机理。近几十年来，许多学者从四诊、八纲、生理病理学等多方面对中医证候进行了大量的研究，其中，针对证本质的研究主要是从异病同证、同病异证入手，探讨了五脏之证、气血之证、阴阳寒热虚实等证的本质，为证候诊断指标的确立提供了一定的理论和实验依据，取得了可喜的成绩。但由于中医"证"是一个十分复杂的生命现象，在动物身上复制出接近于中医"证"的模型依然是中医学实验研究的重大难题。本节简单介绍一些"证"的动物模型，虽然存在诸多不足，但相信对于中医学的实验研究以及中医药学的发展会有一定的促进作用。我们相信，随着中医学研究的不断深入，符合中医"证"的动物模型也必然会得到逐步发展与完善。

一、阴虚、阳虚证动物模型

阴阳学说是中医学理论体系的核心。《素问·生气通天论》曰："阴平阳秘，精神乃治；阴阳离决，精气乃绝。"也就是说，如果阴气平顺，阳气固守，阴阳平和协调保持相对平衡，则身体健康，精神愉快；反之，如果阴阳失衡，则表现出病理变化。中医学认为：凡事必备阴阳，孤阴不生，独阳不长。凡事物无不在阴阳互根，阴阳消长，阴阳互依互存，相互对立、相互统一的矛盾转化过程中，无不在动静互变的相互作用关系中所发生与形成，无不在"阴在内为之守，阳在外为之使"的相辅相成中支配、推动、控制着事物变化与发展。阴虚则阳亢，阳亢则使阴液耗损，阳亢则热。临床表现为腰膝酸软、潮热盗汗、虚烦失眠、手足心热、口鼻干燥、干咳少痰或痰中带血、大便干燥、舌红少苔、脉细或细数等。阳虚则阴胜，阴胜则寒生。临床主要表现为腰酸怕冷、手足冰凉、小便清长、性功能低下、舌淡苔白、脉沉或迟等。现代研究结果表明：阴虚是许多慢性消耗性疾病所共有的虚弱症状，发生机制尚未完全阐明，根据临床症状分析，其与神经内分泌系统有关，表现为交感功能偏亢，副交感功能偏低，能量代谢增高等；阳虚证的发生原理尚未完全阐明，根据临床和实验资料，认为与内分泌功能和能量代谢失调有关。因此，阴虚、阳虚证的实验动物模型，大都根据以上原理设计。

（一）阴虚证模型

1. 甲亢型阴虚模型建立法

[原理] 甲状腺功能亢进患者多有阴虚火旺的症状，因此常用三碘甲状腺氨酸（T_3）或甲状腺素（T_4）复制阴虚证实验动物模型。T_3、T_4在体内能促进物质代谢，增加耗氧量，使产热增加，并增强机体对儿茶酚胺的敏感性，使血浆 cAMP 含量明显增高。动物出现体重下降、消瘦、躁动不安、痛阈下降等症状。甲亢模型与人类阴虚证有类似之处，也是目前复制阴虚证模型最常用的方法。但是，人类许多疾病均可出现阴虚现象，因此本模型不能代表全部的阴虚证。

[操作方法]

（1）甲状腺素造模法：取体重 200~250g 大鼠，以每只 2.5mg 甲状腺素灌胃，连续3周，可使肝、肾、小肠黏膜 Na^+-K^+ 依赖式 ATP 酶活性增加，肾切片耗氧量增加。或用7~8周龄小鼠，以每只 0.4mg L-甲状腺素钠皮下注射或 300mg/kg 灌胃，连续1周左右，可出现耗氧量提高等阴虚表现。

（2）三碘甲状腺氨酸造模法：取体重 20~28g 小鼠，每日以三碘甲状腺氨酸 18~20μg/只灌胃，连续 3~5 日。或用体重 150~200g 大鼠，以 500μg/kg 灌胃，连续 3 日以上。

（3）甲状腺素加利血平造模法：取体重 20~30g 雄性小鼠，以甲状腺素 3mg 及利血平 0.02mg 灌胃，连续 6~10 日，即出现上述阴虚表现。

2. 糖皮质激素型阴虚模型建立法

[原理] 临床使用糖皮质激素治疗时，可发生欣快、失眠、不安、易激动的副作用，这些症状与阴虚类似。动物实验发现大剂量醋酸可的松对甲状腺的作用是先促进后抑制。在用大剂量氢化可的松复制小鼠阳虚证模型时，发现助阳药对模型早期无效，滋阴药有一定作用。在模型后期则助阳药有效，滋阴药无效。因而证明氢化可的松造模早期为阴虚阶段。

[操作方法] 取7~8周龄小鼠。肌内注射醋酸氢化可的松1.25mg/只，连续4日，于实验前5~15分钟皮下注射异丙肾上腺素（0.09~0.2）pg/g，可使血浆cAMP峰值明显升高。

（二）阳虚证模型

1. 肾上腺皮质激素型阳虚模型建立法

[原理] 长期使用大剂量糖皮质激素，可使动物全身处于耗竭状态，出现体重下降、基础代谢率降低、活动减少、毛发竖立等，与人类阳虚证类似。又由于大量外源性皮质激素的影响，使动物肾上腺萎缩、内源性皮质激素合成及释放减少，这也与"阳虚"患者皮质功能减退一致。

[操作方法] 取体重25~35g雄性小鼠，以每只肌内注射醋酸氢化可的松0.5、0.75、1.0或1.25mg，连续8~10日，即可出现上述类似阳虚的表现。

2. 羟基脲型阳虚模型建立法

[原理] 阳虚动物的虚损表现与核酸代谢，特别是脱氧核糖核酸（DNA）代谢低下有关。抗肿瘤药羟基脲能抑制核苷酸还原酶，从而抑制DNA合成，影响蛋白质代谢，出现一系列虚损症状。

[操作方法] 取体重25~30g雄性小鼠，以每只灌胃羟基脲5、7.5、10或15mg，连续7~15日，可出现阳虚症状。

二、肾虚证模型

中医学认为，肾藏精，主生殖，为人体生命之源，故称肾为"先天之本"。肾中精气可化生为肾阴、肾阳，推动、协调和促进全身脏腑阴阳，故肾又被称为"五脏阴阳之本"。肾藏精，为"封藏之本"，因此，无论是肾阴虚还是肾阳虚，首先表现为肾精虚。临床主要症状为腰膝酸软，头晕目眩，视物昏花，耳鸣耳聋，牙齿动摇，足跟作痛等。下面介绍房劳型肾虚模型建立法。

[原理] 中医学认为，房事不节、房劳过度可损伤肾精，从而导致肾虚。雄性啮齿类动物，在1小时内可与一动情期雌性动物交配数次，当出现呆滞疲劳状态时，投入另一只新的动情期雌性动物，又可立即兴奋起来而进行交配，称为柯立芝效应（Coolidge effect）。本模型即利用雄性大鼠的这一效应，使之与雌性大鼠尽量交配，连续数日，可出现类似肾虚的表现。

[操作方法] 以雄性成年大鼠为造模对象。取2~3月龄健康大鼠，雄性大鼠200~280g，雌性大鼠140~200g，每只皮下注射长效避孕针剂0.2ml（每毫升含炔诺酮庚酸酯50mg及戊酸雌二醇5mg），2~3日后即进入动情期，可以阴道涂片查见角化细胞证实。动

物自由取食饮水，对照组3~4只雄性大鼠共笼，交配组的大鼠每笼一雌一雄，每日将雌性大鼠随机交换，3日换一批。换下的雌性大鼠休息7~10日，再经处理，循环使用。每鼠仅用3~4次，如此饲养100日左右。造模期间每周称大鼠体重1次，造模结束可采血进行有关生化测定等。本实验成功的关键在于有完善的饲养条件和足够数量的高质量的雄性动物。

三、脾虚证模型

中医学认为，脾主运化、主统血，是人体对饮食物进行消化、吸收，并输布其精微的主要脏器。人出生后，生命活动的延续和气血津液的化生均赖于脾胃运化的水谷精微，故称脾胃为"后天之本"、"气血生化之源"。由于某些原因导致脾胃损伤可出现脾虚证，临床表现为气短乏力，语声低微，面色萎白，食少便溏，舌淡苔白，脉虚缓等。

（一）苦寒药脾虚模型制造法

[原理] 连续服用苦寒泻下药能损伤脾胃而致脾虚，用于动物造模可使动物出现纳呆、消瘦、体重下降、泄泻、四肢无力、体温降低，甚至中气下陷脱肛。

[操作方法]

（1）大黄型脾虚模型：取体重20~22g健康小鼠，以100%大黄水煎液1ml/只灌胃，连续1~2周；或用大鼠每次灌胃200%大黄水煎剂2~2.5ml，每日2次，连续2~3周；或用大鼠每次灌胃15%大黄粉混悬液3~5ml，每日2次，连续14日，均可出现上述脾虚症状。

（2）番泻叶型脾虚模型：将番泻叶投入沸水中浸泡，二者比例为20∶1，冷却后使用。大鼠或小鼠每日20ml/kg，每日2次，灌胃给予番泻叶水浸剂，连续20日，直至成功。

（二）饮食失节型脾虚模型

[原理] 饮食不节，饥饱无度，过食肥甘，能损伤脾胃，导致脾虚。

[操作方法] 取体重20~25g小鼠，以卷心菜喂饲，隔日喂精炼猪油1次，连续9日。

四、血虚证模型

中医学认为，血是运行于脉管中而富有营养的红色液态物质，是构成人体和维持人体生命活动的基本物质之一。《灵枢·决气》曰："中焦受气取汁，变化而赤，是谓血。"因此，由脾胃所运化的水谷精微是化生血液的主要物质基础。另中医学认为，血液的生成与气的关系密切，正所谓"有形之血不能自生，生于无形之气"。再者，若体内瘀血停滞不去，有碍于新血的生成，故有"瘀血不去，则新血不生"之说。因此，失血过多，或脾胃功能衰弱，血液生化之源不足，或气虚无力化血或因瘀血不去而新血不生等均可导致血虚。心主血，肝藏血，心肝两脏与血的关系最为密切。故血虚证的临床主要表现为面色无华、头晕眼花、心悸怔忡、失眠健忘、月经量少、舌淡苔白、脉沉细弱等。

（一）失血性血虚证造模法

[原理] 人工造成动物失血，使脉管内的有形之血减少，实验室检测血液中的红细胞

(RBC)减少,血红蛋白(Hb)降低。

［操作方法］取体重20g左右的雄性小鼠,以75%酒精棉球擦拭尾部,使血管扩张充血,剪去鼠尾尖端(0.25~0.3cm),立即采血测定Hb及计数RBC,然后将鼠尾伤口浸入37℃左右温水中直至小鼠失血约0.5ml,于失血后24小时,再自小鼠尾端采血测定Hb、RBC值。

(二)溶血性血虚证造模法

［原理］乙酰苯肼(acetylphenylhydrazine,APH)是一种强氧化剂,可通过干扰还原型谷胱甘肽的生成而使红细胞膜的稳定性遭到破坏,导致溶血性贫血。据此,有人用APH来制造大鼠血虚模型。

［操作方法］取体重180~250g雄性大鼠,于第1、4、7日皮下注射2% APH生理盐水溶液,第1次剂量为10ml/kg,第2、3次剂量减半,尾部取血测各项血液学实验指标,如红细胞、血红蛋白、白细胞、网织红细胞等。

五、血瘀证模型

血瘀证是多种原因造成的与血液循环障碍有关的诸多疾病,而形成血瘀后又可以引发多种更严重的病变。按照中医理论,血瘀证的始发原因可因寒、因热、因气、因血。以寒来说,《内经》记载:"血得温而行,逢寒则凝。"这种寒可以是六淫之"外寒",也可以是阳虚之"内寒"。心、脑血管病,中风后遗症等即属于"内寒"所致;以热来说,"热之为过,血为之凝滞";以气来说,"气为血帅","血离其气,则血瘀积而不流",但造成血瘀的气又可分为气滞血瘀和气虚血瘀;以血来说,则又有血虚血瘀、出血血瘀、污秽性血瘀之分。因此,符合中医病因病机证的模型大多根据此来设计。

(一)寒凝血瘀证模型

［原理］中医学认为,寒为阴邪,具有凝滞、收引的特性。人体的气血,得温则行,遇寒则凝。又寒可伤阳,阳气具有温煦脏腑及温运血脉的功能,阳气受损,阴寒凝滞,不能温运血脉、推动气血运行,以致血行不畅则成血瘀之证。

［操作方法］实验采用健康成年雄性大鼠,体重150~200g。将造模动物放铁丝网笼具中,置于温度为-15℃的寒冷环境下,持续冷冻4小时左右,直至动物寒战停止。动物出现蜷缩少动、双目无神、反应迟钝、毛发蓬松竖立、唇周发黑、耳色暗红、爪尾紫暗、体温下降、心跳减慢等症状,即为模型制作完成。将动物脱离寒冷环境,取造模动物与正常动物进行血液流变学与凝血象比较。

(二)气虚血瘀证模型

［原理］气为血之帅,气行则血行,气虚则不能推动血液的运行而造成血液流变性的改变。以大黄造成脾气虚,大量醋酸可的松造成肾阳虚,游泳劳损造成气虚。三者均有血液流变学指标的改变。

[操作方法] 取体重180～220g大鼠。大黄组每鼠每日灌胃给予200%大黄水煎液20ml/kg体重；泼尼松组每鼠每日灌胃给予泼尼松水溶液40mg/kg体重；游泳劳损组，将大鼠放入水温43℃±0.5℃、水深35cm的水槽中游泳，以每只鼠出现自然沉降的时间为每只大鼠游泳耐疲劳时间。当全组50%大鼠出现自然沉降时，全组动物停止游泳。造模措施连续14日，测血液流变学指标。

（三）"离经之血"型血瘀证模型

[原理] 按中医学理论，血行应随"经脉流行不止，环周不休"，如血不循经，溢于脉外，则为瘀血。诸如跌打损伤所致的皮下出血或呕血、便血等各种内外出血都属于此。因此，人工将血凝块或鲜血置于动物体内，制作"瘀血"模型。

[操作方法]

（1）家兔腹腔自身血凝块造模法：取家兔按10ml/kg体重心脏抽血，放置20分钟使血液凝固后，剖腹将血凝块置于结肠下，经8～12日后处死动物，取腹腔内残存血凝块量度，观察吸收情况。

（2）小鼠腹腔血液造模法：抽取抗凝羊血，制成羊红细胞悬液。注入小鼠腹腔内，0.3ml/只，给药后4、8、16及24小时分批将动物处死。抽取腹腔内液观察残留红细胞数，判断吸收情况。

（四）热毒血瘀证模型

[原理] 热毒血瘀是温热性疾病在发展过程中出现的病理变化。按照温病学卫气营血辨证理论，气分邪热不解将由气分向营血发展，并进一步灼伤津液。中医学认为津血同源，津伤则血燥，热与血结则瘀血。故此证的特点是既有热毒的存在，又有瘀血形成。注射内毒素可致动物出现高热及弥散性血管内凝血（DIC），即瘀血形成，而反复的皮质激素注射则可造成动物的高凝状态。将两法合并制作的动物模型与中医热毒血瘀证的病理表现有诸多相似之处。

[操作方法] 实验采用家兔造模。动物称重后，分别以氢化可的松10～15mg/kg体重肌内注射，每日1次，连续7日。第8日耳静脉注射细菌内毒素（注射量约为实验致热量的10倍）。2小时后，动物一般出现发热，体温升高1℃以上，持续在4小时以上。同时可见动物耳廓发红、心跳、呼吸加快，眼结膜充血等热象。实验室检查可见血液凝固度、血液黏度、血小板聚集率等异常及血液流变学的改变。病理学观察有多脏器微血栓形成或毛细血管内有血细胞瘀积等。

六、肝郁证模型

[原理] 中医学认为，肝为刚脏，将军之官；肝主疏泄，喜条达而恶抑郁，在志为怒。若因情志不遂，反复或强烈的精神刺激，超越肝的调节限度，则会导致肝气郁结。大鼠属性情暴怒的动物，只要给予低强度的刺激就能引发大鼠间剧烈的打斗。采用打斗的方式制造肝郁证动物模型，与临床肝郁证的形成比较接近。

[操作方法] 实验采用雄性大鼠，体重 300~400g。将大鼠按每笼 3~7 只放置。用纱布包裹尖端的止血钳夹一大鼠的尾部，令其与其他大鼠厮打，很快激怒全笼大鼠。大鼠可表现为竖立对峙，前肢离地，互相撕咬，并发出"呼呼"的怒叫声，个别可见抓咬伤。每次刺激 30 分钟，每隔 3 小时刺激 1 次，每日刺激 4 次，随刺激次数的增加，大鼠撕咬加剧。激怒刺激 2 日后进行各项实验指标的检测。可见到动物有高凝、高黏等血液流变学的改变，符合中医气滞而致血瘀的过程。

(朱大诚　姚凤云　叶耀辉)

第二篇　验证理论性实验

第七章　中医基础理论验证理论性实验

实验1　阳盛则热、阴盛则寒的实验观察

［目的］通过本实验，观察阳和阴的偏盛所致的阳证和阴证，加深对"阳盛则热"、"阴盛则寒"理论的理解，进一步掌握阴阳学说的基本概念与内容。

［原理］寒性或热性药物过量，可导致体内阴阳的平衡失调，产生阴阳的偏盛，而发生疾病。本实验给小鼠注射热药（阿托品，从辛温药曼陀罗中提取），以致阳气偏亢，而出现一派热象（阳证）；给小鼠注射寒药（利血平，从苦寒药萝芙木中提取），以致阴气偏盛，而出现一派寒象（阴证）。

［器材］体温计（半导体或数字体温计），1ml注射器2支，5号注射针头2枚，小鼠游泳缸2个，天平1台。

［药品］利血平1mg/ml，阿托品0.5mg/ml。

［对象］健康雄性小鼠2只，体重20g左右。

［方法］

1. 随机将小鼠分为阳证组、阴证组，并称重，标记。
2. 观察两组小鼠的精神活动、弓背情况及耳廓颜色，并测量体温，触摸心跳频率。
3. 阳证组小鼠按0.2ml/只腹腔注射阿托品。阴证组小鼠按0.2ml/只腹腔注射利血平。
4. 给药5~10分钟后观察比较两组耳廓、尾部的色泽变化。
5. 给药20分钟后，再测两组小鼠的体温、心跳频率。
6. 比较观察小鼠的活动、精神状况及眼球凸凹变化。
7. 给药40分钟后，分别将小鼠（尾部负重2g）投入游泳缸内进行游泳试验，观察两鼠抗疲劳强度。小鼠头部沉入水中10秒钟不能浮出水面者为体力耗竭，即刻计时，为小鼠游

泳时间。

[结果] 将实验结果填入表 7-1。

表 7-1 阳证鼠及阴证鼠精神活动、体温、心率、眼球、耳廓及尾部颜色、游泳时间比较

比较项目		阳证鼠	阴证鼠
体重			
用药及剂量			
精神活动	用药前		
	用药后		
体温	用药前		
	用药后		
心率	用药前		
	用药后		
用药后眼球变化			
用药后耳廓及尾部颜色变化			
游泳时间			

[思考题]
1. 比较阳证与阴证的症状特点。
2. 请用所学的阴阳学说理论分析阳证与阴证的症状发生机理。

实验 2 阳虚则寒、阴虚则热的实验观察

[目的] 观察甲状腺素致阴虚模型及氢化可的松致阳虚模型动物的症状，体会动物阳虚则寒及阴虚则热的表现。

[原理] L-甲状腺素钠能促进蛋白质、脂肪的分解利用，加速糖原的分解，使机体氧化加速，产热量增加，基础代谢率升高，故大剂量给予实验动物，可以出现类似甲亢阴虚证症状。氢化可的松系肾上腺糖皮质激素，较大剂量外源性氢化可的松进入体内可反馈性抑制垂体释放促肾上腺皮质激素（ACTH），停药后可造成暂时性肾上腺皮质功能低下，出现类似艾迪生病症状。

[器材] 1ml 注射器。

[药品] L-甲状腺素钠，氢化可的松。

[对象] 雄性小白鼠，体重 25~30g。

[方法]

1. L-甲状腺素钠致阴虚模型：每日每鼠皮下注射 0.35ml L-甲状腺素钠（浓度为 4mg/

ml），连续 4 天。观察大鼠体重、体温、大便情况、饮水量及饮食量、活动量、精神状态、竖毛情况。

2. 氢化可的松致阳虚模型：以大剂量氢化可的松肌内注射，1mg/只，每日 1 次，用药 7 次后，观察大鼠体重、体温、大便情况、饮水量及饮食量、活动量、精神状态、竖毛情况。

［结果］将实验结果填入表 7-2。

表 7-2　　　　　　　　　　阳虚证及阴虚证大鼠的症状比较

比较项目	阳虚证鼠	阴虚证鼠
体重		
体温		
大便		
饮水量		
饮食量		
活动量		
精神		
竖毛		

［注意事项］氢化可的松致阳虚模型对研究中医虚证、实证实质及补肾药作用机制有一定意义，从助阳药对模型的反证作用来看，此模型有"阳虚"的特点，可作为"阳虚"模型应用。但有个体差异及病变程度轻重不一的不足。

［思考题］阴虚、阳虚模型动物的表现有哪些？两者之间有何差异？

实验 3　肺在体合皮的实验观察

［目的］通过动物实验，加深对"肺在体合皮"理论的理解。

［原理］肺在体合皮，通过用液状石蜡涂蛙全身，从而影响动物的呼吸运动，导致蛙呼吸短促。

［器材］小铁笼 1 个或 500ml 烧杯 1 只，棉签若干。

［药品］液状石蜡。

［对象］蛙或蟾蜍。

［方法］

1. 取蛙 1 只，置小铁丝笼内观察其正常呼吸方式、动度并记录 1 分钟的呼吸次数。

2. 以棉签蘸取液状石蜡，涂蛙的全身后，观察呼吸方式、动度变化以及 1 分钟呼吸次数。

［结果］将实验结果填入表 7-3。

表 7-3　　　　　　　　　　液状石蜡涂蛙对其呼吸的影响

比较项目	正常蛙	液状石蜡涂蛙
呼吸方式		
呼吸深度		
呼吸次数		

[思考题]

1. 涂液状石蜡后蛙的呼吸方式及呼吸次数 1 分钟内动度有无变化？为什么？

2. 人体的吸清呼浊功能是通过哪一脏器来实现的？其生理机制是什么？临床有何意义？肺外合皮毛对临床实践有何指导意义？

实验 4　肝与胆相表里的实验观察

[目的] 给大白鼠灌注疏肝药香附等，观察比较给药前后大白鼠胆汁分泌的差异，以加深对中医学肝主疏泄而利胆理论的理解。

[原理] 药物香附具有疏肝理气的作用，能促进胆汁的排泄。

[器材] 手术刀（柄），镊子（小），止血钳 2 把，注射器（1ml 1 支、5ml 1 支），针头（5 号 1 枚、8 号 1 枚），直径 1mm 塑料管 2 支，动物固定板 1 块，天平 1 台，试管 2 支。

[药品] 20% 氨基甲酸乙酯（乌拉坦）溶液，生理盐水，1∶1 香附水煎液。

[对象] 300g 雄性大白鼠 2 只。

[方法]

1. 取雄性大白鼠 2 只，称重后分别取 20% 乌拉坦进行腹腔麻醉（2ml/kg 体重）。

2. 分别将动物仰卧位固定于动物固定板上，在剑突下剖腹做正中切口，长 2~3cm，沿腹白线打开腹腔，以无齿镊提出胃，沿胃拉出十二指肠及胆总管。稍作分离后，在胆管中段用眼科剪刀剪一小口，然后插入细塑料管引流胆汁，待胆汁流出稳定后，以刻度试管收集 1 小时胆汁以 1ml 针管抽出，记录流出量。

3. 换一试管，一只鼠在十二指肠注射疏肝药香附（1ml/100g 体重），另一只鼠注入等量生理盐水，作为对照，然后各再收集 1 小时胆汁。

[结果] 将实验结果填入表 7-4。

表 7-4　　　　　　　　　疏肝药香附对大鼠胆汁分泌的影响

比较项目	正常鼠	用药组
胆汁流出量（ml）		

[注意事项]

1. 麻醉要适度，勿过浅或过深。

2. 尽量减少手术出血量。
3. 牵拉胃肠时动作要轻,注意保护内脏器官。
4. 动物注意保温(天冷时尤为重要)。

[思考题] 将同一只鼠处理前后的胆汁流出量作比较、两只鼠之间的胆汁流出量作比较,并讨论。

实验 5 肾主水的实验观察

[目的] 肾为水脏,主宰全身水液的代谢。本实验通过观察动物尿量的变化,以理解肾主小便的功能。

[原理] 五苓散具有利水的功能,能促进尿液的产生。通过本实验对尿量变化的观察,分析输入中药煎剂后的尿量变化情况,从中医脏腑生理功能出发,加深对肾主水理论的理解。

[器材] 兔固定台,手术器材,输尿管套管,记滴器,生理盐水,注射器,针头。

[药品] 50%葡萄糖注射液,3%戊巴比妥钠,100%五苓散煎剂。

[对象] 兔。

[方法]

1. 按 1ml/kg 的量由耳缘静脉注入 3% 戊巴比妥钠,待麻醉后,将动物仰卧固定。
2. 在下腹部近心耳联合上缘做正中切口,长 4~6cm,暴露膀胱,排空尿液后将膀胱轻轻拉出,在膀胱三角处找到输尿管,对输尿管进行膀胱端结扎,向肾端剪一小口,然后插入充满生理盐水的输尿管套管。
3. 切开颈部正中皮肤,于皮下找到颈总静脉,插入输液管。
4. 静脉滴注生理盐水 50~100ml,并记录量作基础对照。
5. 经颈总静脉输入药物 20ml,15~20 分钟后记录尿量。
6. 比较 4、5 两项结果。

[结果] 将实验结果填入表 7-5。

表 7-5　　　　　　　　　五苓散对实验兔尿量的影响

比较项目	用药前	用药后
尿量(ml/min)		

[思考题] 肾是如何主管小便的产生与排泄的?

实验 6 脾主运化的实验观察

[目的] 通过番泻叶泻下造成脾虚泄泻,从动物的症状来加深对脾主运化理论的理解。

[原理] 番泻叶为苦寒泻下药,用其造模类似于大黄造模,但番泻叶用量小、作用强,被认为优于大黄造模,为复制脾虚证泄泻动物模型的首选药物。

[器材] 灌胃器。

[药品] 番泻叶浸泡液(由实验室提供)。

[对象] SD 大鼠,体重 200~250g,雌雄兼用。

[方法] 番泻叶浸泡液每次 1ml(含生药 0.1g/ml),喂饲,每日 2 次,共 30 日。动物会出现溏泻、纳呆、食量减少、四肢乏力、毛发枯槁、竖立等症状。

[结果] 将实验结果填入表 7-6。

表 7-6　　　　番泻叶对大鼠大便、食量及一般表现的影响

比较项目	正常组	用药组
大便		
饮水量		
饮食量		
活动量		
毛发		
精神		

[思考题] 动物服用番泻叶泻下后,为什么会出现大便溏泻、纳呆、食量减少及四肢乏力的症状?

实验 7　胃肠传化水谷的实验观察

[目的] 观察饮食物在小白鼠胃肠道中的移动情况以及饮食物在胃、小肠、大肠中的性状变化,加深对胃肠传化水谷功能的理解。

[原理] 中医基础理论认为:胃主受纳和腐熟水谷,是指胃具有接受和容纳饮食物,并将其初步消化,形成食糜的作用。小肠是机体对饮食物进行消化吸收的重要脏器,其主要生理功能是主受盛化物和泌别清浊。大肠是对食物残渣中的水液进行吸收、燥化粪便、排出糟粕的脏器,其主要生理功能为传导糟粕和吸收水分。

[器材] 眼科剪刀、镊子各 2 把,直尺 1 把,定时钟 1 台。

[药品] 革兰碘液。

[对象] 18~22g 小白鼠 4 只,禁食 24 小时。

[方法]

1. 实验前给小白鼠饲食 30 分钟。

2. 饲食后第 10、30、60、90 分钟各脱臼处死小白鼠 1 只,立即剖开腹腔,将从贲门到直肠的整个消化道取出,逐步分离肠系膜,将胃肠道拉直,平铺在木板上。

3. 观察并测量食物移行距离,即食物到达处与贲门的距离,并测量胃肠道从贲门到直肠末端的全长,计算食物移行距离的百分率。

$$食物移行距离的百分率(\%) = 食物移行距离/胃肠道全长 \times 100\%$$

4. 分别剖开胃、小肠、大肠,观察其内容物的性状特点。
5. 用吸管吸取胃及小肠中的内容物各少许置于白瓷板上,滴加革兰碘液1滴,观察颜色反应。
6. 比较不同时间食物在不同部位内容物的性状有何不同,其变化的进程怎样?

[结果] 分别计算饲食后第10、30、60、90分钟食物移行距离的百分率,并将内容物的性状特点分别填入表7-7。

表7-7　　　　　　　　　在消化道不同部位内容物的性状特点

部位	项目			
	颗粒大小	颜色	黏稠度	颜色反应
胃				
小肠				
大肠				

[注意事项]
1. 最好采用同性别的健康小鼠。
2. 测量食物移行距离时消化道一定要拉直。

[思考题] 简要分析胃、小肠、大肠各段食物变化的特点与其功能的关系。

实验8　气的温煦作用的实验观察

[目的] 通过观察补气药黄芪注射液对小白鼠抗寒能力的影响,加深对气的温煦作用的理解。

[原理] 黄芪中所含成分,如黄芪多糖,具有补气壮阳、扶正祛邪之功效,为免疫活性物质,对机体的细胞免疫和体液免疫功能有重要调节作用,能诱导机体产生干扰素,激活淋巴细胞因子,强化机体免疫功能,提高机体耐寒抗寒能力。

[器材] 加塞(橡皮或软木)广口瓶,温度计,电子体温计,1ml注射器,白瓷板,天平。

[药品] 黄芪注射液。

[对象] 18~22g小白鼠。

[方法]
1. 将小白鼠分为实验鼠和对照鼠,称重。
2. 在实验鼠的腹腔内注入黄芪注射液0.1ml/10g体重,对照鼠注射等量生理盐水。
3. 30分钟后,分别测两鼠的体温,然后分别将两鼠放入加塞广口瓶内。

4. 将装有小鼠的广口瓶直接放入 0℃ 的冰箱内,冷冻 15 分钟后将小鼠取出,测量体温,观察两组小鼠的状态。

[结果] 将实验结果填入表 7-8。

表 7-8　　　　　　　　黄芪注射液对小白鼠抗寒能力的影响

	实验组		对照组	
	实验前	实验后	实验前	实验后
体温				
寒战				
耳廓及尾巴颜色				
肢体活动状况				
恢复时间(分钟)				

[思考题]
1. 实验鼠与对照鼠在受冻后的表现有何不同?
2. 为什么实验鼠的耐寒能力增强?

实验 9　气的推动作用实验

[目的] 给小鼠注射人参,观察实验组与正常组间小鼠游泳时间的差异,验证气对机体的推动作用。

[原理] 人参含有皂苷、肽及氨基酸、维生素等物质,具有特殊的营养补益价值和良好的治疗作用,适用于各种虚弱性疾病患者服食。

[器材] 动物夹 2 只,长把镊子 1 把,玻璃缸 2 个,药用天平 1 台,2ml 注射器 2 支,铁丝若干。

[药品] 0.9% NaCl 溶液,1:1 红参水提液。

[对象] 小白鼠(雄性)6 只,体重 18~22g。

[方法]
1. 将小白鼠尾部系上相当于其重量 10% 的负荷。
2. 放入温水(26℃~27℃)中游泳。
3. 以小白鼠第一次无力冲出水面为时间点,记录时间,作为小鼠游泳持续时间。
4. 最后取游泳持续时间相近的小鼠,随机分为实验组和对照组,每组 3 只。
5. 实验组小鼠腹腔注射红参水提液 0.08ml/10g 体重(生药 6g/kg 体重),对照组小鼠腹腔注射 0.9% NaCl 溶液 0.08ml/10g 体重。
6. 注射 30 分钟后,按上述条件作游泳试验,记录小鼠游泳持续时间。
7. 比较两组游泳持续时间,试分析其原理。

[结果] 将实验结果填入表 7-9。

表 7-9　　　　　　　　　人参对小鼠游泳时间的影响

比较项目	对照组	实验组
游泳时间（分钟）		

[思考题] 注射人参后，为何小鼠游泳时间会延长？

实验 10　气的防御作用实验

[目的] 观察小鼠注射补气药人参后，对恶劣条件（缺氧）的抵抗能力。

[原理] 人参具有促进核糖核酸、脱氧核糖核酸和蛋白质合成的作用，能增强机体的免疫能力，提高机体的代谢水平。

[器材] 天平 1 台，秒表 1 块，2ml 注射器 2 支，125ml 广口瓶及广口瓶橡皮塞各 10 个，纱布若干，石灰 50g。

[药品] 0.9% NaCl 溶液，生晒人参水提液（每 1ml 含生药 1g）。

[对象] 小白鼠（雄性）10 只，体重 18~22g。

[方法]

1. 将生晒人参 1:1 浓度水煎至所需量，冷却待用。
2. 称取石灰 0.5g 10 份，分别包于纱布内，置广口瓶中。
3. 取 18~22g 雄性小白鼠 10 只，分为两组，一组为实验组，另一组为对照组，称好体重，做好标记。
4. 实验组小白鼠腹腔注入生晒人参水提液 0.08ml/10g 体重，对照组腹腔注入等量的 0.9% NaCl 溶液。
5. 用药半小时后，将小白鼠放入广口瓶中，迅速用橡皮塞盖紧瓶口，同时按下秒表计时。
6. 仔细观察小白鼠窒息致死的时间，并记录。

[结果] 将实验结果填入表 7-10。

表 7-10　　　　　　　　人参对小鼠耐缺氧能力的影响

比较项目	对照组	实验组
窒息致死时间（分钟）		

[注意事项]

1. 掌握注射剂量。
2. 给药后必达 30 分钟方可置于瓶中。
3. 药物需注射在腹腔中，必须在腹腔内浅刺，不能刺入肝脏等脏器，以免损伤内脏致死，影响结果。

[思考题] 为何注射人参后，小鼠耐缺氧能力会得到提高？

实验 11　气能摄血实验

[目的] 观察补气药人参对生理情况下和病理情况下小白鼠出、凝血时间的影响，进一步加深对气能摄血理论的认识。

[原理] 气能摄血即气对血的统摄作用，使其正常循行于脉管之中而不逸于脉外。气不摄血则可见出血之候，故治疗时，必须用补气摄血之法，方能达到止血的目的。"有形之血不可速生，无形之气理当急固"，临床大失血的危症，宜用大剂独参汤补气摄血而气充血止。

[器材] 灌胃器 2 支，秒表 1 块，玻片 2 块，药用天平 1 台，2ml 注射器 2 支，手术剪 1 把，滤纸、棉花若干。

[药品] 0.9% NaCl 溶液，吉林生晒参浸煎液（每 1ml 含生药 1g），肝素 2ml。

[对象] 小白鼠（雄性）10 只，体重 18~22g。

[方法]

1. 将小白鼠随机分为两组，每组 10 只，做好标记编号。
2. 实验组和对照组均在小白鼠尾巴远端 1/3 处取血，测定出、凝血时间。
3. 出血时间测定法：用手术剪将小白鼠尾巴远端 1/3 处剪断，让血液自然流出，自血液流出时开始计时，每隔 30 秒钟用干燥滤纸自创口处吸干流出的血液（注意滤纸不要接触创面），直至血液停止。从开始出血至血流停止之间的时间即为出血时间。
4. 凝血时间测定法：用干燥棉球轻轻拭去第一滴血，以清洁干燥的载玻片接取继续流出的血液一大滴，直径为 5~10mm，并立即开始计时。于 2 分钟后，每隔 30 秒钟用干燥针头挑动血液一次，至见到纤维蛋白丝为止。自血液流出至出现纤维蛋白丝的时间即为凝血时间。
5. 实验组：人参液 0.1ml/（10g·d）灌胃，每日 1 次，连续 3 天；对照组：0.9% NaCl 溶液 0.1ml/（10g·d）灌胃，每日 1 次，连续 3 天。
6. 第三天下午两组小白鼠均在尾巴远端 1/3 处取血，测定出、凝血时间。
7. 第四天腹腔注射肝素 3U/g 体重。
8. 30 分钟后在小白鼠尾巴近体 1/3 处取血测定出、凝血时间。

[结果] 将实验结果填入表 7-11。

表 7-11　　　　　　　　　人参对小鼠出、凝血时间的影响

比较项目		对照组	实验组
使用肝素前	出血时间（分钟）		
	凝血时间（分钟）		
使用肝素后	出血时间（分钟）		
	凝血时间（分钟）		

[思考题]
1. 为何注射人参后,小鼠凝血时间会缩短?
2. 该实验是否能证实气能摄血理论?

实验12 津伤耗气的实验观察

[目的] 通过对服用峻汗伤津方药后的小白鼠耐缺氧实验指标的观察,加深对津能载气理论的理解。

[原理] 津液是气运行的载体之一。在血脉之外,气的运行必须依附于津液,否则会使气漂浮失散而无所归。故当使用麻黄等峻汗之剂大量出汗,使体内津液大量丢失时,气亦会随汗液外泄,导致气的损耗。

[器材] 台式天平,鼠笼,1ml注射器,玻璃罩或广口瓶,干燥剂适量。

[药品] 麻黄浸煎液(每1ml含生药1g),生理盐水适量。

[对象] 体重20g左右小白鼠(雌雄不限)。

[方法]
1. 将小白鼠分为实验组与对照组,每组5只,分别标记编号。
2. 实验组小白鼠腹腔注射麻黄煎液,按0.25ml/10g体重给药,使之发汗津伤。发汗观察指标:颈、腹湿润,背部毛发疏松、竖直。对照组小白鼠同时腹腔注射生理盐水,剂量同实验组。
3. 给药30分钟后,同时将两组小白鼠放进广口瓶内进行耐缺氧实验,观察其倒卧、死亡的时间,并记录。

[结果] 将实验结果填入表7-12。

表7-12　　　　　　小鼠倒卧、死亡时间(分钟)

组别	1号		2号		3号		4号		5号	
	倒卧	死亡	倒卧	死亡	倒卧	死亡	倒卧	死亡	倒卧	死亡
实验组										
对照组										

[思考题] 为什么实验组小白鼠倒卧、死亡时间较对照组小白鼠显著提早?试从气与津的关系角度分析之。

实验13 寒邪致病的实验观察

[目的] 通过寒邪致病实验动物模型的制作,观察寒邪致病后机体出现的病理变化及症

状,从而深入理解与掌握寒邪的致病特点。

[原理] 寒为阴邪,易伤阳气。若在寒冷的环境中感受寒邪,可致阴寒内盛,阳不制阴,阳气失其正常的温煦、推动作用,而出现机能减退、产热不足的阴寒证。

[器材] 广口瓶,带有两孔的胶塞,500ml 烧杯 1 只,20cm×25cm 标本缸 1 只,天平,温度计,体温计,酒精灯,三脚支架,石棉网,白瓷板。

[药品] 食盐,冰块,95%酒精。

[对象] 小白鼠(雄性)2 只。

[方法]

1. 将体重相近的雄性小鼠 2 只,测量体温后分别放入两个广口瓶内,随机分组,一个广口瓶内小鼠为实验鼠,另一个广口瓶内小鼠为对照鼠。

2. 将食盐与冰块按 1∶2 重量比混匀放入 20cm×25cm 的标本缸内。

3. 将装有实验鼠的广口瓶置于上述标本缸内,随着温度逐渐降低,观察小鼠有何异常表现,待小鼠末梢皮肤黏膜变得苍白、皮紧毛乍、肢体僵硬时,从广口瓶内将其取出,再测量体温和触摸心跳,并放于白瓷板上观察寒战状况和行走步态等,并与对照鼠进行比较。

[结果] 将实验结果填入表 7-13。

表 7-13　　　　　　　　　寒邪对小鼠生理活动的影响

	实验组		对照组	
	实验前	实验后	实验前	实验后
体温				
精神				
四肢				
被毛				
黏膜色泽				
汗液				
心率				
饮水				

[思考题]

1. 寒邪致病有哪些症状?
2. 本实验能见到哪些症状?
3. 请叙述产生这些症状的机理。

实验 14　热邪致病的实验观察

[目的] 通过热邪致病的实验动物模型的制作,观察热邪致病后机体出现的病理变化及

症状，从而深入理解与掌握热邪的致病特点。

[原理] 热为阳邪，其性炎上。气温炎热，热邪为患，以致阳热亢盛，阴不制阳，火热内扰，而出现机能亢奋、热量过剩的阳热证。

[器材] 广口瓶，带有两孔的胶塞，500ml 烧杯 1 只，20cm×25cm 标本缸 1 只，天平，温度计，体温计，酒精灯，三脚支架，石棉网，白瓷板。

[药品] 95% 酒精。

[对象] 小白鼠（雄性）2 只。

[方法]

1. 将体重相近的雄性小鼠 2 只，测量体温后分别放于两个广口瓶内，随机分组，一个广口瓶内小鼠为实验鼠，另一个广口瓶内小鼠为对照鼠。

2. 将装有 250ml 左右普通水的大烧杯置于三脚支架上。

3. 把装有实验鼠的广口瓶置于上述烧杯内，然后用酒精灯慢火加温，控制火焰，使瓶内温度保持在 35℃~40℃ 之间。随温度逐渐升高，观察小鼠有何异常表现。

4. 待小鼠出现热汗、呼吸急促、惊厥等症状时，从广口瓶中取出小鼠，再测体温，观察精神、黏膜色泽、被毛、汗液、心跳、呼吸及饮水等情况，并与对照鼠进行比较。

[结果] 将实验结果填入表 7-14。

表 7-14　　　　　　　　　　热邪对小鼠生理活动的影响

	实验组		对照组	
	实验前	实验后	实验前	实验后
体温				
精神				
四肢				
被毛				
黏膜色泽				
汗液				
心率				
饮水				

[思考题]

1. 寒邪致病有哪些症状？
2. 本实验能见到哪些症状？
3. 请叙述产生这些症状的机理。

（谢　斌　施翠芬　张敬文）

第八章 中医诊断学验证理论性实验

实验1 犬洪脉模型的建立

[目的] 在中医脉诊学习之后,掌握犬洪脉模型的建立方法。
[原理] 洪脉多见于气分热盛证,内热充斥,脉道扩张,气血涌盛,形成洪脉。
[器材] 犬手术台,中医脉象仪,心电图机,注射器。
[药品] 大肠杆菌内毒素,2%戊巴比妥钠。
[对象] 体重13~14kg雄犬。
[方法]

1. 实验准备
(1) 检查本次实验所需器材是否齐全。
(2) 将仪器连接和调节到正常工作状态。

2. 实验操作
(1) 5~10名学生为一组(注意男、女生搭配)。注射大肠杆菌内毒素建立犬洪脉模型,用量为280ng/kg。
(2) 2小时后给予2%戊巴比妥钠麻醉剂,用量为25mg/kg,待犬麻醉后将犬固定于犬手术台上。
(3) 脉图描记和剪贴:取犬股动脉处进行脉图描记,将系列脉图和最佳脉图剪贴在表8-1中。
(4) 波形评估:对系列脉图和最佳脉图的波形进行浏览评估。
(5) 参数测量:根据波形评估,选择意义较大的指标进行测量分析,并绘制出$P-h_1$趋势曲线图(图8-1)。
(6) 分析报告:综合上述脉图波形、参数,提出"脉图结论"。

3. 实验结束 清点整理并归还各种实验器材,完成实验报告。

[结果] 将脉图粘贴在表8-1脉图图纸上,在图8-1中绘制$P-h_1$趋势曲线图。

表8-1　　　　　　　　　　　　　　　中医脉图图纸

系列脉图 (1~3段)	粘贴线	
系列脉图 (4~6段)	粘贴线	
系列脉图 (7~10段)	粘贴线	
最佳脉图	粘贴线	

脉图描记者：　　　　　　　　　　　　　　整理日期：　　年　　月　　日

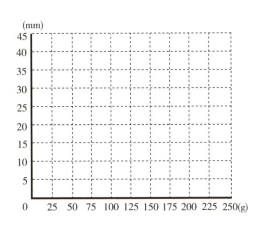

图8-1　$P-h_1$ 趋势曲线图

[注意事项]

1. 脉图描记注意事项

(1) 检测前24小时内不能给犬使用任何影响心血管功能的药物。

(2) 开机前必须先接妥换能器插头，否则易将"取法压力"表头击坏。严禁用大于250g的外力触摸换能器探头，以免过载而损坏换能器元件。

(3) 脉象输入插孔和心电输入插孔严禁用手直接触摸其内孔，以免造成高阻前置放大器被击穿。检测完毕应立即将换能器探头旋回。

(4) 固定换能器注意松紧适宜，过紧则压迫血管，太松会使探头移位或加压不到位。

加压时手法宜轻，避免大幅度晃动换能器或用手直接按压换能器的取脉探头。

2. 脉图分析注意事项

（1）各个时间参数的测算：应根据走纸速度换算成秒（s），而各个幅度参数单位取毫米（mm），根据压力标记的幅度求出脉象的倍率档次，再算出标准倍率（×1）状态时的幅度。

（2）最佳脉图生理参数的测算：一般应取基线平稳的连续5帧以上的脉图，求出各项参数的均值。

（3）如最佳脉图基线波动，各时间参数仍在时间轴方向上（与走纸方向平行）测算；而幅度参数则取各峰、谷点及其对时间轴垂线与基线的交点间的幅度为准。

[思考题]

1. 洪脉的形成机理是什么？
2. 洪脉的脉图特征有哪些？

实验2　胃热证口臭者口气气相色谱检测

[目的] 掌握气相色谱仪的使用方法，了解胃热证口臭者口气成分。

[原理] 嗅气味是中医所特有的诊法，气体中所含成分不同，气体的味道也会不同。正常人呼吸或者说话时无异常气味发出，胃热者由于口气成分发生变化而出现臭味。

[器材] 气相色谱仪，气密性注射器，氮气钢瓶。

[药品] 正丙醇分析纯，吡啶分析纯，吲哚分析纯，仲丁醇分析纯，硫化氢标准气体，CH_3SH 标准气体。

[对象] 胃热口臭者2~3名。

[方法]

1. 实验准备

（1）检查本次实验所需器材是否齐全。

（2）了解受检者一般资料及有关病史，并填入受检者一般资料中。

（3）了解受检者近1周来体温、服药情况，询问口腔、舌部有无溃疡。

（4）令受检者静坐5~10分钟，向其说明检查方法，消除紧张情绪，争取配合。

（5）检查色谱仪情况和测试条件。

2. 实验操作

（1）每5~10名学生为一组（将健康者和有胃热口臭者搭配）。

（2）中医嗅诊：按照传统中医嗅诊的方法对受检者进行观察，并记录结果。

（3）气相色谱检测：①确定检测条件：柱温60℃，气化室温度170℃，检测室温度200℃，N_2载气流量为20ml/min，H_2燃气流量为20ml/min。②开启调节仪器，待仪器电路和气路系统达到平衡即可。③口气采集：受试者紧闭口腔呼吸，然后捏住其鼻孔，将气密性注射器插入口腔中，抽取10ml气体。④将所采集的气体进行气相色谱检测，并进行定性定量分析。

[结果] 将气相色谱分析结果填入表 8-2 中。

胃热口臭者一般资料

姓名：　　　　　　　性别：　　　　　　　年龄：
民族：　　　　　　　婚姻状况：　　　　　职业：
单位：　　　　　　　电话：　　　　　　　资料编号：
有关病史：

表 8-2　　　　　**胃热口臭者口腔气体的气相色谱分析记录**

口气成分	峰面积 A	气体浓度（mg/m^3）	备注
正丙醇			
吡啶			
仲丁醇			
吲哚			
硫化氢			
甲硫醇			

中医嗅诊结果：
气相分析结果：
气相分析者：　　　　　　　　　　　　　　　　　整理日期：　年　　月　　日

[注意事项]

1. 受检者前一晚禁止摄入含有芳香气味的饮料，大蒜、韭菜、萝卜、烟、酒，以及肥甘厚味等食物。
2. 当天早餐仅食用馒头和粥。

[思考题]

1. 气相色谱的检测方法有哪些？
2. 胃热口臭者气相色谱定性定量指标有哪些？

实验 3　舌诊与舌尖微循环检测

[目的]

1. 掌握舌尖微循环检测仪的使用方法。
2. 熟悉舌尖微循环检测的指标和方法。
3. 了解常见舌质的微循环变化。

[原理] 中医学认为人体五脏六腑均与胃气相通，并通过胃气上蒸于舌，附着于舌之表面形成舌苔，而舌体本身通过经络直接或间接地与五脏六腑相联系。当体内邪热亢盛时，气血沸涌，舌部血络充盈可见红舌。

[器材] 舌尖微循环检测仪，轻便荧光光源，单凹玻片，机械秒表，目镜测微尺（已安装校正），手持式放大镜（10×），防护玻片，擦镜纸。

[对象] 学生 2~3 名。

[方法]

1. 实验准备

（1）检查本次实验所需器材是否齐全。

（2）填写受检者的一般资料及有关病史。

（3）了解受检者近1周来体温、服药情况，询问口腔、舌部有无溃疡，女性是否处于月经行经期等。

（4）记录室温（最好在15℃~25℃之间），必要时用半导体点温计测量舌温。

（5）令受检者静坐5~10分钟，向其说明检查方法，消除紧张情绪，争取配合。

2. 实验操作

（1）每2~3名学生为一组。

（2）中医舌诊：按传统舌诊方法进行，并将舌质、舌苔及舌象诊断填在《舌诊与舌尖微循环参数登记表》（表8-3）的专栏中。

（3）舌的形态大体观察：让受检者面向光亮，正坐张口，自然伸舌，舒展下弯，充分暴露舌体。检查者手持放大镜，依次观察舌尖、舌体、舌侧、舌根、人字界沟、正中沟，重点观察舌尖乳头的分布、颜色、形态，并将所见特征标记在《舌诊与舌尖微循环参数登记表》（表8-3）中。

（4）舌尖微循环观察：①取下目镜盖，插上适当倍数的目镜；从舌尖固定架上取下防护玻片，并插入单凹玻片（注意单凹面应朝向受检者）；转动粗调手轮，使微观仪之镜筒向前靠近单凹玻片。②受检者面向仪器坐下，下颌自然托在微观仪的下颌托上；两唇轻闭，轻轻贴着单凹玻片，并伸出舌尖，使舌尖背部轻触单凹玻片中央浅圆凹，接触的压力以形成一面积约为1.5cm×2.0cm大小的平整观察面为度。③开启电源，调节到适当亮度。缓缓转动粗调手轮使镜筒退至能见到微血管景象；再略调微调手轮，即可看到清楚的舌微观视野。④轻轻移动下颌托手柄，即可改变视野进行观察，但须再次调节微调手轮。⑤根据"舌尖微循环检测指标和方法"依次逐项检测，并将结果及时填记在《舌诊与舌尖微循环参数登记表》（表8-3）中。对其中典型的或疑似的视野图像，可绘出草图或进行显微摄影。

3. 实验结束

（1）将光源旋至"小"位置，关闭光源，拔下电源插头。

（2）取下目镜，插上镜筒盖；取下已使用过的单凹玻片置入清洁剂中，并在舌尖固定架上插入防护玻片。

（3）完成《实验报告》。

[结果] 将舌尖微循环检测结果填入表8-3相应项目中。

表 8-3　　　　　舌诊与舌尖微循环参数登记表

受检者一般资料

姓名：　　　　　　　　性别：　　　　　　　　年龄：
民族：　　　　　　　　婚姻状况：　　　　　　资料编号：
职业：　　　　　　　　单位：　　　　　　　　电话：
有关病史：

舌诊记录表

中医舌诊：在下表中符合的项目栏内记"√"	舌质	舌色	淡红	淡白	红	绛	青紫	瘀斑
		舌形	苍老	胖嫩	瘦薄	裂纹	芒刺	齿痕
		舌态	痿软	强硬	震颤	歪斜	吐弄	短缩
	舌苔	苔质	厚/薄	润/燥	腐/腻	剥落	无苔	无根
		苔色	白苔	淡黄	深黄	焦黄	灰苔	黑苔

舌尖微循环参数登记表

观测内容		参考值	观测结果	临床意义
管袢轮廓		清晰		
管袢周围	渗出	无		
	出血	无		
舌乳头数（个/mm²）		2.1～2.7		
微血管丛形态	树枝形、花瓣形	70%		
	发团形、鹿角形、网孔形			
微血管丛管袢数目（支/丛）	菌状乳头	8.07±2.12		
	丝状乳头	3.05±0.86		
菌状乳头横径（μm）		66.9%±20%		
菌状乳头管径（μm）	输入支	11.5%±20%		
	输出支	18.5%±20%		
	细静脉	27.5%±20%		
	细动脉	7.0%±20%		
血色		红色		
血流速度（mm/s）		0.5		
血液流态		线流/线粒流		

中医舌诊意见：
舌尖微循环检测结果：
检测者签名：　　　　　　　　　　　　　　　报告日期：　　年　　月　　日

[注意事项]

1. 观察时，光源调整不宜过强，以免刺激眼睛，亦使血管与底色反差减小，但摄影时光源强度宜加大。

2. 受检者在检查前1小时应避免剧烈活动或体力劳动，不要洗手及接触刺激性物品，减少局部刺激。

3. 对同一位受检者的观测记录要一次完成，避免中断，否则应重新检查。

4. 使用操作仪器切忌过猛，避免手指或香柏油直接接触各种镜头。

5. 本项检查指标多，须集中精力，严格按照规定程序逐项完成。

[思考题]

1. 舌尖微循环检测方法。

2. 红舌舌尖微循环特征有哪些？

实验4 正常人头面部红外热像图实验观察

[目的] 掌握红外热像技术在中医望诊中的应用。

[原理] 红外线是波长大于可见光中红光的电磁波。人体是一个天然的生物红外辐射源，不断地向周围空间发射波长 $1 \sim 30 \mu m$ 的连续辐射红外线。通过红外热像仪可以把来自人体面部的红外辐射转变成可见的图像，可直观地了解面部的温度分布。如果某部位浅表动脉扩张，相应部位血流灌注量就会增加，那么局部热辐射值增高而显示高温的热图，相反如果收缩，相应部位血流灌注量减小而显示低温的热图。其次如果某病灶处出现细胞代谢异常，其温度的变化就能在热图上表现出来。因而红外热像检测且具有非接触检测、快捷简便的优点，扩大了中医诊断学中望诊的范畴。

[器材] 红外热像仪，计算机，红外热像图谱分析软件。

[对象] 正常人（学生）。

[方法]

1. 每两人一组，一人为检测者，另一人为检测对象，交替进行。

2. 红外热像望诊在温度 $20℃ \pm 2℃$、相对湿度小于60%、无阳光直射的恒温室内进行。

3. 检测对象须在恒温室内静候20分钟以上。

4. 受检者面部正对红外热像摄像镜头，间距 $1 \sim 1.5m$，分别摄取受检者面部、舌部的红外热像图，以图像文件形式储存于计算机中。

[结果] 分别将受检者面部的额部、鼻部、左颊部、右颊部、下颌部和舌体最大、最小、平均温度填入表8-4内，对各部位间的温度差进行统计分析。

表 8-4　　　　　　　　　　　头部各部位的温度

部位	最大温度	最小温度	平均温度
额部			
鼻部			
左颊部			
右颊部			
下颌部			
舌体			

[注意事项]

1. 在红外热像图采集时要注意将女生头部的刘海儿梳向头顶，保证额部热像温度采集的准确。

2. 呼气时鼻部的温度会升高，所以在进行红外热像检测时应暂时屏住呼吸。

[思考题]

1. 联系中医诊断学中五色主病，及面部分部与脏腑对应关系，分析其与红外热图的对应关系。

2. 红外热像技术除在面部、舌部运用外，在穴位诊察中能否运用？

实验 5　艾灸合谷穴红外热像检测

[目的] 掌握红外热像仪的基本操作方法，了解艾灸合谷穴后局部红外热像变化。

[原理] 人体是一个天然的红外辐射源，当机体整体或局部温度升高时红外辐射会增强。研究发现艾灸之后穴位局部温度会上升，红外辐射会增强。

[器材] 艾绒，火柴，红外热像仪，计算机，红外热图处理软件。

[对象] 受检测学生 6 人。

[方法]

1. 实验准备

（1）检查本次实验所需器材是否齐全。

（2）艾灸温度不宜过高，以免烫伤，控制在 40℃左右。在常温、无阳光直射的恒温室内进行检测。

（3）填写受检者的一般资料及有关病史。

（4）令受检者静坐 5~10 分钟，向其说明检查方法，消除紧张情绪，争取配合。

2. 实验操作

（1）取受检者合谷穴部位，采用艾绒直接灸法。

（2）分别检测艾绒灸 0 分钟、5 分钟、10 分钟、20 分钟后合谷穴局部温度的改变。

[结果] 将红外热像检测结果填入表 8-5 相应项目中。

受检测学生一般资料

姓名：　　　　　　　　性别：　　　　　　　　年龄：
民族：　　　　　　　　婚姻状况：　　　　　　职业：
单位：　　　　　　　　电话：　　　　　　　　资料编号：
有关病史：

表 8-5　　　　　　　　　艾灸合谷穴红外热像检测记录

	0 分钟	5 分钟	10 分钟	20 分钟
最高温度				
最低温度				
平均温度				

中医色诊结果：
红外热像结果：
红外热像分析者：　　　　　　　　　　　　　整理日期：　　年　　月　　日

[注意事项]
1. 避免被检测部位有较强的背景光。
2. 避免局部烫伤。

[思考题]
1. 人体红外辐射的原理是什么？
2. 艾灸对人体红外辐射的影响是什么？
3. 红外辐射在中医研究中的应用有哪些？

实验 6　饮酒对脉象及脉图的影响

[目的] 观察饮酒前后家兔脉象及脉图的变化，验证中医文献中正常脉象变异的理论。

[原理] 脉象受到性别、年龄、体质、季节、呼吸活动等因素的影响，李中梓在《医宗必读》中记载饮酒之后脉象多为数脉。

[器材] 兔灌胃器，兔台，中医脉象仪，心电图机，注射器。

[药品] 酒精含量为 30% 的二锅头，2% 戊巴比妥钠麻醉剂。

[对象] 体重 2.5~3kg 家兔 8 只。

[方法]

1. 实验准备

(1) 检查本次实验所需器材是否齐全。
(2) 将仪器连接和调节到正常工作状态。

2. 实验操作

（1）5~10 名学生为一组（注意男、女生搭配），每组家兔 1 只。

（2）给家兔灌胃，二锅头用量为 1.5ml/500g 体重，另设对照组。

（3）20 分钟后给予 2% 戊巴比妥钠麻醉剂，用量为 10mg/kg 体重，固定于兔台上（对照组不做灌胃处理）。

（4）脉图描记和剪贴：取家兔股动脉处进行脉图描记，将系列脉图和最佳脉图剪贴至表 8-6 中。

（5）波形评估：对系列脉图和最佳脉图的波形进行浏览评估。

（6）参数测量：根据波形评估，选择意义较大的指标进行测量分析，并绘制出 $P-h_1$ 趋势曲线图（图 8-2）。

3. 实验结束 清点整理并归还各种实验器材，完成实验报告。

[结果] 将脉图粘贴在表 8-6 中，在图 8-2 中绘制 $P-h_1$ 曲线图。

表 8-6　　　　　　　　　　中医脉图图纸

系列脉图（1~3 段）	粘贴线	
系列脉图（4~6 段）	粘贴线	
系列脉图（7~10 段）	粘贴线	
最佳脉图	粘贴线	

脉图描记者：　　　　　　　　　　　　　　　　整理日期：　　年　月　日

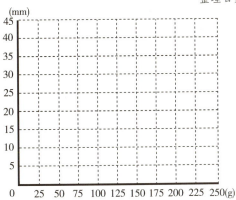

图 8-2　$P-h_1$ 趋势曲线图

[注意事项]

1. 脉图描记注意事项

(1) 检测前 24 小时内不能给家兔使用任何影响心血管功能的药物。

(2) 开机前必须先接妥换能器插头,否则易将"取法压力"表头击坏。严禁用大于 250g 的外力触摸换能器探头,以免过载而损坏换能器元件。

(3) 脉象输入插孔和心电输入插孔严禁用手直接触摸其内孔,以免造成高阻前置放大器被击穿。检测完毕应立即将换能器探头旋回。

(4) 固定换能器注意松紧适宜,过紧则压迫血管,太松会使探头移位或加压不到位。加压时手法宜轻,避免大幅度晃动换能器或用手直接按压换能器的取脉探头。

2. 脉图分析注意事项

(1) 各个时间参数的测算:应根据走纸速度换算成秒(s),而各个幅度参数单位取毫米(mm),根据压力标记的幅度求出脉象的倍率档次,再算出标准倍率(×1)状态时的幅度。

(2) 最佳脉图生理参数的测算:一般应取基线平稳的连续 5 帧以上的脉图,求出各项参数的均值。

(3) 如最佳脉图基线波动,各时间参数仍在时间轴方向上(与走纸方向平行)测算;而幅度参数则取各峰、谷点及其对时间轴垂线与基线的交点间的幅度为准。

[思考题]

1. 数脉的脉图特征有哪些?
2. 生理性脉象受哪些因素的影响?

实验 7 脉象模拟手的诊法练习实验

[目的]

1. 学习正确的切脉方法,训练切脉技能,体会常见脉象的指感特征。
2. 通过触摸脉象模拟手,体验几种常见脉象(平脉及浮、沉、迟、数、弦、滑、细、革、濡、涩、弱、洪、促、结、代脉)的脉象特征。

[原理] 利用仿生模拟及波形合成方法,用高分子材料配方研制仿生手及桡动脉血管,用新型调速电机及特制油泵来模拟人体心脏的舒张与收缩,用单片计算机及软件控制的电磁阀来模拟人体心脏瓣膜的开启状态,用不同黏度的硅油来模拟代替人体血液,从而在仿生手的桡动脉处模拟出 10 多种人体常见的典型脉搏特征。

[器材] 上海中医药大学科技开发公司产 MM-3 脉象模型。

[方法]

1. 将学生分组(2~3 人为一组),围坐在 4 台脉象模拟手旁,轮流切按。
2. 老师讲述仪器的使用方法。
3. 带领学生体会不同的脉象(由于模拟手与真实的脉象还有一段差距,因此,应对学生强调这只能是一种初步的体会）。

4. 老师带教，讲解脉诊的手法及寸关尺的定位，对每个学生的脉象进行触摸，讲解其特征。通过触摸脉象模拟手，体验几种有特点的常见脉象。

5. 根据所触摸到的脉象，写出自己的指下感受。记录由老师指定的模型考核内容的特征与意义。

6. 学生填好实验报告并上交，整理实验室。

［结果］本模型作为中医脉象再现的信号源，可用于脉诊的教学过程，给学生创造良好的反复训练的实践机会，是理想的教学工具，使学生在短时间内就能强化"脉诊"指感的训练，很快掌握中医常见典型脉的诊脉技术。

［注意事项］不可两键同按或四键（每台机只模拟四种脉象）皆不按下，这样会有损仪器。

（丁成华　李晶晶　朱大诚）

第九章 方剂学验证理论性实验

实验 1　麻黄汤对正常大鼠足跖汗液分泌的影响

[目的] 观察麻黄汤是否能促进正常大鼠足跖部汗液的分泌。

[原理] 大鼠足跖部肉垫上分布着汗腺，麻黄汤为"辛温发汗之峻剂"，可引起汗腺分泌。汗腺分泌的汗液与碘－淀粉接触后，可产生紫色反应。利用这一原理，通过计数紫色着色点的数量，可以判断麻黄汤的发汗强度。

[器材] 大鼠固定器，固定架，放大镜。

[药品与试剂]

1. 受试药物　麻黄汤。

（1）处方组成：麻黄 9g，桂枝 6g，杏仁 6g，甘草 3g。

（2）制备方法：上 4 味药，加水 200ml，小火煎煮 2 次，每次 20 分钟，滤过，合并 2 次滤液，浓缩至 1∶1 液（即含生药 1g/ml，下同），放置于 4℃冰箱中备用。

2. 试剂　和田－高恒试剂，生理盐水。

[附] 和田－高恒试剂制备方法

A 液：取 2g 碘溶于 100ml 无水乙醇中即成。

B 液：取 50g 可溶性淀粉溶于 100ml 蓖麻油中，两者混合均匀即成。

[对象] Wistar 大鼠，体重 180～200g。

[方法]

1. 取健康大鼠 20 只，用棉签蘸取无水乙醇拭去足跖部污物，按体重随机分为麻黄汤组和对照组，每组 10 只。

2. 麻黄汤组灌胃给予麻黄汤（2.16g/kg 体重，用生理盐水定容至 20ml/kg 体重）；对照组灌胃给予生理盐水（20ml/kg 体重）。

3. 给药后 30 分钟，将大鼠分别置于大鼠固定器内，仰卧固定，暴露双后肢，用干棉签擦干足跖部原有的和由于挣扎所致的汗液，继而在足跖部皮肤上均匀涂上和田－高恒 A 液，待其充分干燥后，再薄涂一层和田－高恒 B 液。

4. 用放大镜仔细观察紫色着色点（即汗点）出现的时间、颜色和数量，待汗点出现后，继续观察 60 分钟，每隔 15 分钟观察一次，观察各时间点大鼠的汗点出现数。

5. 实验结束后将各组数据进行统计学处理，$\bar{x} \pm s$ 表示汗点数，评价麻黄汤的发汗作用。

［结果］将实验结果填入表 9-1。

表 9-1　　　　　　　麻黄汤对正常大鼠足跖汗液分泌的影响

组别	汗点出现后各时间点发汗数量（$\bar{x} \pm s$，个）			
	15 分钟	30 分钟	45 分钟	60 分钟
麻黄汤组				
对照组				

［注意事项］
1. 本实验宜在恒温、恒湿条件下进行，室温宜控制在 20℃ 左右。
2. 实验前最好先对大鼠进行固定训练，操作应轻柔，尽量避免挣扎出汗。
3. 实验时，动物宜单个放置观察，以免汗液互相沾染。

［思考题］麻黄汤促进正常大鼠足跖部汗液分泌的机理是什么？

实验 2　大承气汤对小鼠排便时间的影响

［目的］观察大承气汤对小鼠排便时间的影响。

［原理］大承气汤出自《伤寒论》，由大黄、芒硝、枳实、厚朴 4 味药物组成，具有峻下热结之功，适用于以"痞、满、燥、实"等症状为主的阳明腑实证，故认为该方可加速大便下行，缩短排便时间。本实验通过测定 5% 炭末大承气汤在胃肠道内的移动距离，观察此方对小鼠排便时间的影响。

［器材］眼科镊、剪刀、尺子、小鼠灌胃器、1ml 注射器等。

［药品与试剂］

1. 受试药物　大承气汤。

（1）处方组成：大黄 12g，厚朴 24g，枳实 15g，芒硝 9g。

（2）制备方法：上 4 味药，厚朴、枳实加 8 倍量水，煎煮 40 分钟后加入大黄，继续煎煮 20 分钟，滤过，滤液溶芒硝后，浓缩至 1:1 液，放置冰箱中备用。

2. 试剂　生理盐水、炭末。

［对象］昆明小鼠，体重 18～22g。

［方法］

1. 取健康小鼠 20 只，按体重随机分为空白对照组、大承气汤组，每组 10 只。
2. 实验前，各组动物禁食（不禁水）8 小时。空白对照组灌胃给予混有 5% 炭末的生理盐水（20ml/kg 体重）；实验组灌胃给予混有 5% 炭末的大承气汤水煎剂（5.4g/kg 体重，用生理盐水定容至 20ml/kg 体重）。
3. 灌胃给药 15 分钟后，将小鼠颈椎脱臼处死，打开腹腔，暴露肠管，分离肠系膜。先结扎自幽门至回盲部的肠管，剪取此段肠管，置于托盘上，轻轻将小肠拉成直线，测量肠管长度为小肠总长度。测量从幽门至炭末前沿的距离作为炭末在小肠中的推进距离。

4. 推进率（%）＝炭末移动的距离/小肠的总长度×100%。

［结果］将实验结果填入表 9-2。

表 9-2　　　　　　大承气汤对小鼠排便时间的影响（单位：cm）

组别	炭末移动距离	小肠总长度	推进率（%）
大承气汤组			
对照组			

［注意事项］
1. 吸药液前，应将药液摇匀，以保证药量及炭末量准确。
2. 严格控制给药及处死动物时间，以免时间不同造成实验误差。
3. 分离肠系膜及拉伸小肠时，动作宜轻柔。

［思考题］大承气汤为什么能缩短小鼠排便时间？

实验 3　十枣汤对大鼠排水量的影响

［目的］观察十枣汤的峻下逐水作用。

［原理］十枣汤是张仲景创制的一首"经方"，由甘遂、大戟、芫花、大枣 4 味药组成，具有攻逐水饮的作用，临床用于以咳唾胸胁引痛，或水肿腹胀，二便不利，脉沉弦为辨证要点的实证水肿。本实验用代谢笼收集大鼠用药前后的大、小便，观察十枣汤的逐水作用。

［器材］大鼠代谢笼，灌胃器，分析天平，小烧杯。

［药品与试剂］

1. 受试药物　十枣汤。

（1）处方组成：甘遂、大戟、芫花各等份，大枣 10 枚。

（2）制备与服法：甘遂、大戟、芫花研为细末，以大枣煎汤送服。

2. 试剂　生理盐水。

［对象］Wistar 大鼠，体重 200～250g。

［方法］

1. 取健康大鼠 20 只，按体重随机分为十枣汤组和对照组，每组 10 只。

2. 实验前禁食（不禁水）10 小时，各鼠腹腔注射生理盐水 20ml/kg 体重，并轻压大鼠腹部使膀胱排空。

3. 实验组灌胃给予十枣汤（0.09g/kg 体重，用生理盐水定容至 20ml/kg 体重），对照组给予同等体积的生理盐水（20ml/kg 体重）。

4. 立即将大鼠放入代谢笼内，收集给药后 20 分钟、40 分钟、60 分钟、80 分钟大鼠的大、小便并计算排水量,比较两组间的差异。

[结果] 将实验结果填入表 9-3。

表 9-3　　　　　　　　　十枣汤对大鼠排水量的影响

组别	给药后各时间点大鼠排水量 ($\bar{x} \pm s$, ml)			
	20 分钟	40 分钟	60 分钟	80 分钟
十枣汤组				
空白对照组				

[注意事项]
1. 若没有代谢笼,可用普通鼠笼配以漏斗和量筒代替。
2. 实验前要给予负荷水。
3. 十枣汤作用猛烈,宜严格控制给药剂量;起效迅速,给药 20 分钟左右尿量开始增加。

[思考题] 怎样理解十枣汤的峻下逐水作用?

实验 4　四逆汤对小鼠的耐寒作用

[目的] 探讨四逆汤是否能降低低温所致小鼠的死亡率。

[原理] 四逆汤出自《伤寒论》,由附子、干姜、甘草 3 味药物组成,是回阳救逆的代表方剂。其中附子大辛大热,入心、脾、肾经,温壮元阳,破散阴寒,以救助心肾阳气。干姜辛热,入心、脾、肺经,一者温中焦、散阴寒,以固守后天之本,干姜与附子相配,既温先天以助后天,又暖后天以养先天,相须为用;二者助阳通脉,干姜与生附子相伍,壮阳气,散阴寒,是回阳救逆的基本配伍。本实验将小鼠放置于 -10℃ 左右的环境下,模拟四逆汤证阴盛阳衰的病机,从而观察四逆汤的耐寒作用。

[器材] 低温冰箱,电子天平,秒表,小鼠灌胃器,1ml 注射器。

[药品与试剂]

1. 受试药物　四逆汤。

(1) 处方组成:生附子 15g,干姜 9g,甘草 6g。

(2) 制备方法:加水 300ml,先煎附子 1 小时,再入干姜、甘草,同煎 2 次,每次 45 分钟,合并 2 次滤液,浓缩至 1:1 液,放置冰箱中备用。

2. 试剂　生理盐水。

[对象] 昆明小鼠,体重 20~24g。

[方法]

1. 取健康雄性小鼠 20 只,按体重随机分为给药组和对照组,每组 10 只。
2. 给药组小鼠灌胃给予四逆汤水煎液(2.7g/kg 体重,用生理盐水定容至 20ml/kg 体重），对照组小鼠灌胃给予等体积的生理盐水（20ml/kg 体重），连续 3 天。

3. 末次给药后 30 分钟，将两组小鼠装入铁笼，放置于 -10℃ 冰箱中，观察 50 分钟内两组小鼠的死亡情况。

[结果] 将实验结果填入表 9-4。

表 9-4　　　　　　　　　四逆汤对小鼠的耐寒作用

组别	动物数（只）	给药体积（ml/kg）	小鼠死亡数（$\bar{x} \pm s$，只）
四逆汤组	10	20	
对照组	10	20	

[注意事项] 小鼠的年龄、体重宜相近，每批实验宜选择同一性别。

[思考题] 怎样理解四逆汤降低低温所致小鼠死亡率的机理？

实验 5　四君子汤对小鼠游泳时间的影响

[目的] 观察四君子汤是否能延长小鼠的游泳时间。

[原理] 四君子汤出自《太平惠民和剂局方》，由人参、白术、茯苓、甘草 4 味药物组成，具有益气健脾作用，是治疗脾胃气虚证的基础方，临床以气短乏力、面色萎白、食少便溏、舌淡苔白、脉虚缓为辨证要点。中医学认为：脾主四肢肌肉，脾气健运，营养充足，则肌肉丰满壮实，四肢活动有力；反之，脾气衰弱，营养缺乏，则肌肉消瘦或萎缩，四肢乏力。本实验以小鼠游泳时间为指标，观察四君子汤的抗疲劳作用。

[器材] 恒温水箱，负重物，秒表，小鼠灌胃器等。

[药品与试剂]

1. 受试药物　四君子汤。

（1）处方组成：人参 9g，白术 9g，茯苓 9g，甘草 6g。

（2）制备方法：上 4 味药，加水 400ml，煎煮 2 次，每次 50 分钟，滤过，合并 2 次滤液，浓缩至 1:1 液，放置冰箱中备用。

2. 试剂　生理盐水。

[对象] 昆明小鼠，体重 18~22g。

[方法]

1. 取健康小鼠 20 只，雌雄各半，按体重随机分为两组，即给药组和对照组，每组 10 只。

2. 给药组灌胃给予四君子汤水煎液（4.29g/kg 体重，用生理盐水定容至 20ml/kg 体重）；对照组灌胃给予同体积的生理盐水（20ml/kg 体重）。

3. 将每只小鼠尾部负重相当于体重 10% 的重物。

4. 给药后 40 分钟，分别将小鼠放入水深 20cm、温度 20℃ ±0.5℃ 的恒温水箱中，计时开始,当小鼠头部沉入水中 10 秒钟不能浮出水面者,即可判定其体力耗竭,计时结束,计算小鼠的游泳时间。

[结果] 将实验结果填入表 9-5。

表 9-5　　　　　　　　　　　四君子汤对小鼠游泳时间的影响

组别	动物数(只)	给药体积(ml/kg)	小鼠游泳时间($\bar{x}\pm s$,分钟)
四君子汤组	10	20	
对照组	10	20	

[注意事项]
1. 严格控制水温,水温过高或过低均会影响实验结果。
2. 负重物重量尽量精准。
3. 每次最好放一只小鼠单独游泳。

[思考题] 四君子汤抗疲劳的机理是什么?

实验 6　　生脉散对小鼠常压缺氧的作用

[目的] 观察生脉散对常压下小鼠缺氧的影响。

[原理] 生脉散出自《医学启源》,具有益气生津、敛阴止汗之功,临床用于气短、乏力、咽干、舌干红、脉虚数者。方名"生脉"者,乃补其正气以鼓动血脉,滋其阴津以充养血脉,使气阴两伤、脉气虚弱者得以复生。中医学认为,脉之搏动离不开阳气的推动。本实验通过灌胃给予小鼠生脉散和生理盐水,观察在缺氧环境下二者抗御能力的差异,从而探讨该方"生脉"的科学本质。

[器材] 眼科镊,剪刀,尺子,小鼠灌胃器,1ml 注射器,125ml 广口瓶,秒表。

[药品与试剂]

1. 受试药物　生脉散。

(1) 处方组成:人参 9g,麦冬 9g,五味子 6g。

(2) 制备方法:上 3 味药,加 8 倍量水,煎煮 2 次,每次 40 分钟,滤过,合并两次滤液,浓缩至 1∶1 液,放置冰箱中备用。

2. 试剂　碱石灰,凡士林,生理盐水。

[对象] 昆明小鼠,体重 18~22g。

[方法]

1. 取健康小鼠 20 只,按体重随机分为给药组、对照组,每组 10 只。
2. 给药组灌胃给予生脉散水煎剂(3.12g/kg 体重,用生理盐水定容至 20ml/kg 体重);对照组灌胃给予等体积的生理盐水(20ml/kg 体重)。
3. 给药后 30 分钟,将小鼠分别放入 125ml 的磨口广口瓶内,密封(瓶内放碱石灰 10g,

用以吸收二氧化碳和水，碱石灰上垫有滤纸，用以吸收尿液，每瓶放小鼠 1 只。瓶口涂凡士林以防漏气），立即计时。

4. 以最后一次呼吸为指标，观察并记录小鼠的存活时间。

[结果] 将实验结果填入表 9-6。

表 9-6　　　　　　　　生脉散对小鼠常压缺氧的作用

组别	动物数（只）	给药体积（ml/kg）	小鼠存活时间（$\bar{x} \pm s$，分钟）
生脉散组	10	20	
对照组	10	20	

[注意事项]
1. 小鼠体重宜均匀，每批实验宜选择同单一性别。
2. 实验前应对广口瓶容积进行测量，实验时瓶口宜涂凡士林以防漏气。

[思考题] 怎样理解生脉散延长常压缺氧环境下小鼠生存时间的机理？

实验 7　四神丸对大黄致小鼠脾肾阳虚泄泻的影响

[目的] 观察四神丸对大黄所致小鼠脾肾阳虚泄泻的作用。

[原理] 本实验之四神丸出自《证治准绳》，由肉豆蔻、补骨脂、五味子、吴茱萸为主组成，具有温肾暖脾、固肠止泻的作用，为治脾肾阳虚、火不暖土之肾泄的常用方。临床应用以五更泄泻、不思饮食、舌淡苔白等为辨证要点。大黄苦寒，具有泻下作用，连续服用其寒凉之性能损伤脾肾之阳，用于动物模型可使动物出现纳呆、消瘦、体重下降、泄泻、四肢无力、体温降低、畏寒等表现，类似中医脾肾阳虚证。

[器材] 肛表，电子天平，小鼠灌胃器，注射器。

[药品与试剂]

1. 受试药物　四神丸。

（1）处方组成：肉豆蔻 6g，补骨脂 12g，五味子 6g，吴茱萸 3g，生姜 6g，大枣 10 枚。

（2）制备方法：上 6 味药，加水 500ml，煎煮 2 次，每次 50 分钟，滤过，合并 2 次滤液，浓缩至 1:1 液，备用。

2. 试剂　100% 大黄水煎液，生理盐水。

[对象] 昆明小鼠，体重 22～25g。

[方法]

1. 取同一性别健康小鼠 30 只，按体重随机分为三组，即四神丸组（A 组）、模型对照组（B 组）和空白对照组（C 组），每组 10 只。

2. A、B 组灌胃给予 100% 大黄水煎液（1ml/只），C 组给予同体积的生理盐水，连续 10 天，A、B 组小鼠出现体重减轻、便溏、纳呆、毛发枯涩等被视为造模成功。

3. 于第 11 天，A 组灌胃给予四神丸 6g/kg 体重，B、C 组给予同体积的生理盐水，连续 14 天。

4. 以小鼠体重、摄食量、体温等为指标，评判四神丸的作用。

[结果] 将实验结果填入表 9-7。

表 9-7　　　　　　　　四神丸对大黄致小鼠脾肾阳虚泄泻的影响（$\bar{x} \pm s$）

组别	体重（g）	摄食量（g）	体温（℃）
生脉散组			
模型对照组			
空白对照组			

[注意事项]
1. 每批实验应选用同一性别的动物。
2. 动物体重应均匀，过大或过小均会影响实验结果。

[思考题] 本实验设计两个对照组的目的、意义是什么？

实验 8　酸枣仁汤对戊巴比妥钠小鼠睡眠时间的影响

[目的] 观察酸枣仁汤是否能延长戊巴比妥钠小鼠睡眠时间。

[原理] 戊巴比妥钠是中枢抑制药，其阈剂量能产生镇静催眠作用，使小鼠翻正反射消失。安神剂能明显协同其作用，延长小鼠睡眠时间。酸枣仁汤出自《金匮要略》，由酸枣仁、川芎、知母、茯苓和甘草 5 味药物组成，具有养血安神、清热除烦之功，临床常用于以虚烦失眠、咽干口燥、舌红、脉弦细为辨证要点的虚烦失眠证。本实验以戊巴比妥钠小鼠睡眠时间为考核指标，观察酸枣仁汤的安神作用。

[器材] 小鼠灌胃器，1ml 注射器。

[药品与试剂]

1. 受试药物　酸枣仁汤。

（1）处方组成：酸枣仁 15g，甘草 3g，知母 6g，茯苓 6g，川芎 6g。

（2）制备方法：上 5 味药，加水 350ml，煎煮 2 次，每次 40 分钟，滤过，合并 2 次滤液，浓缩至 1∶1 液备用。

2. 试剂　戊巴比妥钠，安定（阳性对照药），生理盐水。

[对象] 昆明小鼠，体重 18~22g。

[方法]

1. 取健康小鼠 30 只，按体重随机分为三组，即酸枣仁汤组（A 组）、阳性对照药组（B 组）和空白对照组（C 组），每组 10 只。

2. A 组给予酸枣仁汤（4.68g/kg 体重），B 组给予安定水溶液（0.5mg/kg 体重），给药体积为20ml/kg体重，C组给予同体积的生理盐水。

3. 各组灌胃给药50分钟后再腹腔注射阈剂量戊巴比妥钠（40mg/kg体重），以翻正反射消失为入睡时间，从翻正反射消失至恢复时间为睡眠持续时间。比较各组与空白对照组间的差异。

［结果］将实验结果填入表9－8。

表9－8　　　　　　酸枣仁汤对戊巴比妥钠小鼠睡眠时间的影响

组别	动物数（只）	给药剂量（mg/kg）	小鼠睡眠时间（$\bar{x}\pm s$，分钟）
酸枣仁汤组	10	4680	
空白对照组	10	-	
阳性对照组	10	0.5	

［注意事项］

1. 戊巴比妥钠预剂量应根据实验时条件、室温、动物品种、药物批号进行预实验决定，参考剂量一般为30~60mg/kg；应该严格区分是安全范围内的镇静催眠作用，还是药物毒性引起的中枢抑制作用。

2. 应设有阳性对照药，以显示被试药物是否强于已知催眠药或其毒副作用低于已知药物。

3. 每批实验应选择同一性别的动物，冬季室温低应注意保暖。

［思考题］本实验为什么要设计阳性对照组和空白对照组两个对照组？

实验9　十灰散对小鼠出血时间的影响

［目的］观察十灰散是否具有缩短小鼠出血时间的作用。

［原理］剪断尾尖，自出血到自然止血所需的时间称为出血时间。十灰散出自《十药神书》，是元代医家葛可久创制的一首治疗血热妄行出血证的常用方剂，临床应用以血色鲜红、舌红苔黄、脉数为辨证要点。本实验以小鼠出血时间为考核指标，探讨十灰散的止血作用。

［器材］小鼠固定器，秒表，剪刀。

［药品与试剂］

1. 受试药物　十灰散。

（1）处方组成：大蓟、小蓟、荷叶、侧柏叶、白茅根、茜草根、栀子、大黄、牡丹皮及棕榈皮各9g。

（2）制备方法：上10味药，加水900ml，煎煮2次，每次40分钟，滤过，合并2次滤液，浓缩至1∶1液，放置冰箱中备用。

2. 试剂　生理盐水。

[对象] 昆明小鼠，体重 18～22g。

[方法]

1. 取健康小鼠 20 只，按体重随机分为 2 组，即给药组和对照组。

2. 给药组灌胃给予浓度为 58.5% 的十灰散水煎液 20ml/kg 体重，对照组给予同体积的生理盐水，每天 1 次，连续 3 天。

3. 末次给药后 30 分钟，将小鼠置于固定器中，露鼠尾于外，灌胃后 60 分钟，用剪刀在距尾尖 2mm 处剪断，血液自行溢出。

4. 每隔 30 秒用滤纸轻轻吸取血滴，以人工形成创面到出血停止所经时间为出血时间。比较两组间出血时间的差异。

[结果] 将实验结果填入表 9-9。

表 9-9　　　　　　　　　　十灰散对小鼠出血时间的影响

组别	动物数（只）	给药体积（ml/kg）	小鼠出血时间（$\bar{x}\pm s$，分钟）
十灰散组	10	20	
对照组	10	20	

[注意事项]

1. 小鼠断尾后待血液自然流出，严禁挤压断面。

2. 小鼠可驱入特制固定器或用布条等固定于木板上。

3. 剪去断端的鼠毛。

[思考题] 从中医学、中药药理学和现代药理学角度分析十灰散缩短小鼠出血时间的机理。

实验 10　五苓散对小鼠的利尿作用

[目的] 观察五苓散的利尿作用。

[原理] 五苓散出自《伤寒论》，由泽泻、猪苓、茯苓、白术、桂枝组成，具有利水渗湿、温阳化气作用，临床用于以小便不利、舌苔白、脉缓为辨证要点的病证。本实验以滤纸称重法观察五苓散对正常小鼠的利尿作用。

[器材] 电子天平，大烧杯，铝网，铝丝架。

[药品与试剂]

1. 受试药物　五苓散。

（1）处方组成：泽泻 15g，猪苓 9g，茯苓 9g，白术 9g，桂枝 6g。

（2）制备方法：上 5 味药，加水 500ml，煎煮 2 次，每次 40 分钟，滤过，合并 2 次滤液，浓缩至 1:1 液，放置冰箱中备用。

2. 试剂　生理盐水。

［对象］昆明小鼠，体重 18~22g。

［方法］

1. 取健康小鼠 20 只，按体重随机分为给药组和对照组，每组雌雄各 5 只。

2. 实验前小鼠禁食（不禁水）10 小时，各鼠腹腔注射生理盐水 20ml/kg 体重，作为水负荷，并轻压小鼠腹部使膀胱排空。

3. 给药组灌胃给予五苓散（6.24g/kg 体积，用生理盐水定容至 20ml/kg 体重）；对照组给予同等体积的生理盐水（20ml/kg 体重）。

4. 给药后，立即将小鼠放入由大烧杯、铝网、铝丝架组成的简易代谢笼内，铝网上铺好预先称好重量的数层滤纸，上置小鼠，每笼 1 只。

5. 实验中每小时换滤纸一次，共实验 5 小时，用称重法记录纸的增重以表示尿量的多少，比较两组间的差异。

［结果］将实验结果填入表 9-10。

表 9-10　　　　　　　　　五苓散对小鼠利尿作用的影响

组别	动物数（只）	给药剂量（g/kg 体重）	小鼠排尿量（$\bar{x} \pm s$, ml）
五苓散组	10	6.24	
对照组	10	-	

［注意事项］实验前动物宜禁食（不禁水）10 小时左右，并给予负荷水。

［思考题］五苓散与十枣汤的利尿作用有何差别？

实验 11　金铃子散对小白鼠的镇痛作用实验

［目的］通过实验，验证金铃子散的镇痛作用。了解（热板法）镇痛实验的具体做法。

［原理］金铃子散出自《素问病机气宜保命集》，由川楝子、延胡索组成。具有行气疏肝、活血止痛之功。临床常用于治疗肝郁气滞化火所致的胸胁肋诸痛及痛经等症。现代以此方为基础方，加减应用于溃疡痛、肝炎、胆道疾患、肋间神经痛等。其止痛作用显著、确切，可谓止痛之良方。

［器材］注射器（1ml），灌胃器，烧杯，鼠笼，秒表，智能热板仪等。

［药品］100% 金铃子散水煎液（川楝子 50%，延胡索 50%），生理盐水。

［对象］18~22g 雌性小白鼠。

［方法］

1. 小鼠的筛选：取 18~22g 雌性小白鼠，先将动物在温度保持于 55℃ 的热板上进行筛选，测定各小白鼠的正常痛觉反应（舔后腿、趾）时间，共测 2 次，每次间隔 5 分钟，求平均值（以平均值不超过 30 秒为合格）。

2. 取符合标准小鼠 20 只，并记录痛觉反应出现的时间，称重，编号，随机分成两组，每组 10 只，分别为给药组和对照组。

3. 按 0.3ml/10g 体重的用量，给药组小鼠灌服金铃子散水煎液，对照组小鼠灌服等量生理盐水。

4. 40 分钟后分别把两组实验动物放入热板仪内，计算舔趾反应出现的时间，计算两组镇痛百分率。

镇痛百分率（%）=（用药后疼痛反应时间 − 用药前疼痛反应时间）÷用药前疼痛反应时间 ×100%

[结果] 将实验结果填入表 9 − 11，并比较金铃子散组与生理盐水组的镇痛作用是否存在差异。

表 9 − 11　　　　　　　金铃子散的镇痛作用（$\bar{x} \pm s$，秒）

组别	动物数（只）	用药前疼痛反应时间	用药后疼痛反应时间	镇痛百分率（%）
金铃子散组	10			
生理盐水组	10			

[注意事项]

1. 筛选小鼠时，热板仪上的温度要保持恒定。
2. 小鼠灌服药物后，距放入热板仪内的时间不应太短，否则会影响实验结果。

[思考题] 通过本实验能否验证金铃子散的镇痛作用？它有何临床意义？

（姚凤云　朱大诚　喻松仁）

第三篇 综合性实验

第十章 中医基础理论综合性实验

实验1 肺与大肠相表里理论的离体实验研究

[目的] 运用离体肌条反应技术,通过离体实验研究肺与大肠之间的生理关系及病理影响,佐证肺与大肠相表里理论。

[原理] 气管及大肠都有平滑肌,其具有自动节律性及较大的伸展性,对外界的化学刺激较为敏感,故本实验以肺匀浆作用于离体气管及大肠,观察肺与大肠相互表里的关系。

[器材] MSP-600型生物信号处理系统,Kent 呼吸流量测定系统(Kent Scientific Corporation),张力换能器,离体肌条固定装置,电动玻璃匀浆机,麦氏浴槽,2ml 注射器2支。

[药品] 卵蛋白,$Al(OH)_3$,NaCl,克-亨(Krebs-Henseleit)缓冲液(实验室配制)。

[对象] SD 大鼠2只,体重130±20g,分为对照组、哮喘模型组。

[方法]

1. 哮喘模型组一次性腹腔注射含卵蛋白0.50g 和 $Al(OH)_3$ 凝胶0.50g 的0.9% NaCl 溶液1.5ml,2周后颈外静脉内注射含卵蛋白(0.25g/kg 体重)的0.9% NaCl 溶液(1ml/kg 体重)激发哮喘发作。对照组大鼠的腹腔注射和颈外静脉注射均用等量体积的0.9% NaCl 溶液。

2. 大鼠离体气管螺旋条制备:两组大鼠自甲状软骨下至气管分叉处剪下全部气管,放入盛有克-亨缓冲液的平皿中,剥离气管周围结缔组织,气管内以小玻璃棒作支撑,用小镊子提起一端,按螺旋形(每2~3个软骨为1个螺旋)将气管剪成宽约3mm 的条状。

3. 离体大肠肌条制备:各组实验大鼠处死后,迅速取出所需的大肠(距盲肠下端2cm 处剪取结肠条2.5cm)。去除附着的系膜和脂肪,放入盛有克-亨缓冲液的平皿中,洗净内容物，制成条段，供实验用。

4. 匀浆制作方法：各组大鼠处死后，迅速分离肺（包含气管）、大肠（全部结肠），用 0.9% NaCl 溶液洗净血液和内容物，剔除脂肪组织，用滤纸揩净多余水分，称重，与 0.9% NaCl 溶液按 1:4 重量比，用电动玻璃匀浆机在冰水混合物中仔细研磨，制成匀浆。以 3500 转/分钟离心 20 分钟，保留上清液，-20℃ 冻存备用。

5. 大鼠离体肌条张力检测：将制备的大鼠离体肌条标本放入盛有克-亨缓冲液的麦氏浴槽内，下端以较短的无弹性连线固定于自制的大鼠立体定位系统的非弹性弯钩上，上端以较长的无弹性连线连至张力换能器上。浴槽内温度恒定在 37℃，持续供给纯氧，初始负荷调节在 500mg，标本平衡 30 分钟后，按照匀浆与肌条的对应关系（肺匀浆对大肠肌条，大肠匀浆对气管肌条）开始给匀浆。张力换能器与 MSP-600 型生物信号处理系统相连，将信号输入计算机，由实时信号处理软件进行记录、计算和分析。

[结果] 将实验结果填入表 10-1。

表 10-1　　　　　　　　大鼠离体肌条张力实验结果

匀浆体积	对照组	哮喘模型组
给予肺匀浆 1ml		
给予肺匀浆 2ml		
给予肺匀浆 3ml		
给予肺匀浆 4ml		
给予肺匀浆 5ml		
给予大肠匀浆 1ml		
给予大肠匀浆 2ml		
给予大肠匀浆 3ml		
给予大肠匀浆 4ml		
给予大肠匀浆 5ml		

[注意事项]
1. 实验中试剂要配制准确，尤其是 pH 值。
2. 实验过程中，水温要保持恒定，不可过高或过低，否则对实验结果会有影响。

[思考题]
1. 通过这两项离体实验结果，说明肺与大肠的生理关系是什么？
2. 根据肺与大肠相表里理论，肺与大肠在病理上是如何相互影响的？

实验 2　肺与大肠相表里理论的在体实验研究

[目的] 观察家兔在正常呼吸和造成气道阻滞、呼吸不畅、肺气不利的情况下，大肠运

动曲线的明显变化差异,来论证肺与大肠的表里关系。

[原理] 乌拉坦在医药上曾作为镇静剂和催眠药,通过抑制乙酰胆碱的活性,造成乙酰胆碱的积累,从而影响实验动物正常的神经传导而发挥其麻醉作用。故可通过乌拉坦麻醉动物,探讨肺气肃降运动与"肺与大肠相表里"之间的相关性。

[器材] 兔解剖台,MSP-600型生物信号采集系统,压力换能器,橡皮气囊,100ml注射器1支。

[药品] 20%乌拉坦。

[对象] 家兔1只,2kg左右。

[方法]

1. 用20%乌拉坦以5ml/kg体重的量缓缓注射于家兔的耳缘静脉中,麻醉后,将家兔固定在兔解剖台上。
2. 将橡皮气囊插入直肠内,另一端连接在压力换能器上,其间装置三通开关。
3. 用大注射器推入空气,使橡皮囊内压力达80~100mmHg。
4. 将连接注射器一端的三通开关关闭,仅接通多导与压力换能器。
5. 开动MSP-600型生物信号采集系统,记录家兔在呼吸畅通情况下直肠运动的曲线。
6. 部分阻塞家兔的呼吸通道,造成呼吸不畅,观察直肠运动曲线有何改变。
7. 解除气道阻力,使呼吸通畅,观察直肠运动曲线是否恢复正常。

[结果] 将实验动物在一定时间内直肠平滑肌收缩舒张结果填入表10-2。

表10-2　　呼吸运动的改变对实验动物直肠平滑肌收缩舒张的影响

分组	平滑肌收缩舒张次数($\bar{x} \pm s$)	P值
呼吸通畅		
阻塞呼吸道		
解除气道阻力		

[注意事项] 乌拉坦配制及剂量计算要准确,否则会使动物因镇静剂过量而死亡。

[思考题]

1. 通过这两项对比实验,能否证实肺与大肠关系的特异性及表里关系?有何临床意义?
2. 本实验结果说明肺与大肠相互关系的根据是什么?

实验3　脾在体合肉主四肢理论的实验研究

[目的] 学习脾气虚动物模型的制作和动物游泳试验方法,观察脾气虚时动物抗疲劳的变化,加深对脾主肌肉四肢理论的理解。

[原理] 李东垣在《脾胃论》中有苦寒之药损其脾胃,泄泻致虚的论述。根据这一理论,采用苦寒泻下法来制造脾气虚证模型,其中最常用的药物为大黄、番泻叶。本实验中采

用大黄造成小鼠泄泻致脾气亏虚,通过其游泳时间的长短,探讨脾在体合肉主四肢理论。

[器材] 1ml 注射器,灌胃器,玻璃缸,秒表。

[药品] 大黄液(每 1ml 含生药 1g),生理盐水。

[对象] 小白鼠 20 只,体重 18~22g。

[方法]

1. 将小鼠分为给药组和对照组,每组各 10 只,分别编号。给药组用 10% 大黄液 0.4ml/只灌胃,每天 1 次,连续 5 天,造成脾气虚的动物模型。对照组用生理盐水代替大黄液。

2. 将两组小白鼠尾部负重 10g,同时放入盛满水的玻璃缸中,立即记录时间,小鼠从放入水中到下沉的时间为游泳时间。

3. 计算两组动物游泳时间的平均值和标准差,比较有否不同。游泳时间长的表示抗疲劳能力强。

[结果] 将实验结果填入表 10-3。

表 10-3　　　　正常小鼠与脾虚小鼠抗疲劳能力的比较(分钟)

组别	游泳时间($\bar{x} \pm s$)	P 值
对照组		
大黄组		

[思考题] 试论述脾气虚导致四肢肌肉无力的机理。

实验 4　针刺大鼠经穴镇痛理论的实验研究

[目的] 观察针刺大鼠胃经经穴"后三里"和脾经经穴"三阴交"对热水甩尾测痛模型的影响,从而验证针刺经穴镇痛的理论。

[原理] 针刺镇痛涉及整个神经系统各部的功能,众多的中枢递质也参与了针刺镇痛过程,其中了解较为深入的是 5-羟色胺、去甲肾上腺素和吗啡样物质。穴位针刺促使中枢神经系统的许多部位释放不同的递质。这些递质中有的具有加强镇痛的作用,有的起对抗针刺的作用,有的同另一递质之间具有协同或代偿作用,有的则呈拮抗关系。针刺镇痛效应是这些递质在中枢不同部位共同作用和相互影响的结果,而 5-羟色胺和吗啡样物质可能起主导作用。如果它们在针刺过程中占优势,就可能获得较好的镇痛效果。

[器材] 银针若干。

[对象] SD 大鼠 9 只,体重每只 200~240g,对痛觉过于敏感和迟钝的大鼠要进行筛选剔除。

[方法]

1. 选取穴位和针刺方法参照华兴邦方法选取大鼠胃经线上的"后三里"和脾经线上的"三阴交"腧穴(后三里:膝关节后外侧,在腓骨小头下约 5mm 处,左右各 1 穴,直刺

7mm;三阴交:后肢内踝尖直上 10mm 左右侧各 1 穴,直刺 4~5mm);参照刘里远运针手法,平补平泻(平补平泻手法:提插幅度 0.5cm,捻转幅度 360°)。针刺 15 分钟,隔日针刺。

2. 针刺大鼠的痛阈测量:在针刺前、后分别以 50℃ 热水浸烫鼠尾 4cm,记录入水至甩尾出水的间隔时间(测量 3 次,取其平均值,时间单位以秒表示)。因 SD 大鼠针刺后最高痛阈值并不都在同一时段出现,故宜设计针刺后即刻、10 分钟、20 分钟、30 分钟、60 分钟共 5 个测量时段,而统计分析时则不分时段选取最大痛阈值。

3. 筛选针刺敏感大鼠和针刺不敏感大鼠:针刺前后痛阈值差距小于 10% 的判为针刺不敏感大鼠,差距大于 50% 以上的判为针刺敏感大鼠,从而筛选剔除对痛觉过于敏感和迟钝的大鼠。

4. 对结果进行统计分析。

[结果] 将实验结果填入表 10-4。

表 10-4　　　　　　　　针刺后大鼠尾痛阈的变化(秒)

针刺时间	对照组	针刺后三里组	针刺三阴交组
即刻			
10 分钟			
20 分钟			
30 分钟			
60 分钟			

[思考题]
1. 针刺大鼠经穴后,大鼠的尾痛阈有何改变?
2. 针刺胃经经穴后三里与针刺脾经经穴三阴交对大鼠尾痛阈改变有无差异?

实验 5　寒湿伤胃的实验观察

[目的] 通过冷水浸渍大白鼠四肢的应激性刺激,诱发其胃溃疡,加深对寒湿伤胃理论的理解。

[原理] 应激性溃疡是指病人在遭受各类重伤(包括大手术)、重病和其他应激(包括情志、寒冷、潮湿等)情况下,出现胃、十二指肠黏膜的急性病变,主要表现为胃、十二指肠黏膜的糜烂、浅溃疡、渗血等。其发病原因是由于机体处于应激状态下,为保证脑、心等重要脏器的供血量,代偿性地减少了胃肠道的供血量,导致胃黏膜缺血而引起胃黏膜细胞被胃酸和胃蛋白酶消化破坏。

[器材] 中型干燥器(直径 10~15cm)1 个,10ml 注射器 1 支,脱脂棉少许,解剖器械 1 套。

［药品］乙醚 10ml，0.4% 中性福尔马林溶液 10ml。

［对象］大白鼠 1 只，体重 200～250g。

［方法］

1. 将大白鼠禁食 48 小时。

2. 在干燥器底部铺以厚度约 2cm，并浸过 5～10ml 乙醚的脱脂棉，将大白鼠放在干燥器内铺有防虫网的隔板上，盖上干燥器盖，20～30 分钟后，大白鼠进入麻醉状态。

3. 取出大白鼠，将其四肢固定于鼠板上，待其清醒后，浸入 20℃ 左右的水槽中，水面浸至剑突水平。

4. 20 小时后，将动物处死，擦干皮肤立即剖检。先将幽门用线结扎，然后用注射器抽取 0.4% 中性福尔马林溶液 10ml，自食道注入胃内，拔出针头，结扎贲门。在两结扎线的两端，切断食道及十二指肠，摘下全胃。30 分钟后，沿大弯剖开，辨别。通常在胃窦部可见咖啡色的出血点及局灶性黏膜缺损，病变小，仅 1mm 左右，深部不超过肌层。

［结果］将实验结果填入表 10-5。

表 10-5　　　　　　　　　　大鼠胃溃疡诱发情况

溃疡部位	胃溃疡个数
胃底	
胃体	
胃窦	

［注意事项］

1. 麻醉程度以观察动物状态来判断，大而深的呼吸开始时，则有麻醉致死的危险。

2. 一定要将福尔马林溶液注入胃中，以便固定胃黏膜组织，不致因剖开胃腔而收缩，影响对病变的观察。

［思考题］寒湿刺激大鼠后，动物产生了怎样的变化？其机理是什么？

实验 6　"津血同源"理论的实验观察

［目的］通过观察使用发汗药发汗后小白鼠耳廓微循环情况的改变（血液的流态和管腔变化），加深对津血同源、津枯血瘀理论的理解。

［原理］心在液为汗，通过麻黄大剂量发汗，使血液中津液减少，从而造成小鼠血液性状及微循环的改变。

［器材］天平，OT 注射器，6 号针头，显微镜，鼠笼，小鼠固定板。

［药品］麻黄煎剂（每 1ml 含生药 1g），乙醚，生理盐水。

［对象］小白鼠 20 只，体重 18～22g。

[方法]

1. 将小白鼠随机分成给药组和对照组两组,每组各 10 只。
2. 给药组小白鼠分别腹腔注射麻黄煎液,按 0.25ml/10g 体重给药;对照组小白鼠腹腔注射生理盐水,按 0.25ml/10g 体重给药。20 分钟后,分别观察其汗出情况,当汗出达Ⅲ级后,再用乙醚麻醉置于显微镜下观察耳廓血液的流态和血管管腔的变化以及血色变化。

[结果] 将实验结果填入表 10-6。

表 10-6　　　　　　　　　发汗药发汗后小鼠耳廓微循环情况的改变

耳廓微循环情况	对照组	给药组
血液流态		
血液颜色		

[注意事项]

1. 发汗定级标准

(1) Ⅰ级:以毛疏松为主。
(2) Ⅱ级:胸腹潮湿。
(3) Ⅲ级:头颈、胸腹潮湿。

2. 显微镜下血液流态分级

(1) 0 级:血流呈线状或带状。
(2) 1 级:血流呈絮状或粒状。
(3) 2 级:血流瘀滞。

3. 血液的颜色

(1) 正常:鲜红。
(2) 异常:暗红或淡红。

[思考题] 试从津与血的关系角度分析发汗后小白鼠耳廓微循环发生的变化。

实验 7　心在体合脉的实验观察

[目的] 观察生脉注射液对腹主动脉缩窄术后慢性心力衰竭大鼠血流动力学参数的影响,加深对心主血脉功能的理解。

[原理] 生脉注射液由红参、麦冬、五味子制成,能益气养阴、复脉固脱,临床上用于气阴两亏,脉虚欲脱的心悸、气短、四肢厥冷、汗出、脉欲绝及心肌梗死、心源性休克、感染性休克等具有上述证候者。故本实验采用腹主动脉缩窄术造成大鼠慢性心力衰竭,观察大鼠血流动力学的变化及生脉注射液对大鼠血流动力学的影响。

[器材] MSP-600 型生物信号采集系统,压力换能器,橡皮气囊,50~100ml 注射器 1 支。

[药品] 肝素，水合氯醛，NaCl。

[对象] Wistar 大鼠 50 只，体重 180~220g。

[方法]

1. 50 只大鼠随机分为假手术组（20 只）和模型组（30 只），常规麻醉后，分别行假腹主动脉缩窄术和腹主动脉缩窄术（分离腹主动脉，将 7 号注射针头与腹主动脉一起结扎，然后抽出针头）。常规喂养 8 周后，从模型组及假手术组中各随机选取 10 只大鼠进行血流动力学参数测定，若测定结果显示慢性心力衰竭大鼠模型制作成功，则将模型组余下大鼠随机分为对照组和生脉组，每组各 10 只。

2. 假手术组及对照组予以生理盐水 10ml/（kg·d）腹腔注射，生脉组以生脉注射液 10ml/（kg·d）腹腔注射，连续给药 4 周后进行血流动力学参数测定。

3. 5% 水合氯醛 10ml/kg 体重腹腔注射麻醉后固定大鼠。分离股动脉，用硅胶导管插入股动脉（导管事先充满 500μg/ml 的肝素生理盐水），远心端连接一压力换能器。

4. MSP-600 型生物信号采集系统测定血流动力学参数，包括收缩压、舒张压、心率，观察两组大鼠否有明显的差异。

[结果] 将实验结果填入表 10-7。

表 10-7　　　　大鼠血液动力学参数的测定（$\bar{x} \pm s$）

血流动力学参数	假手术组	对照组	生脉组
收缩压			
舒张压			
心率			

[注意事项]

1. 实验中勿将动物的腹主动脉挑破，以免大出血而致动物死亡。

2. 腹腔注射时，动物头部向下，避免注射器刺破腹腔内脏器。

[思考题]

1. 试从心气推动血液在脉中运行的角度理解心在体合脉的理论内涵。

2. 生脉注射液为何能治疗脉虚欲脱的心悸、气短、四肢厥冷、汗出、脉欲绝之证，其机理如何？

实验 8　六味地黄丸对氯化钙致小鼠心律失常的保护作用

[目的] 抗心律失常药物可能会导致心律失常的问题一直困扰着众多医学界人士，能否找到一种既能有效治疗心律失常又安全无毒的药物是广大医务工作者关心的问题。故本实验尝试从中医滋阴角度，探讨六味地黄丸对小鼠心律失常的保护作用以及其作用机理。

[原理] 氯化钙诱发心律失常的作用机理较复杂，它不仅与钙离子对心脏的直接作用有

关，而且与肾上腺素能神经对心脏的影响也有关，故试验预先给予六味地黄丸，并观察其对氯化钙致小鼠心律失常的保护作用。

[器材] 心电图机，阴极示波器，小鼠固定板。

[药品] 六味地黄丸水煎液（相当于生药2g/ml），奎尼丁1mg/ml，20%乌拉坦，10% $CaCl_2$ 溶液，0.9% NaCl溶液。

[对象] 小白鼠30只，雌雄各半，体重20~30g。

[方法] 取小鼠30只，随机分为3组，每组10只，分别给予生理盐水5ml/kg体重、奎尼丁10mg/kg体重、六味地黄丸9g/kg体重灌胃。灌胃1小时后，乌拉坦腹腔注射麻醉，记录Ⅱ导联心电图。静脉注射 $CaCl_2$ 100mg/kg体重，6秒钟内推完，立即记录在一定时间内小鼠出现室性停搏数。

[结果] 将实验结果填入表10-8。

表10-8 六味地黄丸对氯化钙致小鼠心律失常的保护作用

组别	室性停搏数
生理盐水组	
奎尼丁组	
六味地黄丸组	

[注意事项]

1. 本方法也可使用大鼠，奎尼丁10mg/kg体重静脉给药5分钟后，快速静脉注射 $CaCl_2$ 110mg/kg体重（3秒钟注完）。有个别大鼠静注 $CaCl_2$ 后呼吸高度抑制，最后导致心跳过缓而停搏，这种情况不应当作心律失常现象。

2. 本实验方法较难控制，若 $CaCl_2$ 剂量小，虽有室速、室颤发生，但大部分动物不出现或出现很轻的心律失常，如偶发室早。若 $CaCl_2$ 剂量大，则大部分动物出现死亡。故一般以出现室颤及死亡动物数为评价指标。

3. $CaCl_2$ 静脉推注快慢以及动物体质对动物发生心律失常有很大关系，若预先破坏鼠中枢与支配心脏的交感神经有关部位，或给予神经节阻滞剂或肾上腺素能阻滞剂，对静脉注射大量 $CaCl_2$ 诱发心律失常有部分的对抗作用。

[思考题] 六味地黄丸抗心律失常的作用机理是什么？

实验9　恐则气下理论的实验观察

[目的] 中医学认为，肾开窍于前后二阴，肾气具有固摄二便的功能。恐惧过度则耗伤肾气，使精气下陷不能上升，会出现大小便失禁的症状。本研究采用电击可引起强烈疼痛导致鼠极度恐惧，观察恐惧对肾气固摄二便的影响，从而探讨恐则气下的理论根据。

[原理] 中医学理论认为，肾在志为恐，过度恐惧会导致肾气不固，二便失禁。本实验

将小白鼠置于一个无处逃避的封闭电击笼中，给予鼠电击可引起强烈疼痛导致鼠极度恐惧。

［器材］药理-生理实验多用仪1台，电击笼2只（笼底有并列的粗铜片，铜片间距约0.3cm，粗铜片相间地分别与电源两极相连接，当笼里通电时，由于鼠的四肢分别站在两组铜丝上而受到刺激）。

［对象］小鼠20只，体重20~30g。

［方法］

1. 将药理-生理实验多用仪按说明书上连接完毕，开启电源，将交流电压输出调在70~75V后关闭电源。

2. 将小鼠按大小配对，随机分成两组，分别放入甲、乙笼，甲笼连接多用仪，为电击组，乙笼则不连任何仪器，为对照组。

3. 开启多用仪给予电击5分钟，观察被试动物在电击初、中、后期的状态变化及二便排泄情况。停止刺激后，继续观察10分钟。

4. 将小鼠取出，收集甲、乙笼内粪便，分别记录颗粒数并在天平上称重。

5. 分析结果，并写出实验报告。

［结果］将实验结果填入表10-9。

表10-9　　　　　　　　　　　恐则气下理论的论证实验

检测指标	对照组	电击组
大便颗粒数		
大便重量		

［注意事项］为了方便收集二便，可在笼底放置滤纸。

［思考题］

1. 中医理论中恐则气下理论引起二便失禁的原因是什么？
2. 本实验结果说明肾与二便的关系是什么？

实验10　饮食不节损伤脾胃的实验观察

［目的］本实验通过观察因过食高粱厚物而导致的病理变化，加深对饮食不节致病作用的认识。

［原理］饮食不节为中医内伤病因之一，包括饮食不节、饮食不洁、饮食偏嗜等。饮食不节：过饥过饱，或饥饱无常，营养不得补充或损害脾胃，致使气血亏少，正气不足而致病。饮食不洁：进食不洁或有毒食物，可伤及气血、脏腑，扰乱气机升降，引起吐泻、腹痛、痢疾，甚或昏迷等中毒现象。饮食偏嗜：过食肥甘，可助湿生热或生痈疡；过食生冷，损伤脾阳，而致吐泻、腹痛；过食辛辣，可使胃肠积热，而致便秘或痔疮下血。饮食是维持人体生命活动所必不可少的，饮食的得宜对疾病的发生、性质及转归都有重要的影响。本实验单一地给小鼠喂养膏粱厚味，导致小鼠食积不化的病理变化，从而证实饮食偏嗜的致病作用。

[器材] 天平，体温计。
[药品] 鸡蛋 4 枚，清洁水。
[对象] 小鼠 12 只，体重 8~9g。
[方法]

1. 将小鼠随机分为实验组与对照组，每组 6 只，分组称重量，测量足趾温度，然后分笼饲养。
2. 将鸡蛋煮熟，去蛋壳与蛋白，将蛋黄烤干，捣成颗粒状，装瓶备用。
3. 实验组每天喂给干蛋黄，对照组每天喂给普通混合饲料。两组均喂给清洁水。
4. 实验的第 3 天观察和测量两组小鼠的足趾温度、体重、活动、饮食、粪便等，并记录结果。

[结果] 将实验结果填入表 10-10。

表 10-10　　　　　　　　　　　饮食不节对损伤脾胃的影响

组别		体重	足趾温度	食量	粪便
实验组	实验前				
	实验后				
对照组	实验前				
	实验后				

[思考题]
1. 为什么饮食偏嗜可导致疾病的发生？
2. 请用所学的理论解释实验组小鼠出现的症状的发生机理。

实验 11　元气对小白鼠耐缺氧的影响

[目的] 观察元气旺盛或不旺盛的小鼠在缺氧情况下其生存时间的差异，以了解元气在生命活动过程中的重要作用。

[原理] 中医学认为，正气的盛衰是机体抗病和康复能力的内在依据，正气强则抵御外邪和适应恶劣环境的能力就强，反之，正气弱则对恶劣环境的抵御能力就差。

人参大补元气，本实验试图通过对小鼠注射人参液和注射生理盐水作一对照，以观察在缺氧环境中抗邪能力的差异，从而也从生理学的角度证实人参可提高小鼠中枢神经系统对缺氧的耐受性。

[器材] 125ml 广口瓶 10 只，1ml 注射器 5 支，注射针头若干，钠石灰 10g，秒表 1 只，纱布若干，天平 1 台。

[药品] 人参煎液（每 1ml 含生药 1g）50ml，生理盐水 100ml。

[对象] 18~20g 雄性小白鼠 10 只。

[方法]

1. 取生晒人参 50g，加水 150ml，文火煎至 50ml，冷却待用。
2. 称钠石灰每份 1g，共 10 份，分别包于纱布内，置广口瓶中。
3. 取 18~20g 雄性小白鼠 10 只，随机分成两组，一组为实验组，另一组为对照组，称好体重，标记编号。
4. 实验组小白鼠腹腔注射人参煎液，剂量为 0.1ml/10g 体重，对照组注射等量的生理盐水。
5. 待用药半小时后，将小白鼠放入广口瓶内，迅速盖好瓶盖，同时按下秒表。
6. 仔细观察小白鼠窒息致死的时间，并做好实验记录，完成实验报告。

[结果] 将实验结果填入表 10-11，并比较实验组和对照组耐缺氧能力是否存在差异。

表 10-11　　　　　　　　　　小鼠耐缺氧的时间

小鼠编号	实验组死亡时间	对照组死亡时间
1		
2		
3		
4		
5		

[注意事项]

1. 掌握注射的剂量。
2. 必须要在药物注射 30 分钟后方可将小鼠置于瓶内。
3. 腹腔注射时，不能深刺，以免损伤内脏而致动物死亡。

[思考题] 实验组与对照组小鼠窒息致死的时间是否存在差异？为什么？

实验 12　参附汤固脱救逆作用的观察

[目的] 观察参附汤对离体蛙心的作用，以证实其强心作用。

[原理] 参附汤由人参、附子二味药组成，具有回阳益气、固脱救逆作用，常用于治疗元气大亏、阳气暴脱所致之神志昏迷、汗出淋漓、四肢厥逆、呼吸微弱、脉微欲绝。实验研究已证明人参、附子都有较强的强心作用。

[器材] 探针，手术剪，眼科镊，蛙板，蛙心套管，蛙心夹，试管夹，铁架台，吸管，手术缝线，大头针，MSP-600 生物信号采集系统，张力换能器。

[药品] 任氏液，低钙任氏液（$CaCl_2$ 含量为任氏液的 10%），100% 参附汤煎液等。

[对象] 蟾蜍或蛙。

［方法］

1. 取蟾蜍1只，探针由枕骨大孔处刺入，上下捣毁脑组织与脊髓，然后将蟾蜍固定于蛙板上，暴露心脏，剪开心包膜，左肺动脉及主动脉下穿一根线，打一松结备用。

2. 在主动脉靠心脏处剪一"V"形切口，将盛有任氏液的蛙心套管插入心脏，在静脉窦以下把其余血管一起扎住（切勿将静脉窦扎住），并剪断之，用吸管吸去管内血液，并用任氏液连续冲洗几次，直至蛙心套管内灌流液无色为止。

3. 将蛙心套管连同蛙心一起固定在试管铁架上。

4. 用蛙心夹夹住心尖，并用手术缝线连于张力换能器上，将蛙心张力信号转化为电信号输入MSP-600生物信号采集系统，记录蛙心收缩曲线。

5. 待心脏活动稳定后，在蛙心套管内缓慢滴入低钙任氏液，待作用明显后，加入100%参附汤煎液0.05ml，观察心脏活动情况。

［结果］将电脑显示屏的蛙心收缩频率和幅度曲线输出打印，并归纳记录结果入表10-12。

表10-12　不同施加因素对蛙心收缩频率和幅度的影响

观察项目	施加因素		
	任氏液	低钙任氏液	参附汤煎液
心率			
收缩幅度			

［注意事项］

1. 蛙心套管应轻轻移动，以免损伤心脏。

2. 结扎静脉时，要尽量远离静脉窦；蛙心套管插入心脏后，应迅速吸去其中的血液，以免凝血。

3. 给药时应逐滴增加，沿套管壁流下，给药后用吸管混匀；换药时应注意勿使空气进入心脏。

［思考题］

1. 蛙心的正常起搏点在哪里？蛙心兴奋是如何传导的？

2. 用你所学过的知识解释参附汤强心的机理。

（谢　斌　施翠芬　朱大诚　张敬文）

第十一章 中医诊断学综合性实验

实验1 淡白爪甲甲襞微循环观察

[目的] 在学习望诊和微循环的基础上，掌握甲襞微循环仪的使用方法，熟悉甲襞微循环检测的指标、方法，了解常见爪甲色泽的微循环变化。

[原理] 爪甲虽然位于人体四肢部末端，为皮部之附属，但是爪甲乃十二经脉起止交接的枢纽，是经脉气血交接之处。因此，观察爪甲下血络色泽变化可以诊断气血的盛衰和运行情况，有助于判断疾病的性质。当人体气血亏虚，心肌收缩功能下降，每搏心输出量减少时，机体多部位处于微循环低灌注状态。

[器材] 甲襞微循环观测仪，轻便荧光光源，手指固定指槽，机械秒表，目镜测微尺（已安装并校正），手持式放大镜（×10），香柏油，擦镜纸。

[对象] 淡白色爪甲者2~3人。

[方法]

1. 实验准备

（1）检测本次实验所需器材是否齐全。

（2）填写受检者的一般资料及有关病史。

（3）了解受检者近1周来体温、服药情况等。

（4）记录室温（宜15℃~25℃间），必要时用半导体点温计测量甲襞局部温度。

（5）令受检者静坐5~10分钟，并向其说明检查方法，消除紧张情绪，争取配合。

2. 实验操作

（1）中医爪甲望诊：按传统甲诊方法进行，并将结果填入表11-1中。

（2）甲襞微循环检测：①取下目镜盖，插上适当倍数的目镜（5×）；在载物台上安上手指固定指槽，调节推移器，使手指固定指槽的中心基本对准物镜。②令受检者取坐位，上肢自然放松，在左手无名指甲襞处涂上1滴香柏油，并将该手指置于手指固定槽上，注意与心脏保持在同一水平。③开启光源，呈45°斜射，调节到适当亮度；调整光源支架，使光斑照射在所检测的甲襞部位。④缓慢转动观测仪粗调手轮，使焦距对准，视野清晰；再适当调节推移器，让甲襞第一排微血管进入观察视野中央；再略微转动微调手轮，即可看到清晰的甲襞微观视野。⑤根据"甲襞微循环检测指标和方法"，依次逐项检测，并将结果及时填入

表 11-1 中。⑥实验结束后将光源旋至"小"位置，关闭光源，拔下电源的插头。取下目镜，插上镜筒盖。取下手指固定槽，将仪器盖好。

[结果] 将甲襞微循环检测结果填入表 11-1。

受检者一般资料

姓名：　　　　　　　性别：　　　　　　　年龄：
民族：　　　　　　　婚姻状况：　　　　　职业：
单位：　　　　　　　电话：　　　　　　　资料编号：
有关病史：

表 11-1　　　　　　　　　甲襞微循环参数登记表

观测内容			参考值	观测结果	临床意义
管袢形态	清晰度		清晰		
	排列		整齐		
	外形	发夹型	占 80% 以上		
		异型			
	数目（支/mm）		6～12		
	长度（mm）		0.11～0.29		
	管径（μm）	输入支	9.16±0.95		
		输出支	12.04±1.59		
	袢顶宽度（mm）		0.043～0.047		
血流动态	血液流态		线状		
	血色		鲜红色		
	血管运动性（次/min）		0～1		
	流速（mm/s）	毛细血管	0.4		
		微静脉	0.9		
		微动脉	1.7		
袢周			清晰		
刺激	冷刺激		管袢挛缩不明显		
	针刺激		收缩反应，且迅速恢复		

中医甲诊意见：
甲襞微循环检测结果：
检测者签名：　　　　　　　　　　　　　　　报告日期：　　年　　月　　日

[注意事项]

1. 观察时，光源调整不宜过强，以免刺激眼睛，亦使血管与底色反差减小，但摄影时光源强度宜加大。

2. 受检者在检查前 1 小时应避免剧烈活动或体力劳动，不要洗手及接触刺激性物品，减少局部刺激。

3. 对同一位受检者的观测记录要一次完成，避免中断，否则应重新检查。

4. 使用操作仪器切忌过猛，避免手指或香柏油直接接触各种镜头。

5. 本项检查指标多，须集中精力，严格按照规定程序逐项完成。

［思考题］甲襞微循环检测有哪些指标？其意义是什么？

实验 2 滑脉的脉图研究

［目的］在学习脉诊和脉象仪知识的基础上学习中医脉象仪的使用方法和脉图描记过程，熟悉脉图的常用指标及检测方法，了解滑脉的脉图变化。

［原理］滑脉常见于痰饮、实热和食积。由于实邪壅盛于内，气实血涌，故现滑脉。现代研究认为由于血液黏度降低，血管弹性良好，血管内壁柔滑，心脏射血量增加，血流通畅，速度较快，导致脉搏波向外周传播以及反射波传播速度加快，共振波幅增加，导致血管迅速扩张又迅速收缩而形成滑脉。

［器材］中医脉象仪，心电图机，脉枕，裁纸刀或剪刀，浆糊，小分规，量角器。

［对象］滑脉脉象者 2~3 名。

［方法］

1. 实验准备

（1）检查本次实验所需器材是否齐全。

（2）仪器连接：① 将脉象仪换能器导联线与脉象仪面板"脉象输入"插孔连接。如果需测量"时差"，则需将心电输入线与脉象仪背面"心电输入"插孔连接。② 将心电图机与脉象仪背面"1mV 输出"插孔连接。如果需示波，则将心电示波器与"100mV 输出"插孔连接。如联机分析，则将计算机连接"A/D 输出"插孔。③ 连接上述有关仪器的电源线和地线。

（3）仪器调节：① 将心电图机的导联开关置"0"位，记录开关置"准备"档，走纸速度置"25mm"档，接通电源，预热 3 分钟；调节增益旋钮，使按定标键时 1mV 信息振幅为 10mm。② 接通脉象仪电源，预热 3 分钟，选择合适的脉象倍率，一般选择"1"档。③ 调节面板上的零位旋钮，使取法压力指示为"0"。④ 将心电导联置"I"导联，记录开关置"观察"档，脉象仪"工作/校准"开关回置"工作"档，可记录到 5mV 方波信号，否则可通过脉象仪灵敏度微调来校准仪器，以记录 5mV 方波为准。⑤ 将心电记录开关回置"准备"位，脉象仪"工作/校准"开关回置"工作"档，仪器调节完毕。

（4）填写受检者一般情况。

2. 实验操作

（1）脉图描记每 5~10 名学生为一组（注意男、女生搭配）。脉图分析由学生独立进行。

（2）中医脉诊：按传统诊脉方法切脉，每例脉象均由 2 名以上的同学共同确诊，并记录在表 11-3 上。注意有无反关脉、斜飞脉等。

(3) 脉图描记：①固定换能器：被检者取仰卧位或坐位，直腕仰掌，腕后垫一脉枕。固定前先选定其左手寸口关脉部位，再把换能器的探头垂直对准关部，并用固定带固定。②系列脉图描记：将心电图记录开关置"观察"位，调节换能器的加压旋钮，并根据取法压力表所示，逐渐均匀加压（取法压力表中每 10% 相当于 25g 压力，全程为 250g），同时观察脉象仪面板上脉幅指示器和心电图机热笔，当热笔摆动恒定时，表示脉幅稳定，按下心电图记录开关至"记录"档，记录 4~5 帧脉搏波，随后按压脉象仪压力标记按键，打上该时取法压力的方波标记。③此后重复上述操作，每加压 25g，便记录 1 组脉搏波及压力定标。待 10 个压力段记录完毕，便完成了按阶梯加压的系列脉图描记。

(4) 最佳脉图描记：调节换能器加压旋钮，使脉图振幅处于最高的位置，连续描记 5~6 帧振幅最高的脉图，并在最后一帧脉图后记上定标信号。

(5) 脉图剪贴：①标记：在心电图机上撕下脉图记录纸。在每一份脉图描记纸左上角标记受检者的姓名（或编号）、检查日期及检测的部位名称（如左寸、右关等），核查该份脉图与报告单的姓名是否一致。同时在系列脉图的每一压力段上方空白处分别注明取脉压力。②浏览：将所检脉图大致浏览一遍，注意其基线是否平稳，波形是否一致，标准信号是否符合要求，有无交流电的干扰波形等。③剪贴：将误差、干扰较多的脉图部分剪除，将符合要求的脉图按取法压力的不同分段剪开（注意各段至少保留 1 个定标信号），并粘贴在脉图粘贴页中相应部位（表 11-2）。

(6) 波形评估：对系列脉图和最佳脉图的波形进行浏览评估。

(7) 参数测量：根据波形评估，选择意义较大的指标进行测量分析。一般应按脉诊的位、数、形、势四要素要求逐一测量，并填入表 11-3 中。①脉位：根据 10 个取法压力段的系列脉图中取脉压力 P 和主波幅 h_1 的对应值，描画出 $P-h_1$ 趋势曲线图（图 11-1）；依脉位的曲线形态和脉图出现的压力 P 值的变化再行分析。②脉数：根据最佳取法压力脉图的脉动周期 t 值求出脉率，根据最大与最小的 t 值之差确定脉律整齐与否。③脉形：根据最佳脉图量取时间、波幅与角度、面积和比值有关参数以反映脉图的形态特征。④脉势：根据 $P-h_1$ 趋势曲线图中最佳取法压力的 P 值大小及脉搏耐切脉压力的程度变化确定脉势（图 11-1）。

(8) 分析报告：综合上述脉图波形、参数，提出脉图结论。在考虑脉图临床诊断时，应密切结合临床资料综合分析。如符合（或基本符合）××脉象的脉图特征；具有××特点，应考虑××（如某病、某证，或某项生理、病理变化）。

3. 实验结束 清点整理并归还各种实验器材。

[结果] 将脉图粘贴在表 11-2 脉图图纸上，在图 11-1 中绘制 $P-h_1$ 趋势曲线图，并将脉图参数填入表 11-3 中。

受检者一般资料

姓名：	性别：	年龄：
民族：	婚姻状况：	职业：
单位：	电话：	资料编号：
有关病史：		

表 11-2 　　　　　　　　　　中医脉图图纸

系列脉图（1~3 段）	粘贴线
系列脉图（4~6 段）	粘贴线
系列脉图（7~10 段）	粘贴线
最佳脉图	粘贴线

脉图描记者：　　　　　　　　　　　　　　整理日期：　　年　　月　　日

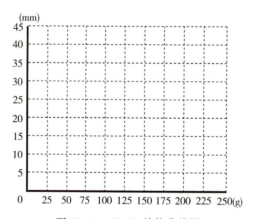

图 11-1　$P-h_1$ 趋势曲线图

表 11-3 　　　　　　　　　　脉图参数登记表

项目		左手			右手		
		寸	关	尺	寸	关	尺
脉位	$P-h_1$ 脉位趋势曲线（型）						
	脉图出现的压力 P 值（g）						

续表

项目		左手			右手		
		寸	关	尺	寸	关	尺
脉数	脉率（次/分钟）						
	脉律（整齐与否）						
脉形	时间(s) t						
	t_1						
	t_4						
	t_5						
	W						
	波幅(mm) h_1						
	h_3						
	h_4						
	h_5						
	角度 α						
	θ						
	比值 h_1/t_1						
	h_3/h_1						
	h_4/h_1						
	h_5/h_1						
	W/t						
脉势	$P-h_1$脉势趋势曲线（型）						
	$P-h_1$耐压趋势曲线（型）						

脉图描记者：　　　　　　　　　　　　　　整理日期：　　年　月　日

[注意事项]

1. 脉图描记注意事项

（1）检测前24小时内受检者不能服用血管收缩、扩张或心肌兴奋、抑制药物，并静坐休息5～10分钟，稳定情绪，放松肌肉。

（2）开机前必须先接妥换能器插头，否则易将"取法压力"表头击坏。严禁用大于250g的外力触摸换能器探头，以免过载而损坏换能器元件。

（3）脉象输入插孔和心电输入插孔严禁用手直接触摸其内孔，以免造成高阻前置放大器被击穿。检测完毕应立即将换能器探头旋回。

（4）固定换能器注意松紧适宜，过紧则压迫血管，太松会使探头移位或加压不到位。

加压时手法宜轻，避免大幅度晃动换能器或用手直接按压换能器的取脉探头。

（5）如果最佳脉图基线波动过大，可嘱受检者前臂放松或短暂屏息，重新在最佳取法压力下记录脉图，以获得基线稳定的图形。

（6）如受检者心律不齐，则应在最佳取法压力下记录30帧脉图，以便观察异常心律的变化规律。

（7）脉图纸上压力标记的宽度表示取法压力的大小，当心电图机走纸速度为25mm/s时，定标信号的每1mm宽表示25g压力；压力标记的幅度表示脉象倍率档次，每1mm高度表示倍率0.2。

2. 脉图分析注意事项

（1）各个时间参数的测算，应根据走纸速度换算成秒（s）；而各个幅度参数单位取毫米（mm），根据压力标记的幅度求出脉象的倍率档次，再算出标准倍率（×1）状态时的幅度。

（2）最佳脉图生理参数的测算，一般应取基线平稳的连续5帧以上的脉图，求出各项参数的均值。

（3）如最佳脉图基线波动，各时间参数仍在时间轴方向上（与走纸方向平行）测算；而幅度参数则取各峰、谷点及其对时间轴垂线与基线的交点间的幅度为准。

[思考题]

1. 滑脉的形成机理是什么？
2. 滑脉的脉图特征有哪些？

实验3　寒证、热证体质检测实验

[目的] 通过本实验的进行，使学生进一步理解体质的概念及常见寒、热体质的一些体征表现。

[原理] 寒证或热证病人常有植物神经功能紊乱的症状。寒证病人交感神经-肾上腺系统功能偏低，植物神经平衡指数偏低，表现为唾液分泌量多、心率减慢、基础体温偏低、血压偏低、呼吸频率减慢。而热证病人交感神经-肾上腺系统功能偏高，植物神经平衡指数偏高。寒证或热证病人分别应用温热性药物和寒凉性药物为主的方剂治疗后，随着临床症状的好转，其植物神经平衡指数也逐渐转向正常化。寒证、热证病人在发热、口渴思饮、脉率等方面存在高低差异。因此，选用唾液量（反映口渴程度）、心搏间隔（脉率）、口温（发热程度）以及呼吸间隔、血压等为指标，既能反映中医的寒证、热证，也可反映植物神经的平衡关系。

[器材] 血压计，听诊器，刻度离心管，小漏斗，温度计，计时器。

[对象] 人（学生）。

[方法]

1. 受试者静坐20分钟，然后开始测试其各项生理指标。

2. 唾液量：受试者首先做一次吞咽动作，清除口腔唾液，开始计时，共计3分钟，此间受试者勿说话、咳嗽、转动舌头等，保持唾液自然分泌。3分钟后，将唾液吐出，经小漏斗进入刻度试管，计量（ml/3分钟）。

3. 收缩压和舒张压的测定：受试者取坐位，测量左肱动脉血压，记录收缩压、舒张压。

4. 心搏间隔：测量人将手按脉搏后，自第一个搏动开始计时，共计21次，总时数被20个间隔除，即为每一个间隔时间。

5. 呼吸间隔：将手放在患者腹部，每一个起伏即为一次呼吸，测11次呼吸时间，除以10，即为每一个呼吸间隔时间。

6. 口温：将温度计置舌下5~10分钟，记录口腔温度。

[结果] 将上述所测各项指标的数值代入植物神经平衡指数计算公式，公式为：

$$Y = -28 - 0.194X_1 + 0.031X_2 + 0.025X_3 - 0.792X_4 - 0.131X_5 + 0.649X_6$$

其中：X_1 = 唾液量；X_2 = 收缩压；X_3 = 舒张压；X_4 = 心搏间隔；X_5 = 呼吸间隔；X_6 = 口温。正常值 $Y = 0 \pm 0.56$。

[注意事项]
1. 收集唾液时，要自然吐出，勿用力咳出，以免影响唾液量。
2. 测量口腔温度时，应合拢嘴唇。

[思考题] 通过测定上述指数，对比学生间测定值的差异，分析与寒、热体质相关性的强弱。

实验4　血虚证家兔血液流变学检测

[目的] 在学习气血津液辨证和血液流变学的基础上，通过建立家兔血虚证模型，观察造模前后血液流变学相关参数的改变，进一步了解血虚证与血液流变的关系。

[原理] 血液是血液流变学的物质基础，当机体血虚时，无论是轻、中、重证都会影响其血液流变学相关指标。

[器材] 注射器，剪刀，2%戊巴比妥钠，肝素抗凝管，试管架，血液黏度检测仪器。

[对象] 家兔3~5只。

[方法]
1. 每5~10名学生为一组（注意男、女生搭配）。
2. 家兔称重并记录。观察家兔耳廓、口唇色泽，并记录在表11-4相应项目中。
3. 在家兔耳缘静脉处取血，检测造模前全血黏度，记录在表11-4相应项目中。
4. 注射2%戊巴比妥钠（4.5ml/kg体重），待家兔麻醉后固定于兔台上。采用放血法建立血虚证模型，每次放血量为5ml/kg体重。
5. 分别检测放血5ml、10ml、15ml、20ml后的全血黏度，并对其耳廓、口唇色泽进行望诊，将结果记录在表11-4中。
6. 实验结束后清点整理并归还各种实验器材，完成实验报告。

[结果] 将检测结果填入表 11-4 相应项目中。

表 11-4　　血虚证家兔血液流变学检测

观察指标	造模前	放血 5ml	放血 10ml	放血 15ml	放血 20ml
耳廓、口唇色泽					
全血黏度					
血浆黏度					

[注意事项] 每次取血后应该尽快进行检测。

[思考题]
1. 全血黏度测定的意义是什么？
2. 血虚证家兔血液流变学指标的改变有哪些？

实验 5　血瘀证家兔球结膜微循环检测

[目的] 在学习气血津液辨证和微循环知识的基础上掌握球结膜微循环检查的方法，了解血瘀证球结膜微循环变化。

[原理] 血瘀证血液循环障碍，外周微循环会发生相应变化，通过球结膜微循环检测可以进一步了解血瘀证发生的机制。

[器材] 微循环检测仪，开睑器，机械秒表，注射器，2%戊巴比妥钠，电子秤。

[对象] 血瘀证和正常家兔各 3 只。

[方法]

1. 实验准备　检查本次实验所需器材是否齐全。

2. 实验操作

（1）每 2~3 名学生为一组（注意男、女生搭配）。

（2）家兔称重后给予耳缘静脉麻醉，2%戊巴比妥钠 4.5ml/kg 体重。

（3）将麻醉后的家兔固定在兔台上，用开睑器张开家兔眼睑（左右均可），用微循环检测仪进行观察。

3. 实验结束

（1）关闭微循环检测仪，拔下电源插头。

（2）完成《实验报告》。

[结果] 将球结膜微循环检测结果填入表 11-5 相应项目中。

表11-5　　　　血瘀证家兔整体诊查与球结膜微循环检测

观察指标		血瘀家兔	正常家兔
整体诊查	舌质		
	眼球		
	耳廓		
	口唇		
球结膜微循环	血流速度		
	红细胞聚集		

[注意事项]
1. 观察时，光源调整不宜过强，以免刺激眼睛，亦使血管与底色反差减小。
2. 使用操作仪器，切忌过猛，避免球结膜直接接触镜头。

[思考题]
1. 球结膜微循环检测方法是什么？
2. 血瘀证球结膜微循环特征有哪些？

实验6　舌苔脱落细胞制片与染色

[目的] 在系统学习中医舌诊理论及舌苔细胞学检验知识之后，通过本次操作，要求学生学会舌苔脱落细胞标本片的制作和染色方法。

[原理] 生理状态下，舌黏膜上皮细胞代谢比较活跃，3天更新一次，其生长、增殖、分化、衰老、死亡保持着相对平衡状态。舌上皮细胞从基底细胞转化为角化脱落细胞具有一定的规律性，从内底层细胞、外底层细胞、中层细胞到表层细胞，一步步发育成熟。在异常状态下，如口腔中唾液腺所分泌的黏液量以及黏性的改变是影响苔质腻、燥的重要因素，这些因素的变化将导致各种细胞的层次、形态、数量和分布发生相应改变。

[器材] 载玻片，推玻片（或以载玻片代替），特种记号笔，玻片架，标本片盒，吸水纸，擦镜纸，乙醇-乙醚固定液，染色架，机械秒表，染色缸，盖玻片，pH试纸。

[药品] 巴氏染色液，中性树脂，瑞氏染液。

[对象] 正常或病理舌苔者2~3名。

[方法]

1. 实验准备

（1）检查本实验所需器材、试剂是否齐全。

（2）填写受检者的一般资料及有关病史。

（3）了解受检者近1周来进食、服药、抽烟等情况及口腔、舌部有无溃烂，女性是否处于月经行经期。

（4）让受检者漱口后休息待查，并向其说明检查方法，消除紧张情绪，争取配合。

（5）每 3~5 名学生为一组。

2. 实验操作

（1）中医舌诊：按传统舌诊方法进行，并将舌质、舌苔及舌象诊断填在表 11-6 中。

（2）舌面酸碱度检测：让受检者正坐张口，将舌自然伸出口外，舌面舒展下弯，检查者手持 pH 值试纸在舌体中部接触，使试纸浸湿后取出观看，并与 pH 值比色板比较，确定其 pH 值，填入表 11-6 内。

（3）舌苔标本片制作：给同一受检者先做 1 张舌印片，再做 1 张舌推片。具体方法如下：①印片法：令受检者张口，自然伸舌，检查者用消毒的载玻片前 2/3 按压受检者舌面。②推片法：令受检者张口，自然伸舌，检查者用消毒的推玻片（或载玻片）由舌中根部至前部用力刮取苔上浮物，以涂血膜的方法推布于另一载玻片上。

（4）舌苔标本片固定：将已干燥的舌印片和舌推片标本插在染色架中，置入固定液（95%乙醇和乙醚等量混合）中 15 分钟，取出后自然干燥。

（5）舌苔标本片染色：将固定后的标本片插入染色架中，分别进行巴氏染色和瑞氏染色。

①巴氏染色法：

加水：舌苔制片固定后，静置蒸馏水中 2 分钟。

染核：置苏木素染液中 10~15 分钟，取出用水冲净。

分色：置 0.5% 稀盐酸中，3 秒后立即取出，彻底水冲，以脱去胞浆内多余的苏木素染液，使核的着色与红色的胞浆对比更鲜明。因此分色时切勿过长，以免细胞核褪色。

蓝化：置稀碳酸锂溶液中 1 分钟，取出水冲，以蓝化细胞核，使涂片变蓝。

脱水：置 95% 乙醇中 2 分钟。

染浆：置 EA36 染色液中 4~5 分钟，直至胞浆着色鲜明为止。

清洁：置 95% 乙醇 3 杯中洗涤 3 次，每次各 1 分钟，去掉多余的染料。

脱水：置无水乙醇中 2 分钟。

透明：置二甲苯内 2 分钟。

②瑞氏染色法：

划痕：将已经编号的标本片两端用蜡笔各划上一道痕迹，防止染液外溢，将标本片平放于染色架上。

染色：在标本片上加入瑞氏染色液 4~8 滴，以完全覆盖标本为度，稳定 2 分钟。

缓冲：滴加等量或者稍多的缓冲液，稳定 5~10 分钟。

冲洗：用自来水冲洗干净，自然干燥或者用滤纸吸干。

（6）舌苔标本片封片：给巴氏染片进行封片。

3. 实验结束

（1）检查所制舌苔标本片上的姓名、学号，如果洗脱、漏写，立即予以补记。

（2）将舌苔标本片插入标本片盒相应位置，并将填好的表 11-6 交给老师。

（3）清点并归还各种实验器材和试剂。

[结果] 将实验结果填入表 11-6 中。

受检查者一般资料

姓名：　　　　　　性别：　　　　　　年龄：
民族：　　　　　　婚姻状况：　　　　职业：
单位：　　　　　　电话：　　　　　　资料编号：
有关病史：

表 11-6　　　　　　　　　　中医舌象检测记录

中医舌诊：在下表中符合的项目栏内打"√"	舌质	舌色	淡红	淡白	红舌	绛舌	青紫	瘀斑
		舌形	苍老	胖嫩	瘦薄	裂纹	芒刺	齿痕
		舌态	痿软	强硬	震颤	歪斜	吐弄	短缩
	舌苔	苔质	厚/薄	润/燥	腐/腻	剥落	无苔	无根
		苔色	白苔	淡黄	深黄	焦黄	灰苔	黑苔

舌象诊断：　　舌质：　　　　舌苔：
舌面酸碱度（pH 值）：
检测者：　　　　　　　　　　　　　检测日期：　　　年　　月　　日

［注意事项］本次实验内容多、时间紧，必须服从统一安排，按操作程序完成。

［思考题］

1. 常见舌苔苔色有哪些？
2. 舌苔的组成和形成机制是什么？

实验 7　舌苔脱落细胞的检测分析

［目的］在第十一章实验 6 的基础上，通过本次实验，要求学生：

1. 熟悉舌苔脱落细胞检验的指标及方法。
2. 熟悉正常舌象舌苔细胞学检测值。
3. 了解异常舌苔的舌脱落细胞的变化。

［原理］舌苔是附着于舌面的一层苔状物质，由丝状乳头、脱落细胞、黏液、食物残渣等混合而成。

［器材］生物显微镜，显微镜头，显微光源，标本片盒，舌苔标本片，血球分类计数器，擦镜纸。

［对象］正常或病理舌苔者 2~3 名。

［方法］

1. 实验准备

（1）检查本实验所需器材、试剂是否齐全。

（2）取下目镜盖，插上"10×"目镜，并分别旋上"10×"和"40×"的物镜。

（3）开启光源，并适当调节光源角度、强度，使光线适宜。

（4）每 2~3 名学生为一组。

2. 实验操作

（1）取巴氏染色标本片，按"头、体、尾"从左至右方向置于显微镜推片器弹簧夹内。

（2）首先在 10×10 倍镜下，缓缓转动粗调手轮，使能见舌标本片中的清晰视野。

（3）对表 11-7 中各项指标分别进行检测，并将结果及时填记在表中。

3. 实验结束

（1）清点并归还各种实验器材。

（2）综合分析检测参数，完成《实验报告》。

[结果] 将实验结果填入表 11-7 相应项目中。

表 11-7　　　　　　　　舌苔脱落细胞检测参数登记表

检测内容	1	2	3	4	5	6
印片背景	背景清晰视野	背景模糊视野	背景混浊视野			
细胞分布	分布均匀视野	分布密集视野	分布成堆视野			
上皮细胞	完全角化　个	不全角化　个	角化前　个	中层　个	底层　个	总数　个
变性细胞	肿胀退化　个	固缩退化　个	炎症变性　个	核异质　个	肿瘤细胞　个	
血细胞	中性粒　个	淋巴细胞　个	吞噬细胞　个	红细胞　个	其他细胞　个	

观测结果分析：

检测者签名：　　　　　　　　　　　　　　　　报告日期：　　年　　月　　日

[注意事项]

1. 集中精力，认真读片并完成记录。
2. 如有不能识别的细胞或视野，可请老师指导识别。

[思考题]

1. 舌苔脱落细胞检测常用参数有哪些？
2. 舌苔脱落细胞检测方法是什么？

（李晶晶　丁成华　朱大诚）

第十二章 方剂学综合性实验

实验1　银翘散对啤酒酵母致大鼠发热的影响

[目的] 观察银翘散是否能对抗啤酒酵母致大鼠的发热反应。

[原理] 银翘散是治疗外感风热表证的常用方剂,有"辛凉平剂"之称,临床以发热、脉浮数为主要表现。啤酒酵母是常用的外源性致热源,本实验给大鼠背部皮下注射啤酒酵母混悬液,模拟风热表证之发热,观察银翘散的解热作用。

[器材] 肛表,注射器。

[药品与试剂]

1. 受试药物　银翘散。

（1）处方组成：连翘15g,金银花15g,桔梗9g,薄荷9g,竹叶6g,牛蒡子9g,荆芥穗6g,淡豆豉8g,甘草8g,芦根9g。

（2）制备方法：上9味药,加水适量,微火煎煮2次,每次15分钟,合并2次滤液,浓缩至1:1液,放置冰箱中备用。

2. 试剂　凡士林,15%啤酒酵母生理盐水混悬液,生理盐水。

[对象] Wistar大鼠,体重150~200g。

[方法]

1. 取大鼠若干只,先测量正常体温（一般为36.5℃~38.3℃）2次（肛表插入肛门内2cm左右）,取平均值。

2. 选用体温合格者30只,按体重随机分为3组,即银翘散组（A组）、模型对照组（B组）和空白对照组（C组）,每组10只。

3. A、B两组大鼠背部皮下注射15%啤酒酵母生理盐水混悬液（10ml/kg体重）,C组大鼠背部皮下注射同体积的生理盐水。

4. 待体温升高1℃（需4~6小时）后灌胃给药,其中A组给予42.3%的银翘散水煎液（20ml/kg体重）,B、C两组给予同体积的生理盐水。给药后每隔1小时测量肛温一次,连续观察4小时大鼠体温变化情况。

[结果] 将实验结果填入表12-1。

表 12 – 1　　　　　　　银翘散对啤酒酵母致大鼠发热的影响

组别	给药后不同时间点体温 ($\bar{x}\pm s$,℃)			
	1 小时	2 小时	3 小时	4 小时
银翘散组				
模型对照组				
空白对照组				

[注意事项]

1. 银翘散水煎时间不宜过长。
2. 肛表应涂抹凡士林，插入肛门后放置 2 分钟，动物应安静。
3. 实验室应保持恒温（20℃~25℃）。

[思考题] 银翘散解热作用的机理何在？从中医学、中药药理学、西药药理学角度进行阐释。

实验 2　逍遥散对肝郁证大鼠血液流变学的影响

[目的] 观察逍遥散是否能改善肝郁证模型大鼠的血液流变学。

[原理] 逍遥散出自《太平惠民和剂局方》，具有疏肝解郁、健脾养血的作用，是临床治疗肝郁血虚脾弱证的常用方剂。肝郁证是中医情志性疾病中的常见证型，该证与许多因素密切相关，情志不遂是其中的主要方面。本实验采用夹尾激怒的方法，反复刺激和激怒大鼠，使大鼠之间发生剧烈的打斗，以此复制近似于临床的肝郁证模型。中医学认为，肝具有"体阴用阳"的生理特点，肝失疏泄必将引起肝藏血功能发生改变。因此，本实验以血液流变学指标作为评价逍遥散疗效的客观依据。

[器材] 全自动血液黏度仪，微量加样器，止血钳，离心管。

[药品与试剂]

1. 受试药物　逍遥散。

（1）处方组成：柴胡 9g，白芍 9g，当归 9g，白术 9g，茯苓 9g，薄荷 6g，甘草 4.5g，生姜 3 片。

（2）制备方法：上 8 味药，加 6 倍量水，煎煮 2 次，每次 40 分钟，合并 2 次滤液，浓缩至 1∶1 液，放置冰箱中备用。

2. 试剂　20% 乌拉坦，肝素钠（20U/ml），生理盐水。

[对象] Wistar 大鼠，体重 300~400g，雄性。

[方法]

1. 取健康大鼠 30 只，按体重随机分为 3 组，即逍遥散组（A 组）、模型对照组（B 组）和空白对照组（C 组），每组 10 只，分笼放置，每笼 5 只。

2. 用纱布包裹尖端的止血钳分别夹住 A、B 组大鼠的尾巴，令其与其他大鼠厮打，以激怒全笼的大鼠，每次 30 分钟，每隔 3 小时刺激一次，每日刺激 4 次，连续 3 天。

3. 其中 A 组造模的同时灌胃给予逍遥散（5.27g/kg 体重），B 组灌胃同体积的生理盐水（20ml/kg 体重），C 组不给任何刺激。

4. 末次给药后 2 小时，乌拉坦麻醉大鼠，然后将大鼠仰卧于手术台上，无菌条件下分离右侧颈总动脉，分别采血 2ml 注入已加肝素钠抗凝的离心管中，测定全血黏度和血浆黏度，具体如下：

（1）全血黏度：用血液黏度仪测定全血黏度。

（2）血浆黏度：3000r/min 离心 10 分钟，吸取 0.8ml 血浆，测定血浆黏度。

［结果］将实验结果填入表 12-2。

表 12-2　　　　逍遥散对肝郁证大鼠血液流变学的影响（$\bar{x} \pm s$，mPa·s）

组别	全血黏度			血浆黏度
	切变速率 $150s^{-1}$	切变速率 $60s^{-1}$	切变速率 $10s^{-1}$	
逍遥散组				
模型对照组				
空白对照组				

［注意事项］

1. 钳夹强度以不破皮流血为度。

2. 刺激时间不宜太久，2~3 日即可。

［思考题］如何理解中医"肝"与血液流变学之间的关系？

实验 3　龙胆泻肝汤对大鼠胆汁分泌的影响

［目的］观察龙胆泻肝汤是否能促进大鼠胆汁的分泌。

［原理］龙胆泻肝汤出自《医方集解》，是清代医家汪昂创制的具有清泻肝胆实火、清利肝经湿热的代表方剂，现代临床广泛用于治疗肝胆等相关疾病。本实验选用大鼠来观察龙胆泻肝汤的利胆作用。大鼠没有胆囊，其肝脏分泌的胆汁经肝管合成的胆总管进入十二指肠。因此，在胆总管引流收集胆汁，不受胆囊贮存胆汁功能的影响，有利于观察肝脏分泌胆汁功能。

［器材］剪刀，镊子，塑料插管，结扎线，注射器。

［药品与试剂］

1. 受试药物　龙胆泻肝汤。

（1）处方组成：龙胆草 6g，黄芩 9g，栀子 9g，泽泻 12g，木通 6g，车前子 9g，当归 3g，柴胡 6g，甘草 6g，生地 6g。

（2）制备方法：上 10 味药，加水适量，煎煮 2 次，每次 50 分钟，合并 2 次滤液，浓缩至 1:1 液，备用。

2. 试剂　20%氨基甲酸乙酯（乌拉坦），生理盐水。

[对象] Wistar 大鼠，体重 250~300g，雄性。

[方法]

1. 分组　取健康大鼠 20 只，按体重随机分为两组，即龙胆泻肝汤组、空白对照组，每组 10 只。

2. 麻醉固定　实验前禁食（不禁水）15 小时，实验时每鼠以乌拉坦（1g/kg 体重）腹腔注射麻醉后，仰位固定手术板上。

3. 胆总管插管　沿腹正中线切开约 2cm，打开腹腔，找到胃幽门部，以幽门部为标准，翻转十二指肠，可见到白色的十二指肠乳头部，从乳头部追踪到胆总管，用小镊子将覆盖在表面的被膜剥离，充分暴露出胆总管，并在其下穿两条线，其中一条线结扎乳头部，并向肝脏方向做"V"字形切口，插入外径 1mm 左右的塑料管，即可见有淡黄绿色胆汁流出，另一条线结扎固定塑料管，用小烧杯收集胆汁。

4. 给药　待胆汁流量稳定后收集 30 分钟胆汁，而后经十二指肠给药，龙胆泻肝汤组给药剂量为 6.5g/kg 体重，空白对照组给予同体积的生理盐水（20ml/kg 体重）。

5. 收集胆汁并计算流出率　给药后每隔 30 分钟收集胆汁 1 次，共 4 次，记录胆汁流量，计算给药后胆汁流出率，每 30 分钟的药后流量/药前流量，即为流出率。

[结果] 将实验结果填入表 12-3。

表 12-3　　　　　龙胆泻肝汤对大鼠胆汁分泌的影响（$\bar{x} \pm s$）

组别	给药前流量（ml）	给药后不同时间点胆汁流出率			
		30 分钟	60 分钟	90 分钟	120 分钟
龙胆泻肝汤组					
空白对照组					

[注意事项]

1. 大鼠胆总管粗细不一，故应选择合适的插管。
2. 由于体内雌激素水平会影响胆汁流量，故选择雄性动物为佳。
3. 大鼠没有胆囊，胰腺管位于胆总管两侧，多数胰腺管直接开口于胆总管的下 1/3，故在较高位置插管胆汁的纯净度较高。

[思考题] 为什么龙胆泻肝汤能促进大鼠胆汁分泌？

实验 4　清营汤对小鼠内毒素性休克死亡率的影响

[目的] 观察清营汤是否能降低内毒素性休克小鼠的死亡率。

[原理] 清营汤是清代名医吴鞠通创制的治疗"热入营分证"的代表方剂。该方具有清营解毒、透热养阴之功，临床应用以身热夜深、神烦少寐、斑疹隐隐、舌绛而干、脉数为辨证要点。内毒素为外源性的致热源，其进入血液可引起发热、微循环障碍、内毒素休克及弥散性血

管内凝血等。本实验给小鼠静脉注射内毒素,模拟"热入营分证",进而观察清营汤的作用。

[器材] 注射器,小鼠灌胃器。

[药品与试剂]

1. 受试药物 清营汤。

(1) 处方组成:水牛角30g,生地15g,玄参9g,竹叶3g,麦冬9g,丹参6g,黄连5g,金银花9g,连翘6g。

(2) 制备方法:上9味药,加水500ml,煎煮2次,每次45分钟,合并2次滤液,浓缩至1∶1液,放置冰箱中备用。

2. 试剂 卡介苗粉针(用时以生理盐水溶解成10mg/ml),大肠杆菌内毒素(用时以生理盐水稀释),生理盐水。

[对象] 昆明小鼠,体重18~22g。

[方法]

1. 取昆明小鼠30只,每只小鼠按0.001mg/kg体重尾静脉注射卡介苗溶液。

2. 将增敏10日后的小鼠称重,按体重随机分为3组,即清营汤组(A组)、模型对照组(B组)和空白对照组(C组),每组10只。

3. 灌胃:A组给予小鼠清营汤(8.3g/kg体重,用生理盐水定容至20ml/kg体重),B、C组给予同体积的生理盐水(20ml/kg体重),连续3天。

4. 末次给药后50分钟,A、B两组小鼠尾静脉注射大肠杆菌内毒素(2.5mg/kg体重),C组小鼠尾静脉注射同体积的生理盐水(10ml/kg体重),随后观察小鼠死亡情况,连续观察8小时。

[结果] 将实验结果填入表12-4。

表12-4　　　　　　清营汤对小鼠内毒素性休克死亡率的影响($\bar{x} \pm s$)

组别	给药50分钟后不同时间点小鼠的死亡数(n)及死亡率(%)							
	<2小时		<4小时		<6小时		<8小时	
	死亡数	死亡率	死亡数	死亡率	死亡数	死亡率	死亡数	死亡率
清营汤组								
模型对照组								
空白对照组								

[注意事项] 小鼠的年龄、体重宜相近,每批实验宜选择同一性别。

[思考题] 清营汤降低内毒素性休克小鼠死亡率的机理何在?

实验5　炙甘草汤对大鼠急性心肌缺血的影响

[目的] 观察炙甘草汤对垂体后叶素所致大鼠急性心肌缺血的影响。

[原理] 炙甘草汤出自《伤寒论》，具有滋阴养血、益气温阳、复脉止悸的作用。临床用于以心悸、脉结代为主要表现的阴血不足、阳气衰弱证。本实验给大鼠静脉注射大剂量的垂体后叶素，使冠状动脉痉挛而致急性心肌缺血，观察炙甘草汤的作用。

[器材] 心电图机，大鼠灌胃器，注射器（1ml、10ml）。

[药品与试剂]

1. 受试药物　炙甘草汤。

（1）处方组成：炙甘草12g，生地20g，生姜9g，桂枝9g，人参6g，阿胶6g，麦冬10g，火麻仁10g，大枣10枚。

（2）制备方法：上9味药，除阿胶外，加水、酒各半煎煮2次，每次40分钟，滤过，合并2次滤液，浓缩至1:1液，阿胶烊化后纳入。

2. 试剂　垂体后叶素，20%氨基甲酸乙酯（乌拉坦），生理盐水。

[对象] Wistar大鼠，雄性，体重180~200g。

[方法]

1. 取心电筛选正常雄性大鼠20只，按体重随机分为炙甘草汤组（A组）和模型对照组（B组），每组10只。

2. A组灌胃给予炙甘草汤（8.28g/kg体重），B组灌胃给予生理盐水（20ml/kg体重），灌胃给药1次/日，连续7日。

3. 末次给药50分钟后，用20%乌拉坦（1g/kg体重）腹腔注射麻醉大鼠，背位固定，连接心电图机。Ⅱ导联记录各组动物正常心电图，然后舌下静脉注射垂体后叶素0.5U/kg体重，5秒内注射完毕，诱导冠状动脉痉挛性心肌缺血，记录注射后0秒、15秒、30秒、1分钟、5分钟、10分钟、15分钟、20分钟心电图，观察T波、ST段的变化。

[结果] 将实验结果填入表12-5和表12-6。

表12-5　炙甘草汤对急性心肌缺血大鼠T波幅度的影响（$\bar{x} \pm s$, mV）

组别	注射垂体后叶素后不同时间点T波幅度							
	0秒	15秒	30秒	1分钟	5分钟	10分钟	15分钟	20分钟
炙甘草汤组								
模型对照组								

表12-6　炙甘草汤对急性心肌缺血大鼠Ⅱ导联ST段的影响（$\bar{x} \pm s$, mV）

组别	注射垂体后叶素后不同时间点ST段偏移幅度							
	0秒	15秒	30秒	1分钟	5分钟	10分钟	15分钟	20分钟
炙甘草汤组								
模型对照组								

[注意事项]

1. 垂体后叶素应是同一批号，以免药物效价差异而影响结果。

2. 垂体后叶素稀释度和注射速度宜固定一致。

[思考题] 垂体后叶素导致大鼠急性心肌缺血的机理是什么？

实验 6　朱砂安神丸对小鼠自发活动的影响

[目的] 观察朱砂安神丸对正常小鼠自发活动的影响。

[原理] 安神剂具有安神定志作用，能减少小鼠自发活动。朱砂安神丸出自《内外伤辨惑论》，是金元四大家之一李东垣创制的一首治疗心火亢盛、阴血不足而致神志失宁的常用方，具有镇心安神、清热养血之功，临床应用以失眠、惊悸、舌红、脉细数为辨证要点。本实验以小鼠自发活动为指标，观察朱砂安神丸的重镇安神作用。

[器材] 多功能小鼠自主活动记录仪。

[药品与试剂]

1. 受试药物　朱砂安神丸（市售）。

2. 试剂　生理盐水。

[对象] 昆明小鼠，雌雄兼用，体重 18～22g。

[方法]

1. 分组：取健康小鼠 40 只，按体重随机分为两组，即朱砂安神丸组（A 组）和正常对照组（B 组），每组雌雄各 10 只。

2. 给药：A 组灌胃给予浓度 7.2% 的朱砂安神丸水溶液（20ml/kg 体重），B 组给予同体积的生理盐水。

3. 给药后 45 分钟，将各组小鼠放入活动箱中，先适应 3 分钟，然后记录 10 分钟内小鼠活动次数。

[结果] 将实验结果填入表 12-7。

表 12-7　朱砂安神丸对小鼠自发活动的影响

组别	动物数（只）	10 分钟内小鼠活动次数 ($\bar{x} \pm s$，次)
朱砂安神丸组	20	
正常对照组	20	

[注意事项]

1. 为节省时间，可同时测定两只小鼠的自主活动。

2. 捉拿小鼠宜轻，放入活动区后先适应 3～5 分钟后再正式测定。

[思考题] 朱砂安神丸减少小鼠自发活动的机理何在？

实验7　苏子降气汤的降气平喘作用

[目的] 观察苏子降气汤的降气平喘作用。

[原理] 苏子降气汤出自《太平惠民和剂局方》，由紫苏子、半夏、前胡、厚朴、肉桂等药物组成，具有降气平喘、祛痰止咳之功，是临床治疗痰涎壅盛、上实下虚喘咳的常用方。组胺、乙酰胆碱等药物具有收缩支气管的作用，以气雾法给予豚鼠吸入，可引起豚鼠呼吸急促，喘息，甚至窒息，从而导致抽搐、跌倒等。本实验以组胺、乙酰胆碱等药物复制豚鼠哮喘模型，观察苏子降气汤的平喘作用。

[器材] 超声雾化器，秒表，电子天平，豚鼠灌胃器等。

[药品与试剂]

1. 受试药物　苏子降气汤。

（1）处方组成：紫苏子9g，半夏9g，当归6g，甘草6g，前胡6g，厚朴6g，肉桂3g，生姜2片，大枣1枚。

（2）制备方法：上9味药，加水500ml，煎煮2次，每次40分钟，滤过，合并2次滤液，浓缩至1∶1液备用。

2. 试剂　磷酸组胺，氨茶碱片（阳性对照药），生理盐水。

[对象] 幼年豚鼠，体重150～200g。

[方法]

1. 实验前选择健康豚鼠若干只，分别置密闭的玻璃钟罩内，用超声雾化器喷射0.2%磷酸组胺溶液15～20秒。喷雾停止后观察6分钟内豚鼠出现抽搐、跌倒的时间，并记录从喷雾开始到抽搐、跌倒的时间，称为引喘潜伏期，若引喘潜伏期大于120秒作为不敏感者而落选。

2. 取挑选合格的豚鼠30只，按体重随机分为3组，即苏子降气汤组（3.88g/kg体重）、阳性对照组（0.039g/kg体重）和空白对照组，每组10只。

3. 各组动物均灌胃给药（20ml/kg体重），空白对照组给予同体积的生理盐水。给药后1小时，将豚鼠放入喷雾箱内，喷入0.2%磷酸组胺溶液15秒，观察各组豚鼠引喘潜伏期，超过360秒以360秒计算。比较各组间的差异。

[结果] 将实验结果填入表12-8。

表12-8　苏子降气汤对组胺所致豚鼠引喘潜伏期的影响

组别	动物数（只）	给药剂量（g/kg体重）	引喘潜伏期（$\bar{x}\pm s$，秒）
苏子降气汤组	10	3.88	
空白对照组	10	—	
阳性对照组	10	0.039	

[注意事项]

1. 豚鼠必须选用幼鼠,体重最大不能超过250g。

2. 一般引喘药物采用两种以上的混合液较好,使获得的结果可靠,避免假阳性的结果。

3. 给待试药后,若引喘潜伏期超过6分钟者,则其引喘潜伏期一律以360秒计算。

[思考题] 苏子降气汤为什么能延长豚鼠引喘潜伏期?

实验8 血府逐瘀汤对大鼠凝血时间的影响

[目的] 观察血府逐瘀汤是否具有延长大鼠凝血时间的作用。

[原理] 凝血时间是指血液自离体至凝固所需的时间。血府逐瘀汤出自《医林改错》,是清代医家王清任创制的治疗胸中血瘀证的代表方剂。该方具有活血化瘀、行气止痛的作用,临床广泛用于因胸中瘀血而引起的以胸痛、头痛、痛有定处、舌紫暗或有瘀斑、脉涩或弦紧为要点的多种病证。本实验通过血府逐瘀汤对大鼠凝血时间的影响,探讨其活血化瘀作用与抗凝血的关系。

[器材] 玻璃试管(内径8mm),注射器,秒表。

[药品与试剂]

1. 受试药物 血府逐瘀汤。

(1) 处方组成:桃仁12g,红花9g,当归9g,生地9g,川芎4.5g,赤芍6g,牛膝9g,桔梗4.5g,柴胡3g,枳壳6g,甘草3g。

(2) 制备方法:上11味药,加水700ml,煎煮2次,每次45分钟,滤过,合并2次滤液,浓缩至1:1液,放置冰箱中备用。

2. 试剂 乌拉坦,生理盐水。

[对象] Wistar大鼠,体重200~250g,雌雄兼用。

[方法]

1. 取健康大鼠32只,按体重随机分为两组,分别为血府逐瘀汤组(A组)和正常对照组(B组),每组雌雄各8只。

2. A组灌胃给予浓度为33.75%的血府逐瘀汤水煎液(20ml/kg体重),B组灌胃给予同体积的生理盐水,每天1次,连续7天。

3. 末次给药后50分钟,大鼠行乌拉坦(1g/kg体重)麻醉,用注射器自肝门静脉取血1ml,除去针头,将血液沿管壁缓慢注入试管中,然后将试管放入37℃水浴中。

4. 自血液注入注射器开始计时,约过3分钟后,每隔30秒,将试管倾斜1次,当倾斜倒置,血液不动时,则为凝血时间。比较对照组和给药组的凝血时间。

[结果] 将实验结果填入表12-9。

表 12-9　　　　　　　　血府逐瘀汤对大鼠凝血时间的影响

组别	动物数（只）	给药剂量（g/kg 体重）	凝血时间（$\bar{x}\pm s$，秒）
血府逐瘀汤组	16	6.75	
正常对照组	16	—	

[注意事项]

1. 试管须管径均匀，清洁干燥。倾斜试管动作要轻，角度不宜过大，尽量减少血液和管壁的剧烈摩擦，以免加速血凝。
2. 静脉取血动作要快，防止血液在注射器内凝固。
3. 必须严格控制水浴温度在 37℃，温度高低可影响凝血时间。
4. 可采用自身对照法，比较同一动物给药前后凝血时间的变化情况。

[思考题] 血府逐瘀汤延长大鼠凝血时间的机理是什么？请运用中医学、中药药理学和现代药理学的知识分析之。

实验 9　二陈汤对正常大鼠排痰量的影响

[目的] 观察二陈汤是否能增加正常大鼠的排痰量。

[原理] 本法利用插入气管的玻璃毛细管吸取呼吸道内的痰液，以毛细管内吸取气管内痰液的液柱长度作为评价药物祛痰作用效果的指标。二陈汤出自《太平惠民和剂局方》，由半夏、橘红、茯苓、甘草为主组成，具有燥湿化痰、理气和中之功，为燥湿化痰的基础方，被誉为"痰饮之通剂"，临床应用以咳嗽、痰多色白易咯、胸闷、苔白腻、脉滑为辨证要点。

[器材] 玻璃毛细管（内径 0.8cm、长 3~5cm），手术器械（剪刀、镊子等），注射器及针头。

[药品与试剂]

1. 受试药物　二陈汤。

（1）处方组成：半夏 15g，橘红（陈皮）15g，茯苓 9g，甘草 4.5g，生姜 7 片，乌梅 1 枚。

（2）制备方法：上 6 味药，加水适量，煎煮 2 次，每次 40 分钟，滤过，合并 2 次滤液，浓缩至 1:1 液，放置 4℃冰箱中备用。

2. 试剂　乌拉坦，生理盐水。

[对象] Wistar 大鼠，体重 180~200g。

[方法]

1. 取健康大鼠 20 只，按体重随机分为两组，即二陈汤组和对照组，每组 10 只。
2. 实验前禁食（不禁水）10 小时。乌拉坦（1g/kg 体重）腹腔注射麻醉后，将大鼠仰卧固定，切开颈部皮肤，分离气管，在甲状软骨下缘正中处两软骨环之间用注射针头扎一小孔，然后插入玻璃毛细管 1 根，使毛细管插到刚好接触气管内壁。当毛细管被分泌液充满时，立即再更换一根，以毛细管内液柱长度作为评价祛痰效果的指标。

3. 记录给药前 2 小时的正常分泌量后，灌胃给药，二陈汤组 5g/kg 体重，给药体积为 20ml/kg 体重，对照组给予同体积的生理盐水。给药后继续观察 3 小时分泌量。比较给药前后平均每小时分泌量。

[结果] 将实验结果填入表 12-10。

表 12-10　　　　　二陈汤对正常大鼠排痰量的影响（$\bar{x} \pm s$, cm）

组别	动物数（只）	给药剂量（g/kg 体重）	给药前分泌量	给药后 3 小时分泌量
二陈汤组	10	5.0		
对照组	10	—		

[注意事项]
1. 每批实验宜选择同一性别的动物，大鼠体重尽量均匀。
2. 手术操作应细心，避免出血。
3. 毛细管的粗细应尽量一致，以减少误差。毛细管插入的深度、角度应一致，毛细管应刚好插到接触气管为佳，切勿悬于气管当中。为避免大鼠呼气时的压力直接冲击和推动毛细管内痰液，毛细管插入和放置于气管的角度以偏向头侧为佳。
4. 毛细管被分泌液充满时，必须立即更换另一根。

[思考题] 二陈汤增加大鼠排痰量的机理何在？请运用中医学、中药药理学和现代药理学的知识分析之。

实验 10　白虎汤对外源性致热源致家兔发热的影响

[目的] 本实验是应用外源性致热源（内毒素），使机体产生和释放致热源而致家兔体温升高，由此观察白虎汤的降温作用。

[原理] 白虎汤为清热泻火的代表方剂，主治阳明气分热盛证，具有清热泻火、生津止渴的作用。方中君药生石膏，辛、甘、大寒，入肺、胃二经，功善清解，透热出表，以除阳明气分之热。臣药知母，苦寒质润，一以助石膏清肺胃之热，一以滋阴润燥救已伤之阴津。石膏与知母相须为用，可增强清热生津之功。佐以粳米、炙甘草益胃生津，亦可防止大寒伤中之弊。炙甘草兼以调和诸药为使。四药相配，共奏清热生津、止渴除烦之功，使其热清津复，诸症自解。

[器材] 1ml 注射器 8 支，20ml 注射器 8 支，电子体温计 4 支，液状石蜡，兔盒，家兔开口器，烧杯，记号笔，婴儿磅秤，酒精棉球和干棉球若干，胃管。

[药品及试剂] 内毒素溶液 400EU/ml，白虎汤（石膏 50g、知母 18g、甘草 6g、粳米 9g）水煎液 1.5g/ml，生理盐水。

[对象] 2~3kg 健康家兔 8 只。

[方法]

1. 分组 动物称重,分为对照组和白虎汤组各4只,用不同标记区分对照组和白虎汤组。

2. 测量基础体温 使两组动物安静15分钟后测量动物肛温一次,间隔15分钟再测一次,取两次平均值为基础体温。两兔间基础体温相差不应超过1℃。

3. 注射内毒素 测定基础体温后,两组动物均自耳缘静脉注射内毒素,剂量为100EU/kg体重。

4. 灌胃 分别于注射内毒素后30分钟及1小时,用白虎汤水煎剂给白虎汤组动物灌胃2次,剂量为8ml/(kg·次)。对照组动物则灌以等量的生理盐水。

5. 观察体温 注射内毒素后,每隔15分钟测量动物肛温一次,直至白虎汤组体温降至基础体温为止,做好实验记录。

6. 处死动物 使用空气栓塞法,即从耳缘静脉快速大量注射空气形成空气栓塞,使动物立即死亡。

[结果] 将测量到的实际体温值填入表12-11,并在图12-1中绘制体温曲线,比较两组动物体温变化差异。

表12-11　　　　　　　白虎汤组和对照组家兔体温波动情况 ($\bar{x} \pm s$,℃)

		对照组	白虎汤组
基础体温			
注射内毒素后体温	15分钟		
	30分钟		
	45分钟		
	1小时		
	75分钟		
	90分钟		
	105分钟		
	2小时		
	135分钟		
	150分钟		
	165分钟		
	3小时		
	195分钟		
	210分钟		
	225分钟		
	4小时		

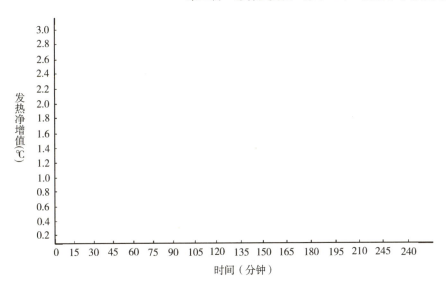

图 12 - 1 体温变化曲线图

[注意事项]

1. 实验室温度在 20℃ ~25℃ 为宜。

2. 体温测定方法：用液状石蜡涂抹电子体温计探头，打开电源开关，待显示屏显示"L"，同时"℃"或"°F"闪动表示体温计处于待测状态。此时，将探头插入动物肛门，深度不超过 1.5cm，如遇阻力马上停止。测量时"℃"或"°F"闪动表示数字上升，当"℃"或"°F"停止闪烁时表示测量完毕，记录读数。

3. 家兔灌胃方法和静脉注射方法参照常用动物实验的基本操作。

4. 白虎汤煎煮方法：将 4 味药放入砂锅，用自来水浸泡（水量漫过药面 5cm），30 分钟后开始煎煮。先用武火，后用文火，并不断搅拌，防止粘锅，煎至粳米煮熟为止。去渣取汁，再经加热浓缩成 1.5g/ml 的水煎液。

实验 11　四逆汤对家兔低血压状态的升压作用

[目的] 通过本实验，使学生对四逆汤对家兔低血压状态的升压作用有一个初步的感性认识，从而进一步理解和验证所学有关四逆汤回阳救逆的功效。

[原理] 四逆汤为回阳救逆的代表方剂，主治少阴病之阳气衰微、阴寒内盛证，四肢厥逆，恶寒蜷卧，呕吐腹痛，下利清谷，神衰欲寐，以及太阳病汗多亡阳，脉沉迟微细。本方现多用于救治心衰、心肌梗死、急性胃肠炎吐泻过多，或因误汗、过汗所致的休克等属阴盛阳衰者。现代研究表明此方具有升压、强心、抗休克作用。

[器材] MSP-600 型生物信号采集系统，压力换能器，兔台，哺乳类动物解剖器械，固定绷带，婴儿磅秤，烧杯，玻璃棒，5ml 注射器，丝线，气管插管，动脉导管。

[药品及试剂] 戊巴比妥钠注射液，肝素，四逆汤煎剂滤液，生理盐水。
[对象] 2~3kg 健康家兔 8 只。
[方法]
1. 分组：家兔称重，分为实验组和对照组各 4 只。用不同标记区分实验组和对照组。
2. 麻醉固定：两组家兔均自耳缘静脉注射 3% 戊巴比妥钠 1ml/kg 体重，麻醉后背位固定于兔台上。
3. 动脉插管并记录动脉血压曲线：两组家兔做气管插管，分离一侧颈总动脉，插入动脉导管。连接 MSP-600 型生物信号采集系统，连续记录动脉血压曲线。
4. 分离一侧股动脉，放血致动脉收缩压稳定在 60mmHg 左右。
5. 实验组耳缘静脉注射四逆汤 2ml/kg 体重，对照组耳缘静脉注射生理盐水 2ml/kg 体重，连续观察并记录血压变化。

[结果] 将测量到的实际血压值填入表 12-12，比较两组动物血压变化差异。

表 12-12　　　　　　两组家兔动脉血压波动情况（$\bar{x}\pm s$, mmHg）

组别	给药前	给药后即刻	给药 10 分钟	给药 20 分钟	给药 30 分钟	给药 40 分钟
四逆汤组						
对照组						

[注意事项]
1. 实验室温度在 20℃~25℃ 为宜。
2. 注射戊巴比妥钠应缓慢进行，以免因过量而造成动物死亡。
3. 因颈总动脉极其细小，插入动脉导管时应注意避免剪断动脉。
4. 因仪器读数往往滞后，股动脉放血时应缓慢进行，待血压稳定后再进行下一步骤，以免动物因血压下降过快或过低而死亡。

[思考题]
1. 解释四逆汤方药的药物配伍关系及各自所起的作用如何？
2. 你对动脉插管有何体会？应注意哪些问题？

[附] 四逆汤制备方法
取生附子、干姜、炙甘草（按《伤寒论》原方比例），干姜提取挥发油后，残渣与生附子、甘草共煎，冷浸 30 分钟，电炉急火煮开，移至电热板上控制微沸 40 分钟，快速倾出药液，将煎出液浓缩醇沉后加去离子水制成汤剂，药液合并过滤于 100ml 容量瓶中，浓缩至每毫升含生药 1.0g，备用。

实验 12　四逆汤抗实验性心率减慢的作用

[目的] 通过本实验，使学生对四逆汤抗实验性心率减慢的作用有一个初步的感性认识，从而进一步理解和验证所学有关四逆汤回阳救逆的功效作用。

[原理] 四逆汤为回阳救逆的代表方剂，主治少阴病四逆证。四逆汤为回阳救逆的代表方剂，主治少阴病之阳气衰微、阴寒内盛证，四肢厥逆，恶寒蜷卧，呕吐腹痛，下利清谷，神衰欲寐，以及太阳病汗多亡阳，脉沉迟微细。本实验采用给家兔注射β受体阻断剂普萘洛尔，导致家兔心率减慢的动物模型，使用回阳救逆的代表方剂四逆汤，利用心电图机的检测来证明它是否具有强心作用。

[器材] 兔解剖台，固定绷带，婴儿磅秤，心电图机，烧杯，玻璃棒，5ml注射器。

[药品及试剂] 普萘洛尔注射液，四逆汤煎剂（提取方法同第十二章实验11），生理盐水。

[对象] 2～3kg健康家兔8只。

[方法]

1. 家兔称重，分为治疗组和对照组各4只，用不同编号区分治疗组和对照组，然后背位固定于兔台上。

2. 在兔的四肢插入心电图电极（右前——红，左前——黄，左后——绿，右后——黑），使两组动物安静15分钟后，描记一段正常心电图。

3. 给两组家兔腹腔注射普萘洛尔2mg/kg体重，10分钟后描记一段心电图。

4. 然后立即给治疗组家兔腹腔注射四逆汤6ml/kg体重，对照组腹腔注射生理盐水6ml/kg体重，描记给药后5、10、15、20、30、40、50、60分钟的心电图。

5. 比较给药前后心率变化。

[结果] 自己设计表格，并将描记到的实际心率值填入表内，经过统计分析比较两组动物心率变化差异。

[注意事项]

1. 实验室温度在20℃～25℃为宜。

2. 在兔的四肢插入心电图电极前应用水擦湿，以加强导电性能。

[思考题] 请查阅现代研究的有关资料来证明四逆汤具有强心作用。

（姚凤云 朱大诚 叶耀辉）

第四篇 设计性实验

第十三章 设计性实验概述

一、定义及界定

设计性实验是指给定实验目的、要求和实验条件，由学生自行设计实验方案并加以实现的实验。

设计性实验是结合课程教学或独立于课程教学之外而进行的一种探索性实验，不但要求学生综合多门学科的知识和各种实验原理来设计实验方案，而且要求学生能充分运用已学的知识去发现问题、解决问题。开设设计性实验目的是让学生在实践中将相关的基础知识、基本理论融会贯通，培养其独立发现问题、解决问题的能力，以最大限度发挥学生学习的主动性，相对于综合性实验而言，要求更高、难度更大。因而设计性实验的开设一般在学生经过基础和综合性实验训练之后，可由相对简单逐步增加难度和深度循序渐进进行。

实验内容满足以下条件之一视为设计性实验：

1. 教师给定实验目的、方案，学生自己选择仪器设备、拟定实验步骤加以实现的实验。
2. 教师拟定实验题目和要求，学生自行设计方案加以实现的实验。
3. 根据相关课程或理论的特点，学生自主选题，自主设计，在教师指导下得以实现的实验。

二、目的及意义

通过设计性实验可以使学生更好地掌握实验原理、操作方法、操作步骤和实验内容，全面了解仪器设备的性能并正确地使用仪器，锻炼学生分析问题和解决问题的能力，提高学生的创新思维、实际动手能力和驾驭知识的能力，培养学生实事求是的科学态度、严谨细致的工作作风、相互协作的团队精神、勇于开拓的创新意识。因此，设计性实验的目的在于着重培养学生独立解决实际问题的能力、创新思维与创新能力，提高学生从事科学研究的能力。

三、特征

依据设计性实验的含义及其目的、要求，设计性实验一般具有以下特征：

1. 学生学习的主动性 设计性实验在给定实验目的和实验条件的前提下，学生在教师的指导下自己设计实验方案、选择实验器材、制订操作程序，学生必须运用自己掌握的知识进行分析、探讨。在整个实验过程中，学生处于主动学习的状态，学习的目的非常明确，独立思维特别是创造性思维比较活跃，学生主动学习的积极性可得到调动。

2. 实验内容的探索性 设计性实验的实验内容一般尚未为学生所系统了解，需要学生通过实验去学习、去认识，打破了实验依附理论的传统教学模式，恢复了实验在人们认识自然、探索科学发现过程当中的本来面目，让实验教学真正成为学生学习知识、培养能力的基本方法和有效途径。

3. 实验方法的多样性 设计性实验是给定实验目的和实验条件，由学生自行设计实验方案并加以实现的实验。在实验过程中，实验目的是明确的、唯一的，但实验条件是可以选择的、可以变化的。因此，学生往往可以通过不同的途径和方法达到实验目的，从根本上改变了千人一面的传统教学模式，有利于创新人才的培养，体现了以人为本的教学思想。

四、类型

设计性实验一般以急性动物实验为主，根据其应满足的条件，设计性实验的主要类型有：

1. 补充型设计 学生对实验教材的某个实验方案进行补充，增加新的有创意的实验方法。

2. 改进型设计 学生对原有的实验方案进行改良，完善或改进原有实验方案。

3. 限制型设计 教师给出一个实验范围或基本要求，学生自行命题，自定所需材料、器械、动物等，自行设计实验方案。

4. 完全型设计 由学生自选内容、材料、器械、动物等，自行设计实验方案。

学生依据专业要求的不同、自身知识的掌握程度不同及个人能力的差异，因此可以选取不同类型的实验。选择的设计性实验类型不同，操作的难易程度亦不同，因此对设计性实验评价和考核不能采取一般实验的考核模式。

五、应遵循的原则

1. 实践性原则 设计性实验评价应由重知识向重能力发展转化，评价重心由掌握知识的多少向运用知识解决问题的能力转移，更注重运用所学知识解决实际问题的能力。着重评价实验技能掌握的情况以及运用相关技能进行实验操作的能力。

2. 多元化原则 学生可根据兴趣爱好、个性特长，自主选择实验内容和方式。教师从多方面、多层次、多角度评价，可另设附加分，鼓励学生进行创新性、探究性、综合性实验。多元化评价能调动学生的积极性和创造性，促进学生多项潜能的发展。

3. 个性化原则 设计性实验的评价必须体现学生在实验中的能动作用，承认学生的情感、智力和能力在个体间存在差异,反映不同层次学生的个性特点。评价的目的是关注每个学生的差异,注意给学习信心不足的学生提供成功的机会,借助学生在兴趣、动机、意志等方面的心理优势,促进其人格的和谐发展。

4. 双向性原则 教学是双向性活动,教师是教的主体,学生是学的主体。只有主体的双向性或互动性得以实现,实验教学的质量才能得到更大提高。设计性实验的评价必须是双向性的,这样才能使评价更公正、更全面,又有利于师生人格的交融。

5. 鼓励性原则 评价项目要能鼓励学生质疑、创新,引导学生查找资料提出方案,探究问题的答案。在评价中不失时机地给学生以肯定、激励和赞扬,使学生在心理上获得自新、自信和成功的体验,激发学习动机,诱发学习兴趣。激励学生勇于尝试,并在失败面前不气馁。

(朱大诚　周志刚)

第十四章 设计性实验的程序与实施要求

设计性实验目的在于使学生通过对实验命题的设计，熟悉进行实验验证所必需的基本要求与一般程序。

一、设计性实验基本原则

1. 设立对照组或对照实验　可用同一个体实验前后做对照，也可以将同一群体随机分成对照组和实验组；对照组与实验组除检验的某一种施加因素不同外，所有其他条件都应相同。

2. 实验中检验因素本身条件必须前后一致　若随意改变检验因素本身条件，可能会有未受控制的因素干扰实验结果，从而造成"假象"和分析实验结果上的困难。

3. 观察实验的全过程　从每一次引进欲检因素之前的基础机能水平，一直到加入（或撤除）欲检因素之后产生变化的终结（或恢复到正常），都不能中止观察（对于缓慢的变化可以做定时的或有规律的观察、记录）。特别是要注意实验中的变化时程，要精确记录引入欲检因素的时间、出现变化的时间以及恢复到正常水平的时间等。

4. 注意实验的可重复性　避免因偶然事件导致的错误结论。

5. 有明确的结果判定标准　实验结果有无变异，变异是否有显著的意义，必须有客观的、严格的标准，不能有丝毫主观、模棱两可的因素。如果实验结果是描记的曲线，则曲线必须附有纵、横坐标的标尺。

6. 注意尽可能地从多方面进行同样的实验　如检查某一神经因素的作用，不仅用刺激的方法，也可用切断、拮抗药物、受体阻断等方法加以证明。如果结论一致，则这样的结论才是可信的、具有普遍意义的。

7. 对实验数据进行统计学处理　结合统计学知识，正确理解均数、标准差、标准误的含义及如何判别组内结果的差异显著性等。

二、设计性实验的一般程序

设计性实验完成的基本步骤：选题→实验方案设计→实验准备→预实验→正式实验→实验结果讨论及分析→书写实验报告或撰写论文。具体步骤如下：

1. 选题　实验以 3~4 人为一组，由教师命题或自行命题，查阅资料文献，灵活运用所学知识和技能设计实验（教师应介绍实验室所具备的实验条件，明确选题的范围，指导学生选题）。

2. 完成实验设计方案 查阅资料文献后，以小组为单位讨论，题目均应尽量明确，写出实验设计方案，交教师审阅、修改、完善（实验方案要在实验前2~3周交给老师审阅）。

3. 设计性实验内容 包括实验目的、实验原理、实验用品、实验对象、实验方法（实验测试手段要建立在自己的认知水平上）及观察项目等。列明实验的理论依据，拟采用的方法，实验项目或观察的内容指标，每一步实验可能出现的结果等。

4. 设计报告可行性论证 采取小组讨论、教师审批及全班答辩相结合等方式来进行。按照实验设计方案和操作步骤认真进行预实验。根据预实验中出现的问题进行修改。按照修改的实验设计方案和操作步骤认真进行正式实验。

5. 按方法步骤完成实验 根据实验设计，进行实验准备工作，包括试剂的配制、实验器具和实验材料的准备（本人难以解决的实验材料可在实验前与教师商量解决）。按实验设计的方法步骤，完成实验全过程，并做实验记录。

6. 完成实验报告 各实验小组对实验数据进行讨论、归纳和处理，书写实验报告。实验报告的内容应包括实验题目、实验目的、实验原理、实验用品、实验对象、实验方法、观察项目、实验结果以及分析讨论等，后附参考文献。

三、指导教师职责

为加强学生实践能力和创新能力的培养，提高设计性实验的教学效果，指导教师在教学过程中对学生应起到如下的指导作用。

（一）正确引导，培养学生良好的实验态度

1. 培养学生严谨、求实的态度 严谨、求实的实验态度，关系到实验研究的成败。这种态度是任何一个实验人员自觉的、长期不断训练的结果。指导教师应本着"思路统一，过程开放"的原则，让课题组组长组织各成员集中讨论，做到未雨绸缪，理解实验过程的每一个环节，力争使每一个成员都养成严谨的科研习惯，踏实做事，不贪图走捷径。在实验数据和结果分析过程中，发现结果与预期结果不符，允许学生重复实验，寻找原因。这样有利于学生养成一丝不苟、精益求精的科研态度。

2. 培养学生胜不骄、败不馁，勇于探索的科研态度 "科学路上无坦途"，无数身边的事实都说明了这一点。中医学基础现代实验从实验方案的确定到最后得出实验结果，要经过很多步骤，其间影响实验结果的因素很多，而且观察、记录和处理实验结果还存在主观差异性，因而，造成实验误差甚至失败在所难免。学生受挫后容易产生畏难情绪，从而兴趣锐减。在这种情况下，指导教师应采取积极面对问题的态度，教育学生在成功面前不骄傲，在失败面前不气馁，指导分析失败原因后再次进行实验。这样有助于减轻学生的思想负担，帮助他们走出失败的阴影，更有助于进行自主性科学研究。

3. 宏观指导，培养学生科学的实验能力 科学的实验方案和正确的实验操作是科研活动最基本的要求。在学生进行设计性实验时，教师应加强宏观指导，除了对学生的实验设计方案提出建设性意见外，还要亲自参加实验过程，发现问题及时指出并纠正。在观察实验结果时提醒学生要对实验中的每一个环节仔细观察，详细记录，结果一定要准确、可靠，让学

生养成求实的科学习惯。

4. 以身作则，培养学生团结协作的科研精神 知识经济时代需要高素质人才，更需要团结协作的团队精神。纵观科学发展的历史，绝大多数科研成果的取得都是通过集体的努力来实现的。每个实验小组要选出组长，组长对小组成员的工作分派既要明确，又要体现团结合作，尤其是在工作量较大的实验操作环节，更要求同学们团结协作，互相学习。在实验开始后，每一位成员都各尽所能，为实验过程中的每一个环节献计献策，热烈讨论。为了防止个别同学偷懒，教师要随时检查各实验小组的进展和同学的参与情况。这样不仅培养了学生在科研活动过程中的团结协作精神，而且在很大程度上发挥了集体教育之功效，使他们在这种开放的、自主的科研过程中得到熏陶。

（二）对设计性实验进行评价

设计性实验的评价应注重以下几个方面：

1. 评价设计方案 对设计性方案主要从各组学生对所选择的课题资料的收集情况，实验方案的设计是否体现其创新思维、是否有独到的见解，对实验的结果进行理论上推测是否合理、正确，对实验可能出现问题的处理意见是否正确等方面加以评价。

2. 评价实验的动态变化 实验设计、实验结果、实验报告属于静态指标，而实验过程是学生情感、经验的交流、合作和碰撞的过程，这一过程对学生的认知、能力的动态变化和发展具有更大影响。要求教师及时把握和利用这些动态因素，给予恰如其分的引导和评价。

3. 评价差异性和个性化 教师应关注学生的个体差异性，有利于学生个性的发展。不能单纯用实验结果或实验报告评价学生的优劣，应用多把尺子衡量学生。学生智能是多方面的，只用一两种智能评价标准评判学生的优劣，显然是不公正、不合理的。

（三）制定考核方法

设计性实验的考核由指导教师跟组考评，指导教师把平时提问、实验报告、实验操作等平时实验成绩与设计方案、实验准备、实验操作等设计性实验成绩汇总成为实验总成绩。

设计性实验考评重点内容如下：

1. 实验设计质量 重点考评实验设计的科学性、操作可行性、设计创新性、注意事项及结果预测。

2. 实验结果评价 重点考评所获结果的可靠性、准确性，实验结果获得的难度。

3. 实验报告评价 重点考评实验报告格式的规范性与完整性，结果分析的合理性，实验结论的归纳性。

4. 创新能力 包括最新资料收集、方案设计、器械改进、处理问题能力等。

四、方剂药理研究设计的基本要求和方法

方剂药理研究应遵循中医药理论，根据方剂的功用主治，运用现代科学方法，制订具有中医药特点的试验计划，选用或建立与中医"证"或"病"相符或相近似的动物模型和实验方法，研究方剂的组方配伍、药效学、作用原理及其不良反应，为方剂的现代研究提供科

学依据。

（一）研究设计的重要性及特殊性

实验设计是实验过程的依据，是实验数据处理的前提，也是实验研究成败的重要保证。严密而合理的实验设计，不但可对实验结果和误差有比较准确的估计，最大限度地获得丰富而可靠的资料，而且还可减少人力，节省物力和时间，提高工作效率，避免因实验设计不当，造成人力、物力的浪费，甚至造成实验的失败及不良结果。因此，实验设计从方剂药理研究过程来看，具有非常重要的意义。

方剂研究的指导思想、实验方法及药效学指标的设计，与一般的药物研究不尽相同，具有其特殊性。研究应在中医药理论思想指导下，与中医的理论和临床相结合，与"证"相结合。注意哪几味药怎样配伍才能解决某"证"，从而有可能阐明该味药或几味药在复方中所起的作用。如对血瘀证，应首先研究活血化瘀剂，须针对"证"进行治疗，考虑复方药理研究中的病理模型问题。方剂药理研究除采用一般传统经典的实验方法外，尚需运用生化、免疫、分子生物、生物物理及临床药理学等新方法，采用各种现代化的仪器设备，从整体、组织、器官、细胞、亚细胞和分子水平，不断向纵深研究，亦有利于阐明方剂的作用本质。药效学指标的设计要从每首方的功能、主治等方面进行全面考虑，每首方均由两味以上药物组成、成分复杂，药理作用又是多方面、多靶点的，所以，在药效学指标选择上要全面，尽量不遗漏，以了解更多的信息。

（二）研究设计的选方原则

方剂药理研究设计性实验除应遵循"设立对照组或对照实验、注意实验的可重复性、确定实验对象及其数量、确定结果判定标准和对实验数据进行统计学处理"等一般性基本原则外，还应注重选方原则。

选方原则，首先明确研究的目的和意义，选用临床疗效确切方剂为研究对象。方剂的来源可是历代方书中的古方，也可是现代临床报道的经验方。最好选择临床常用、组成简单的复方先进行实验研究，制定药理指标，观察其对动物离体、整体的作用及对病理模型的作用。以此为基础再进行加味或减味研究，其理论意义及实用价值较大，而且研究了一个基本方的药理作用就可为研究与此有关的一类方的作用打下基础。如桂枝汤为基础方，能解肌发表，调和营卫，用于外感风寒表虚证。可设计研究其对感冒及流感病毒的抑制作用，对免疫、微循环的作用，解热、镇痛等作用。在此基础上可研究桂枝加桂汤、桂枝加芍药汤、桂枝加附子汤等。研究桂枝汤一方后可为研究这一类方剂奠定基础。

（三）方剂药理研究的方法

中医药学是一门有别于西医学的医学学科，有其独特的医学理论体系以及在这一理论指导下的临床实践。因此，方剂的现代研究若脱离中医药理论，就难以说是一种真正意义上的方剂现代研究，也将失去研究的某些科学意义和优势。方剂的现代研究要同现代科学技术相结合，如同现代药理学、生物化学、药物化学、分子生物学、基因组学、蛋白质组学以及计算机科学等前沿科学相结合，才能取得突破性进展，才能将方剂学的研究推进到现代生命科学的前沿，使中医药的研究有跨越式的发展。

方剂学的现代研究要比化学药物研究难度大。化学药物成分单一、结构明确，药理作用及作用机理容易研究清楚，而方剂由多味药物组成，成分复杂，有效成分不完全清楚，药理作用较广泛，作用机理很难研究清楚。因此，方剂的药理研究不完全等同于化学药物的药理研究，在研究思路及研究方法上均有所不同。本章主要介绍目前常用的几种研究方剂的方法和思路。

1. 全方研究 这是方剂实验研究的主要方面。根据中医药基本理论，按照方剂的功能、主治，对经方、经验方、研制方进行主要药效学研究，其目的是验证其临床疗效，阐明其作用机理，为临床合理应用方剂提供实验依据，同时也为新药的研究提供科学依据。

麻黄汤具有辛温发汗、宣肺平喘之功效。实验证明，麻黄汤具有明显的发汗作用，可使大鼠足跖部的汗液分泌增加，促进小鼠泪腺和唾液腺的分泌，其作用呈显著的量－效相关性；对三联菌苗、新鲜酵母等致热源引起的动物体温升高有对抗作用；能缓解支气管平滑肌痉挛，阻止过敏介质释放；对氨水和机械刺激引起的动物咳嗽有明显的抑制作用；对肺炎球菌皮下注射复制的大鼠"类表寒"模型的攻毒早期出现的寒战、耸毛、蜷卧等恶寒症状及伴随肛温降低有明显的对抗作用。上述作用为理解麻黄汤的功效提供了现代药理学依据。

2. 拆方研究 拆方研究是对方剂的组成原则和配伍规律的研究。它是以中医药理论为指导，将方剂按组成药味拆成各单味药或去掉某味药物的药物组，对某类作用、功效相同或相近的药物组进行药效学对比的一种研究手段。方剂中药味之间的配伍关系一直是方剂学探讨的重要问题之一。过去主要侧重于对整方的研究，对配伍关系的研究较少。近十几年，在整方研究的基础上，开展了对配伍关系的研究，并且越来越引起人们的重视。主要集中在对经方的研究，因经方集中体现了中医药理论和实践的精华，对其研究可揭示方剂配伍规律的内涵，提高其临床疗效，对研制新方亦具有十分重要的意义。就拆方研究可归纳以下几种研究方法。

（1）单味研究法：方剂中各组成药物分别与全方进行比较，观察其作用强度，证明药味配伍的合理性或从中发现方中起主要作用的药物，但不能很好地反映各药之间的协同、拮抗等配伍关系。如四逆汤具有强心作用，可对抗失血所致家兔的心肌收缩幅度降低，心率加快，血压降低。拆方研究证明，附子有强心作用，但不如全方，且可导致异位性心律失常；甘草无强心作用，但升压效应较明显；而干姜则强心、升压作用均不明显。三药合用，强心、升压作用均强于各单味药，且能减慢窦性心律，降低附子的毒副作用，从而进一步证明组方的合理性。

（2）两味药研究法：方剂中每两味药物合用或药对合用后同全方进行比较研究，观察其作用强度或药对在方剂中所起的作用，可以反映各药之间的协同、拮抗等配伍关系。如白虎加人参汤对四氧嘧啶糖尿病小鼠有降血糖作用，拆方研究证明，人参与石膏或知母与石膏合用降血糖作用增加，但人参与知母合用，降糖作用不但不增加，反而减弱，说明二者之间有拮抗作用。

（3）药物组间关系研究法：是指每首方剂中各单味药按功效、性味关系分成不同组分，研究组与组之间作用关系和组方理论。如六味地黄汤可分为"三补"、"三泻"两种组方，全方能显著降低高龄小鼠血清过氧化脂质及肝脏脂褐质含量，拆为"三补"、"三泻"两组后对高龄小鼠的过氧化脂质无明显影响，对肝脏脂褐质两种组方虽有一定作用，但不如全方，说明了组方优势及方剂配伍的价值。

（4）撤药研究法：是从复方中撤出一味药或一组药物后进行实验，用以判断撤出的药味对原方功效影响的研究方法。如补阳还五汤可显著增高小鼠腹腔巨噬细胞吞噬率及吞噬指数，去黄芪后其作用消失，表明黄芪在方中起提高免疫功能的作用。

（5）正交设计研究法：正交设计研究法是按一定的正交设计表，将方剂中的药味（因素）和剂量（水平）按一定的规律设置，然后遵循这种规律性设计，以最少的实验次数得出尽可能最佳的配伍关系、最佳应用剂量，并从中分析主要药、次要药、药物之间交互作用。如用正交设计［L9（3）4］方法对大承气汤进行小鼠还纳、泻下、肠容积、肠容积移行速度实验，并认为此四项指标与中医"通里攻下"法相符。综合上述四项指标结果发现，全方及原剂量最强，各单味药的作用特点为大黄主泻下，配芒硝作用更强，枳实配厚朴对套叠肠管的还纳作用明显。

3. 同类方剂对比研究 同类方剂的对比研究是对功能或主治症有类同作用的方剂进行作用强度的对比观察。如对解表剂中桂枝汤、桂枝加芍药汤、桂枝加桂汤和桂枝去芍药汤四方进行比较研究，结果前三者对醋酸引起的扭体反应发生率有明显的抑制作用，而以桂枝加芍药汤作用为最强；对于戊巴比妥阈下剂量，桂枝加桂汤和桂枝汤均能促进入睡率的提高，对催眠剂量两方均能延长睡眠时间，并呈明显的量－效关系。对流感病毒引起的小鼠肺炎的抑制作用强弱依次为桂枝汤、桂枝加芍药汤、桂枝加桂汤、桂枝去芍药汤。

4. 方剂剂型研究 根据药物性质、用药目的及给药途径，将原料药加工制成适宜的形式，称为剂型。中药传统剂型以汤剂最早，使用最广泛。以后，为适应病症缓急的需要及便于服用、运输与贮存等需求，出现了丸、散、膏、酒、锭等传统剂型。随着药学的不断发展，为了适应医药学发展的需要，为提高临床疗效、节约药材资源，摆脱"傻、大、黑、粗"的剂型，为实现中药现代化及走向世界，方剂的剂型研究也成为方剂学主要研究内容之一。近20年，我国中药制药工业得到飞速发展，厂房更新，管理水平提高，提取工艺改进，机械化程度加强，又有片剂、冲剂、气雾剂、注射剂、滴丸、软胶囊等现代剂型诞生。最近几年，对于缓释长效制剂、控释制剂、靶向制剂等中药前沿制剂正在积极开展基础研究。

中药剂型对药物疗效具有很大的影响，剂型选择不当，影响药物的疗效，严重时可能引起不良反应或毒副作用。各种剂型由于制备工艺和给药途径不同，所起的作用也不同。病有缓急，证有表里，对剂型的要求亦有不同。例如汤剂、煎膏剂、合剂、糖浆剂、冲剂等易于吸收、奏效迅速，适用于急性病症；丸剂胃肠崩解缓慢，逐渐释放药物，可减缓剧毒药、刺激性药的吸收，并且可以加入难以入煎剂的药物或贵重药物（如麝香、牛黄、苏合香等），适用于一些慢性病，如六味地黄丸、金匮肾气丸、十全大补丸、柏子养心丸等。因此，药物剂型的选择要根据临床用药的要求和药物的性质来决定，同时要与原剂型进行药效学和临床疗效对比观察，以确定新剂型的优缺点。

5. 煎煮法及服法的研究 汤剂是方剂在临床最为常用的剂型，制备汤剂时应根据药物的性质及病情的特点采取适当的煎煮方法，否则就有可能影响疗效。经现代药理学和药物化学研究证明，有些方剂中药物的单煎与合煎、先下与后下对方剂的药理作用和化学成分均有不同程度的影响。方剂中诸药在共煎过程中，可能会发生酸碱中和、水解、取代、聚合、缩合、氧化等化学反应，可使有些成分溶出增加或降低，甚至产生新的化合物。如用经典法、后下法及群煎法制得大承气汤的三种煎剂，对其中大黄酸及蒽醌类溶出量做对比测定，结果用经典法溶出的量最多。同时也证明，经典法的煎出液对小鼠的致泻、肠道的推进及对大鼠离体肠管的蠕动作用均比用其他两法煎出液显著。认为先煎枳实、厚朴，取药液下大黄，煮沸15分钟，最后向药液中溶入芒硝的煎煮方法为最佳。

服药方法是否恰当，对方剂的临床疗效亦有一定影响。如服用桂枝汤后提高环境温度并辅以灌服小米粥，能增强桂枝汤的抑制病毒性肺病变和单核巨噬细胞吞噬功能，说明"啜热粥温覆以助药力"的科学性。以小鼠巨噬细胞功能为指标，桂枝汤一日2剂的作用强于一日1剂，连日服的作用强于非连日服。一日总量分3次口服，每隔2.5小时，作用也明显强于一次服，证明桂枝汤宜多次分服的合理性。

6. 方剂药代动力学研究 药物代谢动力学主要研究药物在体内吸收、分布、代谢和排泄等体内过程的动态规律，并运用数学图解或计算机来表达其规律。药物的治疗和毒性作用的强度取决于血液和作用部位的药物浓度，后者又取决于药物的体内过程和给药方案。因此，药动学对指导临床合理用药及提高药物的疗效和安全性有着十分重要的意义。

方剂药代动力学的研究是借助化学药物药动学研究方法和手段，来研究复方在体内的转运及代谢变化过程和药物浓度随时间的变化规律。这对揭示方剂药效物质基础、方剂组方原理及配伍规律，指导临床合理用药，促进中药的剂型改革和新药的研制，对中药的现代化及国际化具有重要的意义。近几年这方面的研究受到广泛关注。目前，方剂的药动学研究主要有两大类方法：一类是针对有效成分明确的方剂进行药动学研究，该类主要以血药浓度法为研究手段。另一类是对有效成分尚不明确的中药及复方，采用生物效应法为研究手段。

血药浓度法是根据中医药理论，运用现代的分析测定技术与方法，选定复方中所含一种或数种已知化学成分，对用药前后的受试对象（人或动物）进行动态定时的血液浓度监测，使用药动学软件进行数据处理，确定药动学模型、计算药动学参数、拟合药时曲线。这是目前普遍采用的一种方法。如应用高效液相色谱法研究复方丹参滴丸中丹参素的药动学，结果表明丹参素在大鼠体内呈二房室模型分布。

生物效应法是对成分复杂，有效成分不明显，或有效成分虽明确但缺乏有效的定量分析方法，不能用血药浓度法研究的复方进行药动学研究。主要有药理效应法、毒理效应法和微生物法。

（朱大诚　姚凤云　周志刚）

第十五章 设计性实验举例

设计性实验的目的是充分调动学生的学习主动性、积极性和创造性，并且把所学的基础医学知识应用于实验的选题设计。通过自主和创造性设计一种实验，在一定的实验条件和范围内，完成从实验设计到亲自动手操作全过程。前面已经介绍了设计性实验的基本步骤，本章列举几个实例，让同学们加深对设计性实验的理解。先简要写出立题依据、实验内容、实验路线与指标、实验用品、预期实验结果，进行预试后，再按照实验报告的要求写出完整的实验。

举例1 阴阳消长节律的实验研究

一、立题依据与实验内容

随着时间生物医学的发展，生命的基本特征之一——节律性已逐渐被人们所认识。《内经》强调人体阴阳盛衰与四时昼夜阴阳消长密切相关，认为人体的阳气在一日里具有与昼夜往复相同步的自然盛衰节律。为了研究《内经》所论人体各种生理活动、疾病变化、药物的效用与昼夜时辰变化相关的观点，本实验在观察正常小鼠部分天然免疫功能的昼夜变化，以及昼夜不同时辰给小鼠注射氢化可的松后，进行免疫功能检测的基础上，再对不同时辰服用助阳煎剂的"类阳虚"模型小鼠免疫功能等项指标的变化进行观察，为探讨阴阳消长昼夜节律提供科学的依据。

二、检测指标与实验路线

1. 实验动物 小鼠48只，雌性，体重20~30g。
2. 实验指标 白细胞数量、溶壁微球菌菌落数、金黄色葡萄球菌菌落数。
3. 实验路线 小鼠按卯、午、酉、子4个时辰分别注射0.9% NaCl溶液0.1ml/只和氢化可的松0.5mg/只，连续注射7天后，眼球取血，观察白细胞数及进行溶菌酶抗菌实验。

三、实验用品

血细胞计数仪，计数板若干，血红蛋白吸管1支，5ml试管若干，Eppendorf管若干，盖玻片若干，2ml注射器8支，高速冷冻离心机1台。蛋白胨、酵母粉、氯化钠、双蒸水、氢氧化钠。

四、预期实验结果

不同时间的小鼠血中白细胞数量及血清溶菌酶抗菌效果均有明显的差异。

五、统计学处理

对实验数据进行统计分析，并得出相应结论。

以下是本研究的完整实验。

阴阳消长节律对机体免疫功能的影响

［目的］通过观察正常小鼠一天内不同时辰的免疫功能变化，证实阳气在一日里具有与昼夜阴阳消长同步的自然盛衰节律，从而验证"天人相应"的中医理论。

［原理］在自然界中，人体的生长、发育、脏腑气血功能及运动变化规律随着时间的变化而变化。《内经》云："五脏者，所以参天地，副阴阳，而连四时，化五节者也"；"人以天地之气生，四时之法成"；"人与天地相参也，与日月相应也"。说明人体生理节律的形成与自然息息相关。人体的生理节律包括日节律、旬节律、月节律、年节律等。故各种生物的生命活动均与自然界时间相关，机体的阳气在一日里也具有与昼夜阴阳消长同步的自然盛衰节律。

［器材］血细胞计数仪，计数板若干，血红蛋白吸管1支，5ml试管若干，Eppendorf管若干，盖玻片若干，2ml注射器8支，高速冷冻离心机1台。

［药品］蛋白胨，酵母粉，氯化钠，双蒸水，氢氧化钠。制作LB培养基：将蛋白胨5g、酵母粉2.5g、氯化钠5g，加双蒸水并用氢氧化钠调制酸碱度7.2～7.4，再加双蒸水至500ml制成液体培养基，或再加琼脂10g制成固体LB培养基。将培养基高温消毒20分钟，放入干燥箱中风干备用。

［对象］小鼠48只，雌性，体重20～30g。

［方法］

1. 动物的分组和给药

（1）分组：将动物随机分成卯、午、酉、子4个时辰组。

（2）给药：小鼠按4个时辰分别注射0.9% NaCl溶液0.1ml/只和氢化可的松0.5mg/只，连续注射7天后，眼球取血，一部分抗凝，一部分不抗凝取血清。

2. 观察项目

（1）白细胞数量的测定：取小鼠血液20μl，用2ml白细胞稀释液稀释，用血细胞计数仪记录各小鼠的白细胞数量。

（2）小鼠眼眶取血，在高速冷冻离心机中分离30分钟（3000转/分钟），分离的上清液即为血清（含溶菌酶），制成溶菌酶粗提液备用。

（3）溶菌酶活性的测定：用LB液体培养基分别培养溶壁微球菌和金黄色葡萄球菌，在

37℃培养16小时。再次分离和培养菌种,方法同上所述,分离3次,目的是为试验准备菌种和备用菌种。在超净工作台中,在灭菌的加有10ml双蒸水的试管中加入备用的微球菌100μl;混匀后从该试管中取100μl,再用10ml双蒸水稀释。将上述方法重复3次,制成6~10倍的微球菌和金黄色葡萄球菌稀释液,放入冰箱中备用。

(4)溶菌酶对溶壁微球菌的杀菌实验:将固体培养基加热,在超净工作台中,倒入培养皿中。在6~10倍的10ml微球菌稀释液中加入30μl血清反应30分钟(在超净工作台外),取100μl反应液涂在培养皿中,在37℃培养箱中培养48小时。

(5)溶菌酶对金黄色葡萄球菌的杀菌实验:将固体培养基加热,在超净工作台中,倒入培养皿中。在6~10倍的10ml金黄色葡萄球菌稀释液中加入50μl血清反应30分钟(在超净工作台外),取100μl反应液涂在培养皿中,在37℃培养箱中培养24小时。

(6)对实验结果进行记录、计算和分析。

[结果] 将实验结果填入表15-1。

表15-1　　　　　　　　阴阳消长节律对小鼠免疫功能的影响

检测指标	卯时组	午时组	酉时组	子时组
白细胞数($\times 10^9$/L)				
溶壁微球菌菌落数(个)				
金黄色葡萄球菌菌落数(个)				

[注意事项]
1. 动物应编号,以免混淆。
2. 动物应尽可能分笼单独饲养在安静的环境里。

[思考题]
1. 为何小鼠白细胞数量及溶菌酶活性会随着时间的变化而变化?
2. 该实验能否验证"天人相应"的中医理论?

举例2　探讨寒热的变化对血液运行的影响

一、立题依据与实验内容

中医学认为,气为血之帅。气是体内热量的来源,也是血液运行的动力。血液的运行依赖于气的推动,才能在体内正常运行。气行则血行,气止则血止,血气在经脉中流行,完全是由于"气"的推送。各种原因,如"寒则气收,热则气疾"等,都可影响血气的流行,变生百病。所以朱丹溪说:"血见热则行,见寒则凝。"本实验探讨在不同温度下动物血流运行情况的变化,从而研究寒热的变化对血液运行的影响并探讨其机制。

二、检测指标与实验路线

1. **实验动物** 大蟾蜍 30 只。
2. **实验指标** 血流情况及其评分。
3. **实验路线** 高温组：蛙板放入 45℃ 的水温恒温箱内架上。低温组：蛙板放入 0℃ 以下的冰箱冷冻室中。室温组：蛙板放置室温中。

三、实验用品

剪刀 1 把，探针 1 根，镊子 1 把，光学显微镜 1 台，大头针若干，标记笔 1 支，冰箱 1 台，水浴恒温箱 1 台。

四、预期实验结果

高温下，血流运行会加速。低温下，血流运行会减慢。

五、统计学处理

对实验数据进行统计分析，并得出相应结论。

以下是本研究的完整实验。

血得热则行、得寒则凝理论的验证

［目的］以不同温度刺激蟾蜍，观察动物血液运行的快慢、血管管径的大小及其变化，验证血得热则行、得寒则凝理论。

［原理］中医理论认为，血属阴，其运行需要体内阳气的推动，阳气充足，则血液运行正常，阳气过多，则血流过疾，寒邪侵袭损伤阳气，则血流缓慢。

［器材］剪刀 1 把，探针 1 根，镊子 1 把，光学显微镜 1 台，大头针若干，标记笔 1 支，冰箱 1 台，水浴恒温箱 1 台。

［对象］大蟾蜍 30 只，有孔蛙板 30 块。

［方法］

1. 将动物随机分为高温组、低温组和室温组，每组 10 只。
2. 记录室温。用探针毁坏蟾蜍的脊髓及脑，使之四肢瘫软，然后用剪刀剪开蛙侧腹，将肠系膜用大头针固定在蛙板上，放置于显微镜下。
3. 在 5~10 分钟内，找到一根易于分辨（最好有分支）的微血管，用记号笔在载物台上做好标记，以便寻找。
4. 高温组：蛙板放入 45℃ 的水温恒温箱内架上。低温组：蛙板放入 0℃ 以下的冰箱冷冻室。室温组：蛙板放置室温中。仔细观察这些血管的血液流速，在纸上描绘其形态，制定其流速等级（参见下面标准）并计算其评分。

［结果］将实验结果填入表 15-2。

表 15 - 2　　　　　　　　　　　　寒热对血流的影响

检测指标	高温组	低温组	室温组
血流状态评分			

[注意事项]

血液流速等级的评定：

1. 线流　血液快，呈光滑的索条状，毫无颗粒，形如塑料带（6 分）。
2. 线粒流　血流呈光滑的索条状，稍有颗粒感，形如绸带（5 分）。
3. 粒线流　血流较快，连续成线，有明显颗粒感，形如布带（4 分）。
4. 粒流　血流较慢，轴流、缘流混杂如泥沙流，形如麻带（3 分）。
5. 粒缓流　血流呈泥沙状，连续缓慢流动（2 分）。
6. 粒摆流　血流呈泥沙状，前后摆动似能向前流动（1 分）。
7. 停滞　血流停滞不动（0 分）。

[思考题]

1. 为何在不同温度下，动物的血流会发生变化？
2. 该实验是否能证实血得热则行、得寒则凝理论？
3. 通过该实验，对寒热性质是否有了更深的了解？

举例 3　丹参饮对血瘀型大鼠血液流变学的影响

一、立题依据与实验内容

正常的血液不停地流于全身，一旦血流受阻，停滞不行而淤积，中医称为血瘀。血瘀证从宏观血液流变学角度可表现为血液黏度、血浆黏度、红细胞沉降率、血管壁压力和微血管弛张度的异常；从微观血液流变学角度可表现为红细胞聚集性、红细胞变形能力、红细胞与血小板表面电荷水平、白细胞流变性等的异常。研究发现，各种活血化瘀药物能够在不同环节上改变血液流变性。本实验探讨丹参饮对血瘀型大鼠血液流变学的影响，揭示活血化瘀中药治疗血瘀证的机理。

二、检测指标与实验路线

1. **实验动物**　雄性 SD 大鼠 5~6 只。
2. **实验指标**　血液流变相关指标。
3. **实验路线**　建立大鼠血瘀证模型，利用丹参饮进行灌胃，比较用药前后症状、体征以及血液流变相关参数的变化。

三、实验用品

异丙肾上腺素，灌胃针，丹参饮灌胃液 50ml，注射器，肝素抗凝管，试管架，血液黏度检测仪器。

四、预期实验结果

给予丹参饮治疗后,大鼠全血黏度会降低。

五、统计学处理

对实验数据进行统计分析,并得出相应结论。

以下是本研究的完整实验。

活血化瘀药物治疗血瘀证机制研究

[目的] 建立血瘀证大鼠模型,然后给予丹参饮灌胃治疗后,观察丹参饮对血瘀型大鼠血液流变学的影响,揭示活血化瘀中药治疗血瘀证的机理。

[原理] 生理状态下血液要不停地流于全身,一旦血流受阻,停滞不行则会形成瘀血。中医活血化瘀方剂能够很好地改善这种瘀血状态。

[器材] 异丙肾上腺素,灌胃针,注射器,肝素抗凝管,试管架,血液黏度检测仪器。

[对象] 雄性 SD 大鼠 5~6 只。

[方法]

1. 采用异丙肾上腺素注射法建立急性心肌梗死大鼠血瘀证模型,注射用量为 70~90mg/kg 体重。

2. 造模后,采用尾静脉取血法进行血黏度检测。

3. 给予丹参饮灌胃,用量为 4ml/kg 体重。

4. 分别于 0.5、1、1.5、2、3、4、5 小时时间段进行尾静脉采血,测量血黏度。同时记录其口唇、舌望诊相关指标。

[结果] 将实验结果填入表 15-3。

表 15-3   丹参饮对血黏度的影响

检测指标	灌胃前	灌胃后						
		0.5 小时	1 小时	1.5 小时	2 小时	3 小时	4 小时	5 小时
血黏度								

[注意事项] 每次取血后应该尽快进行检测。

[思考题]

1. 血瘀时血液流变的改变是什么?
2. 活血化瘀药的作用机制是什么?

举例 4　麻黄汤中君臣佐使药配伍规律的实验研究

一、立题依据与实验内容

方剂是由药物组成的，是在辨证立法的基础上，选择合适的药物组合成方。药物的功用各有所长，也各有所偏，通过合理的配伍，增强或改变其原有的功用，调其偏性，制其毒性，消除或减缓其对人体的不利因素，使各具特性的药物发挥综合作用，正所谓"药有个性之专长，方有合群之妙用"。临床组方、用方最核心的理论是方剂的组方原则，即君臣佐使理论。因此，找出界定君臣佐使的客观标准，探讨君臣佐使规范化、系统化的研究方法，用现代实验手段对君臣佐使理论进行验证，使之能更准确、更科学地指导方剂配伍是十分必要的。麻黄汤出自《伤寒论》，具有发汗解表、宣肺平喘的作用，是历代中医药学家最为推崇的"经方"之一。该方组方精当，疗效卓著，配伍严谨，是各版《方剂学》用以阐明方剂组方原则的首选方剂，故被称为"伤寒之正局"。本课题拟通过麻黄汤中不同药物及剂量的增减变化，研究不同君臣佐使配伍情况下，各实验组药效学指标的变化，进一步阐明麻黄汤的配伍规律，为方剂学实验教学提供较规范的方法。

二、实验路线与检测指标

1. 实验动物　Wistar 大鼠、英国种豚鼠、昆明种小鼠。
2. 实验设计　发汗实验、解热实验、平喘实验、止咳实验、祛痰实验。
3. 实验分组　麻黄汤原方组（麻黄 9g，桂枝 6g，杏仁 6g，炙甘草 3g），去麻黄组（桂枝 6g，杏仁 6g，炙甘草 3g），去桂枝组（麻黄 9g，杏仁 6g，炙甘草 3g），去杏仁组（麻黄 9g，桂枝 6g，炙甘草 3g），去炙甘草组（麻黄 9g，桂枝 6g，杏仁 6g），空白对照组，模型对照组，阳性药对照组等。
4. 药物制备　各组药物均浸泡 40 分钟，第一次加 10 倍量水，煎煮 20 分钟后过滤，药渣再加 8 倍量水煎煮 20 分钟过滤，合并 2 次滤液，浓缩至 1:1 液，放置冰箱中备用。

三、实验用品

1. 试剂　和田-高恒试剂 A、B 液，酵母，盐酸组织胺，氨水，生理盐水，75% 酒精。
2. 仪器　旋转蒸发仪，循环水式多用真空泵，多道生理记录仪，722 可见光分光光度计，超声喷雾器，离心机，电子天平。
3. 其他　常用手术器械，秒表，放大镜，小动物手术台，注射器，鼠笼。

四、预期实验结果

麻黄汤原方组发汗、解热、平喘、止咳、祛痰作用均显著；其他各组有发汗、解热、平喘、止咳、祛痰作用，但均不及原方组，其中有杏仁组平喘、止咳作用突出，有麻黄、桂枝组发汗、解热作用显著。

五、统计学处理

对实验数据进行统计分析，并得出相应结论。

以下是本研究的完整实验。

麻黄汤中君臣佐使药配伍规律的实验研究之止咳实验

［目的］探讨麻黄汤中君臣佐使药的配伍规律，为临床组方、用方提供可靠的实验依据。

［原理］麻黄汤由麻黄（君药）、桂枝（臣药）、杏仁（佐药）和甘草（使药）组成，具有发汗解表、宣肺平喘的作用。本实验通过麻黄汤中不同药物及剂量的增减变化，研究不同君臣佐使配伍情况下，各实验组药效指标的变化，进一步阐明麻黄汤的配伍规律。

［器材］1000ml 玻璃钟罩（具塞），大烧杯，1ml 注射器，小鼠灌胃器。

［药品与试剂］

1. 受试药物 麻黄汤及其拆方。

（1）处方组成：略。

（2）制备方法：略。

2. 试剂 氨水，生理盐水。

［对象］昆明小鼠，体重 18～22g，雌雄兼用。

［方法］

1. 取健康小鼠 60 只，按体重随机分为 6 组，即麻黄汤原方组、去麻黄组、去桂枝组、去杏仁组、去炙甘草组和对照组，每组雌雄各 5 只。

2. 前 5 组灌胃给予相应药物，剂量分别为 3.12、1.95、2.34、2.34 和 2.73g/kg 体重，给药体积为 20ml/kg 体重，对照组给予同体积的生理盐水。

3. 给药后 40 分钟，分别将各组小鼠置于 1000ml 钟罩内，将 15cm×3cm 滤纸条由瓶口悬挂于钟罩上方，并向滤纸条上注入浓氨水 0.15ml，拧紧瓶塞。40 秒后取出小鼠，置于烧杯内，记录小鼠咳嗽潜伏期及 5 分钟内小鼠咳嗽次数，通过秩和检验，比较各组小鼠咳嗽次数是否有差异。

［结果］将实验结果填入表 15-4。

表 15-4　麻黄汤及其拆方对氨水所致小鼠咳嗽的影响（$\bar{x} \pm s$）

组别	动物数（只）	给药剂量（g/kg 体重）	咳嗽潜伏期（秒）	5 分钟咳嗽次数（次）
麻黄汤原方组	10	3.12		
去麻黄组	10	1.95		
去桂枝组	10	2.34		
去杏仁组	10	2.34		
去炙甘草组	10	2.73		
对照组	10	-		

[注意事项] 每次做完实验，取出小鼠后，用湿抹布擦净玻璃钟罩，使余气散尽，否则会影响下一只小鼠咳嗽潜伏期时间。

[思考题] 怎样理解麻黄汤及其拆方对氨水所致小鼠咳嗽潜伏期及次数的不同影响？

（谢　斌　李晶晶　姚凤云）

第十六章 设计性实验选题指导

设计性实验可供选择的课题是多方面的，包括中医学基础各课程及各章节，可以包括验证基本理论、实验技术的革新以及解决中医学实验中存在的某些问题等。由于各校中医学实验室条件不一，科学研究方向有别，难以将各课程及各章课题一一列出，以下列举的实验供参考。

实验1 "肾藏精、主生殖"理论的实验研究

问题的提出："肾藏精、主生殖"理论是中医学藏象学说的重要组成部分，是《内经》对人体生殖功能的基本认识和高度概括，具有重要的临床指导意义。现代生殖医学亦认同此观点，认为生殖细胞的发生以肾精为基础，其动力源于肾气。然而，肾气包括肾阳和肾阴。那么，肾藏精、主生殖的功能是与肾阳关系密切还是与肾阴关系更为密切呢？

提示：以雷公藤多苷片喂饲动物，该药物能直接作用于精子细胞和精母细胞，引起睾丸生精功能的损害和病理改变，表现为曲细精管各级精子细胞、精母细胞层数减少，排列疏松，精子细胞极少；并可出现血浆雌激素 E_2 含量上升、雄激素睾酮（T）含量下降的改变。以经典补肾阴名方六味地黄丸及经典补肾阳名方金匮肾气丸为组方，作用于该模型动物，并观察实验动物的血清 E_2、T 水平是否恢复正常，成熟精子数量是否较模型组升高，从而判断肾藏精、主生殖的功能是与肾阳关系密切还是与肾阴关系更为密切，为临床用药提供依据。

实验2 燥易伤肺理论的实验研究

问题的提出：中医学认为，燥易伤肺。然而，燥邪因时间的不同，又有温燥和凉燥之分。那么，是温燥容易伤肺还是凉燥容易伤肺呢？

提示：燥邪属中医外感六淫的范畴。肺在体合皮，燥邪伤肺主要表现为肺部、气管及皮肤的病理变化。近年来从气象因素、生物致病因子和机体反应性等方面研究六淫已有重大进展，结合现代气象学、病理学等理论与技术，在模拟外燥之温燥与凉燥的"温度 - 湿度"空间量化指标基础上也取得了重大突破。故本实验可以气象学上之条件为参考，以温度 15℃ ±2℃、湿度 70% ±2% 为常温常湿，以温度 22℃ ±2℃、湿度 33% ±2% 为温燥，以温

度 8℃±2℃、湿度 33%±2% 为凉燥,从而观察在不同燥邪条件下,实验动物的肺、气管与皮肤组织是否有相应的病理改变,同时比较在温燥与凉燥条件下,实验动物的病理变化是否有所不同。

实验 3　肺通调水道理论的论证实验

问题的提出:肺为水之上源,具有通调水道的功能。改变实验动物的呼吸状态,是否会影响体内水液的代谢?

提示:肺对水液代谢的调节是以肺主呼吸运动为基础的。故研究可采用经气管插管自肺内抽出气体(缩肺法)及向肺内注入空气(扩肺法)两种实验方法改变实验动物的呼吸状态,并观察动物的尿量变化,从而论证肺通调水道的理论。

实验 4　证实中医疏肝解郁法对肝损伤的保护作用

问题的提出:肝主疏泄,疏通体内气运行的通路。肝的疏泄功能失常(肝气郁结)可导致多种肝病的发生。小柴胡汤能和枢机、解郁结、畅三焦、达气机,它不仅可以促进五脏六腑新陈代谢,而且可以调畅人的精神情志。以小柴胡汤疏肝解郁,对肝损伤是否具有保护作用?

提示:可采用一次性尾静脉注射刀豆蛋白 A 的方法建立免疫性肝损伤模型,以谷丙转氨酶(ALT)、谷草转氨酶(AST)、肿瘤坏死因子(TNF-α)、干扰素 γ(IFN-γ)以及肝组织的病理学检查为检测指标,以常用的保肝护肝药物联苯双酯为对照,评价小柴胡汤治疗肝损伤的疗效,从而对其作用机理进行初步的探讨。此外,还可以酒精建立酒精性肝损伤模型,以四氯化碳建立化学性肝损伤模型,对其作用机制进行进一步的探索。同时根据该实验结果,思考如何对小柴胡汤加减,以进行小柴胡汤防治肝损伤的创新性研究。

实验 5　证实情志与胃溃疡的关系及疏肝健脾对胃溃疡愈合的影响

问题的提出:消化性溃疡是临床最为常见的心身疾病之一,其短期愈合已成为可能,但仍存在复发率高的问题。随着医学模式的改变,情志因素对消化性溃疡的影响日益受到重视。能否通过实验证实情志与胃溃疡的关系?能否通过中药疏肝健脾来促进胃溃疡的愈合?

提示:各种生物因素和情志、生理、社会因素相互作用,共同参与了消化性溃疡的发生,对溃疡病的愈合质量起着重要的作用。研究可采用乙酸烧灼法复制大鼠胃溃疡模型,并予以各种方法(包括冰水游泳、热环境、断食、断水、昼夜颠倒、束缚等)进行情志刺激造模,以溃疡指数、NO 及 PGE_2 为指标,以常用药物雷尼替丁为对照,从而观察情志刺激对胃溃疡形成的影响。再给予中医疏肝健脾方剂(如四逆散),观察上述指标的变化,证实疏肝健脾治疗方剂对胃溃疡愈合的影响。同时根据实验结果,思考中医疏肝健脾治疗方法对胃溃疡的作用机制。

实验 6 肾主骨生髓理论的实验研究

问题的提出:中医理论认为,肾主骨生髓,肾虚脑髓空虚与记忆功能减退密切相关。使用经典补肾方剂六味地黄丸能否提高老年大鼠记忆的能力?

提示:自然衰老的老年大鼠呈现记忆减退的表现。可以取青年大鼠进行 Morris 水迷宫实验,测定青年大鼠平均逃避潜伏期。取老年大鼠进行 Morris 水迷宫实验,记录老年大鼠平均逃避潜伏期。以青年大鼠平均逃避潜伏期的均值加 2 倍标准差和加 1 倍标准差为参照标准筛选记忆减退的老年鼠,并以经典补肾中药六味地黄丸予老年大鼠灌胃,观察其记忆功能是否有改变。根据实验结果加深对肾主骨生髓理论的认识。

实验 7 肝体阴用阳理论的实验研究

问题的提出:肝体阴用阳,指肝脏实体属阴而其功能属阳。肝为藏血之脏,血为阴,故肝体为阴;肝主疏泄,其气主升主动,又主筋而司运动,故其作用属阳。肝内必须藏有大量的阴血,才能制约肝的阳气,防止其升发太过。一贯煎作为经典的补肝阴方剂,对肝阴虚是否有改善作用?

提示:在四氯化碳诱导大鼠慢性肝损伤的基础上,结合温热中药灌胃制作大鼠慢性四氯化碳肝损伤肝阴虚证动物模型,并从病因、症状、体征、实验指标以及中药治疗反证等方面对模型加以评价。在实验设计过程中,思考选择哪些温热中药比较合适?查找文献,检索有哪些指标适合本实验的要求?此外,除了一贯煎,还有哪些方剂具有治疗肝阴虚的作用?其机理如何?

实验 8 脾在液为涎的实验研究

问题的提出:中医藏象学说认为,脾开窍于口,在液为涎。那么,脾虚大鼠其唾液的分泌是否会发生变化?使用健脾方剂后,对涎的产生是否会有影响?

提示:中医学认为脾与唾液分泌关系密切,有"脾主涎"之说。研究发现,脾虚证患者唾液淀粉酶活性在酸刺激后下降,唾液淀粉酶活性的这种改变已获得学术界的公允。故可以以利血平制造大鼠脾虚证模型,检测腮腺淀粉酶活性、电镜下腮腺内酶原颗粒数量、腮腺组织病理等指标是否会发生变化？再以传统健脾基本方四君子汤作用于脾虚大鼠，观察大鼠的上述情况是否较前有改善？

实验 9　心血瘀阻证犬舌尖微循环研究

问题的提出：心血瘀阻时舌尖微循环会出现哪些相应的改变？

提示：血瘀时血流速度减慢，微循环会发生相应变化。研究发现，随着舌质颜色由淡向红绛、青紫转变的过程中，其微循环障碍进一步加重。实验方法参见第八章实验 3。

实验 10　肺气虚证大鼠血液流变学的研究

问题的提出：肺气虚时血液流变会发生哪些相应改变？

提示：中医学认为气为血之帅，气行则血行，气虚可以导致血瘀。实验方法参考第十一章实验 4。

实验 11　月经期脉图特征变化

问题的提出：月经期脉象和脉图会发生怎样的生理性改变？

提示：正常脉象受到年龄、体质、运动、饮食、情绪、季节等因素的影响，会出现相应的改变，在月经期脉象多见滑脉。实验方法参考第十一章实验 2。

实验 12　正常人甲襞微循环观察

问题的提出：爪为筋之余、肝之华，它虽然位于人体四肢部末端，为皮部之附属，但是爪甲是十二经脉起止交接的枢纽，是经脉气血交接之处，观察爪甲下血络色泽变化可以诊断气血的盛衰和运行情况。正常人甲襞微循环的特性有哪些？

提示：参考第十一章实验 1。

实验 13　胃热口臭者口气特征性成分分析

问题的提出：胃寒和胃热均可出现口臭，二者形成机制不同，那么相应口气成分是否也不同？胃热者特征性口气成分是什么？

提示：参考第八章实验 2。

实验 14　补泻手法针刺足三里红外研究

问题的提出：捻转补泻手法是针制常用的操作手法，那么其补泻作用产生的机理是什么？

提示：补法施针后皮肤局部温度会升高，泻法施针后皮肤局部温度会降低。研究发现，自然界的红外辐射强度与温度高低有着密切的关系。实验方法参考第八章实验 4。

实验 15　肝气郁结型抑郁症脉象分析

问题的提出：与正常人相比较肝气郁结型抑郁症患者脉图特征性变化有哪些？

提示：肝郁时可见弦脉，弦脉具有端直而长、脉体弛张度和硬度均较大的特点。现代研究认为弦脉的形成与动脉硬化、血压升高、脉压增大、外周阻力增强、脉搏波传导加快等导致血管紧张度增加有关。实验方法参考第十一章实验 2。

实验 16　血虚者球结膜微循环的改变

问题的提出：中医望诊观察血虚者会出现眼睑淡白，那么其球结膜微循环会出现哪些相应变化呢？

提示：试验方法参考第十一章实验 5。

实验 17　大承气汤、小承气汤、调胃承气汤泻下作用的比较研究

问题的提出：大承气汤、小承气汤、调胃承气汤均出自《伤寒论》，合称"三承气汤"。三方均以寒下的大黄作为君药泄热通便，主治阳明腑实之证。但由于各方臣佐使药药味、药量及其煎服方法不同，导致三方临床泻下的力度有所差异，其中大承气汤泻下之力最强，小承气汤次之，调胃承气汤最弱，功用分别为峻下热结、轻下热结和缓下热结。本实验旨在从药理学的角度探讨三者的泻下作用，为临床提供客观的实验依据。

提示：可从排便时间、肠管蠕动、小肠食物推进速度等方面设计实验。

实验 18　四逆汤回阳救逆的机理研究

问题的提出：四逆汤出自《伤寒论》，为回阳救逆的代表方剂。主治心肾阳衰之寒厥证，临床主要表现为四肢厥冷，神衰欲寐，面色苍白，脉微欲绝等。其发病主要由心肾阳气衰微，阴寒内盛所致。通过本实验进一步明确四逆汤的治病机理，为临床更好地救治该类患者提供参考。

提示：四逆汤证患者常有低体温、低血压、心律失常、休克等表现。

实验 19　四君子汤中君臣佐使药配伍规律的实验研究

问题的提出：四君子汤出自《太平惠民和剂局方》，由人参（君）、白术（臣）、茯苓（佐）、甘草（使）4味药物组成，具有益气健脾作用，是治疗脾胃气虚的基础方。本方所治之证，乃由禀赋不足，或饮食劳倦，损伤脾胃之气，使其受纳与运化无力所致。临床常表现为疲乏无力，饮食减少，大便稀溏，体重下降等。

提示：本实验可参考设计性实验之举例，以抗疲劳、进食量、大便性状、体重等为考核指标探讨方中君臣佐使药的配伍规律。

实验 20　补阳还五汤治疗中风的药效学研究

问题的提出：补阳还五汤出自《医林改错》，由黄芪、当归尾、赤芍、地龙、川芎、红花、桃仁5味药物组成，具有补气活血通络之功。本方是益气活血法的代表方，又是治疗中风及其后遗症的常用方。本方证由正气亏虚，气虚血滞，脉络瘀阻所致。临床应用以半身不遂，口眼㖞斜，舌暗淡，苔白，脉缓无力为辨证要点。本实验通过对其药效学进行研究，为该方的临床应用提供实验依据。

提示：临床气虚血瘀型之中风或中风后遗症患者常有血液流变学的异常。

实验 21　十枣汤的量-效-毒研究

问题的提出：十枣汤出自《伤寒论》，由甘遂、大戟、芫花和大枣组成，具有攻逐水饮的作用，临床用于治疗实证水肿之重症。方中甘遂、大戟、芫花均有毒，因此该方临床应用需严格控制使用剂量，否则将出现毒性反应。

提示：《伤寒论》原文对该方用量给予明确规定："强人服一钱匕，羸人服半钱匕。"现代剂量为 0.5~1.5g/次，每日 1 次。服用后 20 分钟左右，将出现快速排水的反应，因此药效评价可以参考验证性实验 3 来设计。十枣汤的中毒反应主要表现为腹痛、腹泻、恶心、呕吐、脱水，严重者可因呼吸困难、循环衰竭而死亡。

实验 22　桂枝汤服法中"温服 - 啜粥 - 温覆"的科学内涵

问题的提出：桂枝汤出自《伤寒论》，由桂枝、芍药、生姜、大枣、甘草 5 味药物组成，具有解肌发表、调和营卫之功，主治外感风寒所致的营卫不和之证，临床主要表现为恶风发热，汗出，脉浮缓等。张仲景用大篇幅的文字阐述了桂枝汤的服法，可以概括为"温服 - 啜粥 - 温覆"，其目的何在？

提示：桂枝汤证属于表证，《内经》曰："其在表者，汗而发之。"因此应采取发汗的方法来去除病证。但综观该方的组成药物与配伍可以发现其"发汗力弱，养正力大"，因此，张仲景用大量笔墨来阐释桂枝汤的服法，无非是想增加该方的发汗之力。

实验 23　白虎汤治疗气分热盛证的主要药效学研究

问题的提出：白虎汤出自《伤寒论》，由石膏、知母、粳米、甘草组成，具有清热生津之功，临床用于治疗以身大热、汗大出、口大渴、脉洪大为主要表现的阳明气分热盛证。本方所治之证，是由于伤寒之邪内传阳明之经，入里化热，或温邪传入气分所致。本实验通过对其药效学进行研究，为该方的临床应用提供客观依据。

提示：白虎汤证的患者临床均有高热、出汗、口渴等表现，因此该方可从解热、止汗、止渴等层面设计实验。

实验 24　六味地黄丸治疗肾阴亏虚证的机理研究

问题的提出：六味地黄丸是由宋代医家钱乙创制的一首治疗肾阴亏虚证的基础方。该方由熟地、山药、山茱萸、泽泻、茯苓、牡丹皮 6 味药物组成，临床广泛用于以腰膝酸软、头晕目眩、咽干口燥、舌红少苔、脉沉细为辨证要点的肾阴虚证患者。本实验通过对其治疗肾阴虚证的机理进行研究，为该方的临床应用提供更加可靠的实验依据。

提示：研究表明，肾阴虚证患者体内血浆 cAMP 的含量明显增高。

自选题目并自行设计完成实验

1. 寒热对蟾蜍肠系膜微循环的影响。
2. 人参煎液对小鼠耐缺氧时间影响的实验观察。
3. 精神意识思维对汗液分泌的影响实验。
4. 寒凝血瘀证造模实验。
5. 黄苔舌苔脱落细胞镜检。
6. 平脉脉诊及脉图的描记与分析。
7. 性别对脉象及脉图的影响。
8. 舌质望诊与舌尖微循环的关系。
9. 血瘀证家兔球结膜微循环分析。
10. 气虚证实验观察。
11. 脾虚证的实验观察。
12. 心血瘀阻证对家兔血压、心电图和呼吸的影响。
13. 不同补血配伍方法对血虚证动物模型的影响。
14. 血府逐瘀汤及其拆方对大鼠血瘀证模型的血液流变学影响。
15. 配伍对延胡索效应成分及其药效学的影响。
16. 温胆汤治疗营养性肥胖大鼠的探索。

(谢 斌 李晶晶 姚凤云 朱大诚)

主要参考书目

［1］朱大诚．生理学实验教程．北京：人民军医出版社，2009
［2］朱大诚，徐彭．医学功能学科实验指导．第2版．北京：中国协和医科大学出版社，2010
［3］张秋菊，钱海波．中药药效质量学．北京：中国中医药出版社，2004
［4］陈文杰，田牛，赵国忠．微循环的理论和应用研究．北京：人民卫生出版社，1987
［5］赵春亭，赵子文．临床血液流变学．北京：人民卫生出版社，1997
［6］袁肇凯．中医诊断实验方法学．第2版．北京：科学出版社，2007
［7］张建奇，方小平．红外物理．西安：西安电子科技大学出版社，2004
［8］孙毓庆．现代色谱法及其在医药中的应用．北京：人民卫生出版社，1998
［9］刘虎威．气相色谱方法及应用．第2版．北京：化学工业出版社，2007
［10］李冀．方剂学．北京：中国中医药出版社，2006
［11］陈奇．中药药理研究方法学．北京：人民卫生出版社，1993
［12］李仪奎．中药药理实验方法学．上海：上海科学技术出版社，2006
［13］曹洪欣．中医基础理论．北京：中国中医药出版社，2004
［14］徐淑云，卞如濂，陈修．药理实验方法学．第3版．北京：人民卫生出版社，2002